Doing Couple Therapy

Craft and Creativity in Work with Intimate Partners

(Second Edition)

夫妻治疗技术

帮助陷入僵局的夫妻关系走出困境

［美］罗伯特·泰比（Robert Taibbi） 著

葛艳红 译

中国轻工业出版社

图书在版编目（CIP）数据

夫妻治疗技术：帮助陷入僵局的夫妻关系走出困境／
（美）罗伯特·泰比（Robert Taibbi）著；葛艳红译. —北
京：中国轻工业出版社，2021.10（2024.8重印）
　ISBN 978-7-5184-3482-4

　Ⅰ. ①夫…　Ⅱ. ①罗…②葛…　Ⅲ. ①精神疗法－
教材　Ⅳ. ①R749.055

中国版本图书馆CIP数据核字（2021）第072916号

责任编辑：戴　婕　　责任终审：腾炎福
策划编辑：戴　婕　　责任校对：刘志颖　　责任监印：吴维斌

出版发行：中国轻工业出版社（北京鲁谷东街5号，邮编：100040）
印　　刷：三河市鑫金马印装有限公司
经　　销：各地新华书店
版　　次：2024年8月第1版第2次印刷
开　　本：710×1000　1/16　印张：23.25
字　　数：225千字
书　　号：ISBN 978-7-5184-3482-4　定价：88.00元
读者热线：010-65181109
发行电话：010-85119832　　010-85119912
网　　址：http://www.chlip.com.cn　http://www.wqedu.com
电子信箱：1012305542@qq.com

译者序

　　拿到《夫妻治疗技术——帮助陷入僵局的夫妻关系走出困境》（*Doing Couple Therapy: Craft and Creativity in Work with Intimate Partners*）的英文版原著之前，我心里确实是有些忐忑的。我之前在心理学领域的翻译经验主要集中在婴幼儿的情感方面。面对这样一个新挑战，我是否能够从容应对？但身为一位母亲、一个妻子，这本书的名字又像磁石一样吸引着我，因为我正是作者在这本书中讲述的心理学治疗技巧在实践应用中所面对的群体的一员。

　　怀着虔诚的学习之心，我搜集了一些有关原文作者的介绍，认真阅读了这本著作。本书作者罗伯特·泰比（Robert Taibbi）是美国一位有名的家庭治疗大师，他具有丰富的临床经验，之前出版过《如何做家庭治疗——临床实践中的技巧》（*Doing Family Therapy: Craft and Creativity in Clinical Practice*）*。

　　当下快节奏的生活和方方面面造成的压力，都给夫妻关系与亲子关系的维系和发展带来了困难，越来越高的离婚率也是不可否认的事实。就我个人而言，当我和丈夫最初互相吸引的热情褪去，柴米油盐的平淡、孩子教育的分歧、日常家务的琐碎，这些都是我们矛盾的导火索，家里也不时地燃起争吵的硝烟。我想这也是千千万万个家庭中普遍存在的现象。

　　在翻译这本书的时候，我也从作者列举的事例和提供的方法中学到了很

---

* 本书已由中国轻工业出版社"万千心理"于 2019 年 12 月出版。

多调节矛盾的小技巧。对于像我这样的非心理学专业人士来说，看完本书后会对夫妻间的关系和问题有更多的洞察与理解。而心理治疗师们，则可以在罗伯特·泰比的指导下，通过本书提到的一些面询技巧，帮助更多的夫妻走出困境。

葛艳红

2021 年 1 月于河南许昌

序 言

有这么一个众所周知的比喻，作者一般都认为他们的作品是自己的智力之子——从构思到润色都凝聚着他们大量的心血和努力，然后诚惶诚恐地向公众出版，最终命运如何还不得而知。我在写作本书和本篇序言时的感觉就像是给一个孩子拍下快照，过去与现在的对比之处忽然变得鲜明起来——你吃惊地看到他的双腿长了许多，他的双臂也变得结实了——这是随着时间的流逝，微小的变化累积而成的结果，日常生活中我们根本注意不到。

但这个孩子不是我一个人的，他还是另一种关系的产物：我和我的工作之间的关系。所以毫不奇怪的，我会在书中用大量篇幅讨论夫妻治疗的相关问题，关于夫妻二人保持步调一致、像团队一样通力合作以及定期评价两人关系的必要性。我相信，同样的道理也适用于临床医生和他的工作之间的关系。这也是我写这本书的目的。

在写这本书的过程中，我发现了一个事实，而且是读者在本书中可以看出来的现象，那就是我与自己在临床表现之间关系的更新。现在出现的情况是，可以成为任何亲密关系的不利因素的三种障碍形成了更清晰的组合，尤其是对情感创伤更详尽的解释以及这些创伤对动态关系的影响。这本书还折射出过去几年我对短程治疗的兴趣，以及在这个兴趣的驱使下，我对那些极为重要的最开始的几次面询给予的重点关注。这本书语言清晰明快，内容具有较强的行为导向。

我的另一段得到升华的关系与你——我的读者——有关。在督导和培训过程中，我不断地意识到临床医生的渴望和需求，他们急切地想要知道自己究竟该做什么，特别是在面询过程中，而不是纯粹地积累一些新理念。我尝试着在论述治疗地图的章节中解决这个问题。顾名思义，这些地图不是分步指南，它们更像线路图，为临床医生指明方向，告诉他们沿途有哪些可选的路线，以及想避开的潜在障碍。我希望，在见到来访者夫妻以及了解他们存在的问题之前，记住这些地图能让你在探索前方未知地带时在精神上占据领先位置。

但我对治疗的理解从未改变，我认为心理治疗既是对概念和技能的简单应用，同时也是一门艺术和工艺。最好的治疗完美地结合了个人的临床模式，充分发挥了你自己独特的个性和才能。与其说这本书是一本实用手册，介绍了如何做夫妻治疗；不如说它是一份邀请、一个挑战，让你来定义如何开展这份工作（或者你准备怎么做），用你自己独一无二又富有创意的方式。

我希望你也能和自己的工作建立紧密的联系，愿意为之花费时间、付出努力，让它成为展示你的代表。希望这本书能鼓励你发现自己擅长的事。

目 录

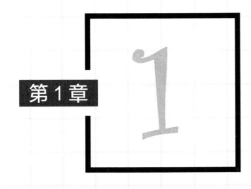

第 1 章

争执现场
理论基础与概述

埃伦坐在椅子边上，双臂交叉抱在胸前，外套揉成一团放在身后，直勾勾地看着你。她的丈夫汤姆坐在你和她对面，视线落在地板上。

你深吸一口气。"感谢你们两个今天能来。"你说着，同时看了他们每个人一眼。"我知道，埃伦，周一我们在电话里简单交谈了一下，但没时间细说。我只知道你们两个分居快一个星期了。"

"他离开了！就那样站起来，走了出去。"这时埃伦的眼睛鼓了起来，她的脸变得越来越红，眼泪就在她的眼角打转。"一点儿预兆都没有。"她把抱在胸前的胳膊又紧了紧。

"听起来这对你是个不小的打击。"你声音平静。埃伦点点头。

汤姆依然盯着地面。"汤姆，今天来到这儿你有什么感觉？"在深入沟通之前，你想先和他聊几句。

"感觉很奇怪。"他抬起头看了看你。他的声音很平静，语调很克制，也许是在压抑着自己。

"是的，我想也是这样。你们结婚多久了？"这次，你试着让你的声音保持平静——平静是最好的解药之一，能缓解来访者带到治疗现场的焦虑情绪。

"12年。"汤姆说。他的眼神又移到地面。

"你们有孩子吗？"你接着问，视线在两个人之间来回移动。

"两个小可爱。"埃伦答道，字字有力。"我就是想不通他为什么要这样做。"她的脸又红了，眼泪夺眶而出。"我不明白。他怎么能这样？"她问，不由自主地抬高了声音。"我们一起生活了 12 年，你怎么能就这样离开你的妻子和孩子！"

汤姆紧紧地握住椅子扶手，叹了口气。

随便问一个水手，航行需要什么，他都会告诉你一定要具备基本的航海技能，了解你的船只和你要去的水域，能辨别风向、看懂天气变化，还要相信你的直觉。无论是为了保持航向而进行微小的调整，还是知道什么时候该降低你的船帆且保持在那个位置不动，正是把这些知识整合在一起的能力才决定了航行的成功。

夫妻治疗也是这个道理。为了引导汤姆和埃伦进行一次不同以往的沟通，你需要展现出对自己以及你的临床技能方面的自信。虽然治疗过程需要依赖理论基础，但你更需要了解和主导影响每一次治疗及整个过程的特殊力量——当前的危机掀起的狂风，过去的种种引发的暗流，情绪氛围的时时变化，或者随时能导致一对夫妻分道扬镳的正常的生命周期压力。要想帮助这对夫妻纠正错误，使他们的生活回到正轨，你必须具备一定的能力，能够识别危险即将发生的迹象和征兆，以及预见需要面对的挑战。

不一样的治疗方法

这就是本书的主题——学会迎接夫妻治疗的挑战。这是另外一个世界，另外一种技能体系，譬如与个体治疗或家庭治疗相较而言。个体治疗形成的是一个较小的世界——里面只有你和来访者。你的关注点简单且直接。整个过程看起来也更容易控制。其间一个人主要负责说，一个人主要负责听。如果来访者有足够的动机——"我需要你的帮助来解决这个难题、这份担忧、这个问题、这些情绪"——或者没有动机（"法官要求我来的；我不知道原因"），那么我们毫不费力就能判断出问题是什么，问题出在哪里。个体治疗的最好状态就像是和一个你熟悉的人在咖啡厅里来一场交心的对话，交谈的内容通常比日常生活所聊的话题更深入，使这次治疗经历能更深刻、更有效。

相比之下，家庭治疗的世界更大，如果家庭成员之间的关系依然亲密，那么治疗过程中最好的状态就是这种亲密关系的爆发。我们知道很多现成的案例，很多观点，随着对话在这个封闭空间内的展开，问题是什么、出在谁身上也在不断变化，对经验不足的临床医生来说，光是接受信息就让他们难以应对了。然而家庭治疗过程一旦开启，它就会展现出独有的势头。对话现场总有人会像《皇帝的新装》里的那个孩子一样，在别人都若无其事地把谎言说得好像真的一样时，当面把某个人的错误指出来，把事实的真相摆在桌面上；即使父母在教育孩子的方法甚至目的上存在分歧，但他们常常有一个共同关心的核心问题。你的角色不只是来访者的聆听者、温柔的翻译员，通常更像交通警察——拦下一个人，好让另一个人继续前进，确保不会有人被遗漏或孤立，在话题停滞不前时让它能继续下去。

像个体治疗一样，夫妻治疗中当然也会有亲密的时刻，也有很多家庭治疗中出现的多个层面，偶尔还会像交警一样调节现场状况。但是，夫妻治疗更像两个同心圆，每个参与者都在向治疗师做他自己想要表现的事情。或者更准确地说，夫妻治疗的场景就像法庭，两个人都试图说服你，他的现实陈述是对的，而另外一个人说的是错。所以他们开始罗列事实，随着情绪的高涨，他们列出的事实也在不断增多，（"去年圣诞节的时候你……"），或者搬出两人之外的队友（"昨天我妈还说了同样的话，你……"）。当然，他们希望你能筛选一下所有的信息和焦虑点，判断出错误在谁身上，谁才是无辜的受害者。

即便夫妻双方都兴冲冲地想要解决问题，但他们的动机和目标可能也会有差别。其中一个可能像埃伦一样，积极热情地接受治疗，希望挽救这段关系，而另一个人则像汤姆，可能充满热情但缺乏动力，或者充其量只能说他的心里是矛盾的，即 William Doherty（2015）所说的一个人"向内倾斜"，另一个人"向外倾斜"。埃伦想让汤姆做出改变，但是汤姆希望埃伦是最先改变的那个，或者说他根本不觉得自己需要改变什么，因为他觉得问题不在自己身上。你的职责就是倾听每个人，而且还要远远地观察他们之间的互动，把他们都当作个体去解读，这也是为了更好地了解两人之间的关系。你可能总是保持紧张的状态，总是要用眼角的余光看看接下来会发生什么，而不是像个体治疗那样放松地进行谈话。在夫妻治疗的过程中，你总是在注意保持平衡。

　　而这种制衡状态应该就是夫妻治疗与个体治疗和家庭治疗最大的不同。如果你曾经有过和两个朋友一起外出的经历，你就知道三人行有多尴尬。与两个人或一群人同行相比，三个人总是让人觉得有些麻烦和混乱。总是有这样或那样的危险情况发生：有人觉得被忽视了，某个人或其他两个人占据了主导地位，有人没有得到足够的关注或得到了过多的关注。

　　在这个治疗过程中，你也面临着类似的难题——既不能让埃伦随心所欲地责骂或表达自己的绝望，把汤姆推向情绪崩溃的边缘；又不能把过多时间放在汤姆身上，让埃伦觉得自己受到了排斥，并产生不满；也不能自己完全掌控对话的内容，不让他们表达情绪，或者促使他们形成合力，联合起来对付你。要想成功地完成这次治疗，你需要引导和倾听，而且拿出有分量的情感压舱物，让他们觉得在这里谈论对他们重要的事情更安全一点。等到他们离开你的办公室时，要让他们知道你已经把两个人的立场都听进去了，你尊重并理解他们的感受。因此，在这种棘手的三人关系中成功地建立和保持一种治疗联盟变得至关重要。

　　如果来访者的情感强度和风险都很高，那么这一切就变得更加困难。若是来到这里的夫妻像汤姆和埃伦这样，进门后坐下就全力冲着一个问题开火，或者有对夫妻说，来你这里是他们重归于好"最后的选择"（通常他们说的只是这一次治疗），那么即使是最富经验的临床医生也会觉得害怕。假如你恰巧还缺那么一点儿临床经验，或者自己是未婚人士（"你结婚了吗？"他们问），或者自己在感情处理方面也遇到了问题，又或者比你面对的来访者年轻许多（那种感觉就像是在窥探你父母的婚姻秘密），遇到这样的情况会让你情绪失控。你自己的反移情永远都在，只是此时遇到了一个把它点燃的导火索。

如果上面这些还不足以让你仔细斟酌是否从事夫妻治疗，那这里还有另外一个需要面对的挑战，也就是说你要做的不仅仅是熄灭两人的情感怒火，或者成为他们之间持续已久的争执的裁判，你还要帮助这对夫妻改变他们的关系，改变在这段关系中他们各自的处理方式。在他们忙着摆事实证明自己的观点时，你想知道的是他们到底做了什么才引发了这场争论，他们需要做出哪些改变才能保证将来的争吵会少一些。从理想层面来说，你想让他们看到一种与当前不同类型的关系模式，这种关系更诚实、更亲密。你想让他们看到，当两个人结合在一起后，怎样做才能更大可能性地做真实的自己，并朝着这个方向前进，而不是渐渐失去自我；你想让他们认识到在两人的生活交织在一起时，他们能帮助彼此发现，作为个体和配偶，自己应该承担什么样的角色。

奠定基础：理论

过去，夫妻治疗在理论领域一直是受人冷落的对象，而个体治疗和家庭治疗的模式已经被适应并得到广泛运用。来咨询的夫妻习惯依赖他们选择的医生帮助他们修复关系。世界上第一个专业的婚姻咨询中心成立于1930年，其后几十年间有关夫妻关系的治疗都被并入精神分析模式。到了20世纪50年代末，早期从事家庭咨询的治疗师从沟通框架入手留下关于婚姻治疗的文字。直到过去的10~15年间，治疗师才开始仔细观察幸福和不幸福的夫妻之间存在的独特动力模式，例如婚姻实验室的开发者John Gottman（2007）、情绪聚焦夫妻治疗的共同开发者Susan Johnson（2004）、意象治疗的创始人

Harville Hendrix（2007），并将其通过研究发现的理论应用到治疗过程中。

我们将要使用的模式整合了五种不同的观点。其核心意义在于从家庭体系的角度看待夫妻治疗，认为矛盾产生于夫妻之间的交往互动，而不仅仅来自个体本身，且因为两人共同创造的行为模式而使他们的问题变得根深蒂固。这种观点认为模式通常比个性的力量更强大，通过打破功能不良的模式，帮助夫妻双方认识到他们的相处方式存在的问题，就能用功能更强的沟通和行为代替已经失效的沟通和行为。

Murray Bowen 提出的自我分化——就是这种系统思维衍生出来的一种有用的概念——抛弃未分化关系中的反应性和怪罪，转向侧重增加个人责任感和积极主动性的分化关系（Bowen，1993）。

这样做的目的是为了帮助夫妻双方低下高傲的头颅，不再苦苦纠结对方做了什么或没做什么，而是更多专注于他们自己的开放率真和诚实正直。他们在这方面做得越好，不仅能打破原来功能失调的模式，还能使彼此之间的交流互动变得少一些抵触、多一些真实。

我们采用的模式也是行为和行动导向的。与心理动力学传统的以领悟为导向的方法相比，新模式鼓励夫妻双方做一些与以往不同的行为——无论是在语言沟通上还是在肢体行为中——来改变他们之间的关系。我们采取这种做法有以下几方面的原因。首先，行为举止不同于情绪甚至思想，它是我们自身真正可以控制的一面。如果你的行为不曾发生改变，那你的感受可能也不会发生变化；改变你原本的做法——打破旧有的功能失调模式，创造新模式——你的情绪也会随之改变。而与这种思想一致的是教育承担的角色和新技能的拓展。这也正是 Gottman 在面询过程中花时间做的事，他教会夫妻双方如何有效地沟通，鼓励他们改变在家里的行为模式。

但是，促使我们采取这种行为方法的另外一个原因是它更符合来访者的行为期望和意愿。数据表明，大多数来访者根本不喜欢进行长程治疗，其中很多人只来一次（Phillips，1985），平均次数也只能维持在 5 ~ 8 次面询之间（Cooper，2011）。在一个追求即时性服务和有限服务的时代，由于保险覆盖不足或社区资源匮乏，许多来访者都在寻求快速评估和改变。行为方法的关注焦点比以领悟为导向的方法更节省时间，更符合大多数来访者对治疗的期望。

然而，Susan Johnson 曾在其对夫妻治疗的研究中指出，新行为和新技能的作用是有限的。治疗过程还需要经验的加持。为了真正推动夫妻双方走出功能失调的模式，帮助他们巩固行为改变的结果，夫妻双方需要得到新的情感体验。这种体验是在治疗室里通过临床治疗的过程产生的。我们在整本书中都会讨论到一个问题，那就是治疗师的工作之一就是停止当前功能失调的模式、改变来访者的行为习惯，但另外一个至关紧要的任务就是改变情绪氛围——提出尖锐的问题，把接受治疗的夫妻转移到他们因为自己的焦虑而远离的地方。这需要你有足够的勇气，敏感而又坚定不移的意愿，把他们潜而未现的问题和情绪暴露出来。

我们的模式主要以现在和行为为导向，注重定性研究，与此同时也承认过去的力量，特别是在新阶段被重新激活的童年旧伤疤。这些通常是改变过程中的症结所在，会导致夫妻关系继续恶化，尽管你努力让他们摆脱以往的行为习惯。我们要做的是发展洞察力并将其作为治疗关注的焦点，而不是像心理动力治疗师那样研究历史，相较之下我们的做法更加务实——突破行为障碍，把这些障碍看作信号，他们表明是时候找出固定了这些行为习惯的童年创伤了。

此外，我们也不像心理动力治疗师那样在做一项挖掘工程。我们只需深入到能够帮助个人摆脱目前的困扰、分清过去和现在、要求并从行为上接受他们以前不能做到的事的程度即可。配偶之间给予对方最想要的，就能停止互相伤害，彼此互助愈合，把两人的关系带到一条新的更健康的道路上。

最后，超越这些临床角度是一个发展的过程。作为夫妻这样特殊的组合，我们的塑造过程不仅受到个人的过往经历和现在互动的影响，还受到适应生命周期和家庭生命周期的挑战。例如，新模式要求他们要适应从关注自己作为丈夫或妻子的角色到承担抚养子女的角色和责任的转变，就像许多上了年纪的空巢夫妻被迫适应与新模式完全相悖的生活变化，他们需要再次转型，不再是全身心扑到孩子身上的父母，而再次回归到重新发现和关注自己作为丈夫或妻子的角色。如果你在每个阶段都能预见到自己面临的挑战，认识到存在的普遍问题，那么你也可以帮助参加治疗的夫妻做同样的事情：更好地了解周围以及前方面临的领域，看到更大的背景，少一些过激反应和指责，多一些积极主动性和个人责任感。

这种折中的混合搭配构成了我们的理论基础，而这样的理论基础反过来又成了评估和治疗目标的基础——寻找功能失调的模式以及阻止和改变这些模式的方法；评估沟通技巧并传授使之更有效的方法；密切追踪并塑造过程，培养新情感，挑战旧观点；揭开阻碍夫妻进步且释放出治愈需求信号的旧伤，把这些因素放在发展的背景下。我们可以把夫妻治疗看作在不同层面的穿行——从现存问题到根本问题，从表面情绪到深层情绪，从现在到过去再到现在。这是一种建立在清晰、行动和责任上的积极治疗形式。

本书的目标

本书的写作初衷不是为了那些胆怯的人、那些安静的倾听者、那些只会点头应好的人，而是面向那些关注来访者感受的临床医生。来到这里的夫妻都已经耗尽了情绪上的耐性或陷入矛盾的境地，他们需要你的能量和指引帮助他们走出懒惰倦怠；没有你的能量和指引，你们最终都会在心理上产生懈怠。那些处于危机中的、怒气腾腾的或个性太强的夫妻来到这里，需要你成为他们强大的反作用力。如果你做不到，那么他们最终还是会和在家里的表现一样，离开时感受到的是愤怒、沮丧或孤独。他们会理直气壮地认为自己本可以待在家里，不用花费一分钱就可以做同样的事情。

所以你需要提高自己，按照他们的期望成为一名领导者。如果把夫妻治疗比作一艘船，你就是驾驶这艘船的人，如果你不能很好地掌舵，那么这艘船很快就会偏离航道。本书的目标之一就是助力你在这场病情总是波浪起伏的治疗过程中找到正确的应对方法。我们会讨论你在引导会话过程和保持平衡时需要用到的基本技能，帮助你识别来访者情绪波动和力量抗争即将到来的迹象和征兆，找到那些甚至会使最稳定的关系偏离正常轨道的发展趋势。

但这只是我们要做的一部分。好的治疗还要兼具创造性和灵活性，它是一场不追求一劳永逸的务实旅程，同时还要认识到每对夫妻在治疗过程中都会遇到很多岔路口。最能满足来访者夫妻的期望、需求和个性的治疗才是成功的夫妻治疗。不过这场治疗也要适合你自己。事实上，决定治疗成功与否的最大变量就是你：你在工作时要尽最大的努力，确定并遵循一种适合自己的个性特点和治疗理念的方法，发挥自己的创造性、积极性和真诚，好让来访者也学着这样做。

这是本书的另一目的——激发你去思考做什么，如何做到最好；促使你不仅好奇于夫妻间的动态变化，还有对你自己以及你作为那些变化形成因素的一部分的好奇心。接下来我们要讨论的模式不仅为你提供基础，而且我希望它能成为一个模板，你可以比较一下自己的想法。每一章最后给出的问题和练习都为你提供了很好的机会去反思自己的价值观、理论以及过去对你的影响，发现它们是如何交织成你自己独一无二的治疗过程。

正如富有远见的建筑师 Buckminster Fuller 曾说的那样："有什么事情是你应该做而其他人无法胜任的，只因为你是你？"这个问题恐怕是你在开始并不断发展自己的工作时可以问自己的最重要的问题之一。这是你建立治疗风格的一个不错的起点，也是帮助夫妻双方定义自己作为个体以及作为一对夫妻角色的起点。在治疗和人际关系方面获得长期成功不一定非要坚守一条路，而在于有勇气和灵活性去改变方法，探索其他可以带你去任何你想去和要去的地方的方法。

起点

所有这些给了我们一系列可以作为共同航行起点的临床假设。当你在阅读这些时，请把这些理念与你自己的进行比较。看看你是否能开始确定自己的核心理念。

过程就是力量

Harville Hendrix（2007）曾说，大多数的婚姻都注定会像我们能认为的那样走向失败。在每一段关系开始的时候，我们常常会基于结果性目标创造最初的愿景——我们希望买一个三室的房子，外面围着白色的尖桩篱笆，我们要生两三个孩子，我们每周履行两次夫妻义务，我们每个星期天都去拜访我母亲。但在现实世界中，虽然我们可能很努力地去实现我们的目标，但结果永远无法保证。例如，忽然天降不测，一场飓风摧毁了房屋；我们发现自己有不孕不育的问题，不能生育孩子；其中一人遭遇车祸，导致四肢瘫痪；我母亲再婚后搬去了佛罗里达。我们对自己的劳动成果没有绝对的控制权，生活的每一处总是在千变万化。

然而，Hendrix 认为我们能够掌握且成功完成的目标是过程——失去房子后我们怎么办，如何谈论我们面对的变化，当我们感到性生活不和谐时怎样应对，在损失面前我们如何互相支持。如果我们有聆听、支持、讨论和决定的方法，那么我们就能成功应对生活给我们的夫妻关系带来的各种挑战。毕竟这才是生活的本来面目，就是此时此刻，就在我们的回应中。

鉴于你和这对夫妻从根本上来说属于两个不同阵营，所以这些内容对过程的分离会在治疗开始的初期对你产生冲击。如前所述，大多数夫妻都把关注的焦点放在语言内容上，为生活琐事争论不休，账单应该周二付还是周三付，谁在什么时候说了什么。他们错误地认为，解决分歧意味着用某种方法决定谁的故事是真实的。如果你也卷入了这些误区，认为你的工作就是整理各种信息，或者错误地认为你可以控制发生在办公室以外的事情，那你就可能在精神上和情感上被来访者的问题所淹没。

反之，你应该关注过程。你充满了好奇，想要把注意力集中在他们今天出现在你办公室的原因上：是什么原因让他们不能自己解决这些问题？这是为了帮他们认识到，刚刚他们在你的办公室里谈论的问题已经不存在了，已经被激情的火苗取代，现在对话已经转向权力斗争，最终将会一无所获，不断累积的对话内容只会让火苗越烧越旺。他们需要平静下来，重新启动已经关闭的前额叶，改变现在的行为方式，如此他们两个都会感到安全，而不是愤怒和防御。如果他们能掌握这些，学会像你一样理解功能失调模式，那么他们就能学会改变他们之间的关系。对出现问题的夫妻甚至一些临床医生来说，这都是一个艰难的转变，但他们又不得不这么做。

不过在后面的章节中我们会进行更深入的讨论，你在办公室里看到的往往只是个体模式在生活中其他关系里表现出的动态的集中体现。这里我们要说一下停滞点：他们每个人都被困在了自己生活中的哪个点？为什么他们通常在工作上能保持理性和专注，但是在维持亲密关系时却闹剧频出，产生成堆未解决的问题？此时我们想到的是爆炸式的愤怒、情绪截断、感到害怕、退缩、变得焦虑、如履薄冰、下意识地迎合别人，上面提到的所有情绪基本都和童年创伤有关，而幼时的应对方式已不再适合长大后的世界。如果你能确定丈夫和妻子分别被困在了哪里，发现他们不能做什么，并且通过培养技能和支持为他们提供帮助，那么他们成功处理夫妻关系和解决将来问题的途径就变得清晰可见，治疗的大部分工作到此已经完成。

解决办法就在困境里

你可能也遇到过这样的父母，当他们的教育方式似乎不再有用时，面对孩子他们感到万分沮丧。例如，当儿子犯懒不想动时，父亲抱起 7 岁大的儿子，扑通一声把他扔回自己的房间里；而 9 年后，儿子的身高已经接近 190

厘米，体重 80 多公斤，此时他再拒绝去任何地方时父亲忽然发现自己已无能为力。同样，如果夫妻一方在处理冲突时只是一味地退缩或让步，或者另一方用暴怒来掩饰受伤，那么这些都是夫妻关系中的不利因素。他们的应对方式就像那个父亲的技能一样，缺乏生活和人际关系中通常要求的灵活性。

之所以说解决办法在困境里，就是说创造这种灵活性通常需要你冒险去自己不想去的地方——走出你的舒适区，违反你的意愿，做一些不同的、让你觉得困难的事。这里你可以发现未知的自己，还可以找到解决方法。夫妻双方只有学会承担这样的风险，才能增强情感和心理上承受生活压力和紧张的能力；只有能够忍受新的行为方式带来的不适感和焦虑，他们才能改变思维定势和通常的观点，真正拥有选择行为方式的能力。

你的工作就是帮助来访者夫妻朝着这个方向前行。从调查他们的情感和言语世界开始，寻找房间里没有的东西——从来没提起过的话题，从来没表达出的情感，或者从未被知晓的个性。你提出话题，牵引出他们的情感，用你的鼓励和支持让他们的好奇战胜惧怕。通过你的榜样示范向他们展示，新的未知的事情会给他们提供一些有价值的东西。

问题是糟糕的解决方法

一层又一层的洋葱就是常用的自我写照，我们的情感自我和认知自我的某个方面总是藏在表面之下——意识不到的地方。作为一种观念，问题是糟糕的解决方法把洋葱这种形象的自我写照搬到了夫妻关系中，我们经常在别人身上看到的问题，对他们来说不过就是解决表象之下的问题的坏办法。成瘾或许就是最明显的例子，对酒精、工作或性的依赖都不是克服沮丧、无力或愤怒等情绪的好方法。对婚外恋、暴力和消极的状态来说——应对很难直接处理的潜在情感的方法——也是这样。当一对夫妻遇到令他们抓狂的问题时（玛丽亚的叨叨不休，路易斯的指责和控制），接下来你要问自己的问题就是：对一个潜在问题来说，这个解决方法有多糟糕？掩藏在表面问题下面的是什么问题？此时你把他们的注意力转移到未被承认的情感问题上——他们内在的焦虑、恐惧、痛苦——这才是真正应该关心的地方。这并不是说你不需要帮助他们改变行为方式——你还要这样做——但你也要帮助他们意识到那些看起来简单或不需要注意的情感问题往往才更复杂。

这种观点得出的推论就是，人们总是全力以赴。没错，这个世界上不乏恶人，但总的来说我们认为人的本性并不坏。当某个人看起来喜欢控制或批评别人时，你可以告诉自己，他不是和你斗争，他更多的是在和自己斗。如果你能以治疗师的身份接受这一观点，并且帮助前来咨询的夫妻做到这样，那么你和他们的同情心更有可能多于防御心理。你们不需要经过权力斗争就能设定界限。

人的成长和变化是自然的

"我们必须放弃规划好的生活，"闻名世界的神话学家 Joseph Campbell 说，"才能迎来正在等待我们的生活。"我们要发现生活，而不是建立生活。生活是徐徐展开的成长和变化过程，而不是稳步迈向结局的前行。每对夫妻都面临着同样的挑战，那就是对个体变化和夫妻关系变化保持开放的心态，成功地把关系调整到双方可以适应的状态。身为一个治疗师和局外人，你的任务是把变化这个主题摊开来说。你不仅想帮助每对夫妻清晰明确地表达出他们在自己身上以及在彼此的关系中看到的变化，而且要帮助他们把这些变化当作成长的机遇而不是威胁。

从基础层面来说，许多来治疗的夫妻存在的根本问题都是个性化的表现形式。苏一直保持沉默，这么多年来都顺着丈夫，但她现在受够了迁就，她希望自己的想法能得到认可。瑞恩讨厌事事都把孩子放在自己的前面，或者像他父亲那样，讨厌所有他告诉自己"应该"做的事。他们都不是能够清楚大胆地说出自己想法的人，有什么事只会小声嘟哝，最终选择屈服或顺从，只会在后来用不那么见效的方法透露自己的愤懑。又或者他们为自己挺身而出，却发现他们的坚定自信根本没什么用。他们出现在这里是因为多年来为他们两个建立的惯例和规矩在许多方面已经不再适宜。

夫妻关系陷入僵局是因为人们自己走进了死胡同。在一段良好的夫妻关系中，夫妻双方都可以保持自我，当他们的个人需求发生变化时都可以诚实清晰地表达出来，可以感受到来自另一半的支持——支持他们的梦想，接受他们的个性风格；无论是作为个体还是夫妻，两个人都致力于双方的成长。当他们做不到这些，当他们为了夫妻关系而放弃任何一方的重要需求时，那么这段关系就遍布着太多的情感陷阱，两个人都将不可避免地陷入困境。当然，他们要斗争的和你要挑战的一部分就是帮助他们抉择哪些需求是最重要的，以及帮助他们确定自己的优先考虑和需求。

夫妻关系的倡导者

我们的文化价值观决定了我们做的事情，而且像我们的夫妻关系本身一样，它们也在随着时间而变化。例如，20 世纪 70 年代末到 80 年代初，离婚率创下了历史新高。个体需求被看得远远重于夫妻关系：如果你能在夫妻关系中完全做自己，没问题；如果不能，那就换条路吧。如今潮流已经发生改变，离婚率趋于稳定，现在有一种关于婚姻保护运动的论调，把夫妻关系放在了优先位置。你不需要随大流，也不用固守僵化的思想，相反要保持清醒的头脑，清晰地看待你的还有来访者的价值观，以便帮助他们做到这一点。

下面是看待各种类型关系的简略结构。

$$\frac{1}{2} + \frac{1}{2} = 1$$

$$1 + \frac{1}{2} = 1\frac{1}{2}$$

$$1 + 1 = 1 + 1$$

$$1 + 1 = 1 + 1 + 1$$

这些简略结构是什么意思？第一行的 ½+½ 指的是两个人在许多方面有缺点但是善于依靠彼此的长处。两个人走到一起，他们齐心协力、取长补短，就变成了一个更强大的整体，并且能够创造出稳定的生活。第二行的 1+½ 指的是夫妻双方中有一方处于心理强势地位，另外一方较弱，他们的结合反映出两者的不平衡。这样的夫妻问题在于强势的人厌倦了肩挑重任，他可能会倒下或最终选择离开。第三种的 1+1，指的是两个心理优势相似的人组成家庭，基本上保持原来的自己不变，也就是说两个人虽然生活在一起，但他们依然保持个体的强势，在这段关系中分享得很少。他们的生活像两条平行线，夫妻关系也是围绕孩子建立起来的。冲突少了，不过亲密感也弱了。最后的这个加法算式指的是夫妻双方旗鼓相当，作为个体他们都很强，不过同时又创造出了其他东西：一加一等于三，而第三个存在就是他们的夫妻关系。这种关系就像个孩子，两个人都有责任分享和培育。

举例来说，与个体治疗相比，理解夫妻治疗的其中一种方法就是最后这种计算公式——房间里一直存在的第三个来访者就是夫妻关系本身。此时你成了一个倡导者，就像你可能倡导孩子同样接受家庭治疗。夫妻关系就像这个家庭的孩子一样，都是两个人的产物。你的工作就是帮助他们领会夫妻关系的需求和特点，意识到他们有责任去培养这段感情，当其中一人或两人有时候被个体的需求蒙蔽了双眼时，要为他们的关系发声。不管他们决定是否继续走在一起，了解夫妻关系是如何通过两人的共同贡献展开的，他们才能对关系的发展过程有更全面公正的观点。

在这趟同行的旅途中，我们还会再回到这些原则和设想上。请再次将这些原则与自己的原则进行对比。当思路清楚时，你就有了可以回归的基础，一种让你可以继续前行而不是迷失在夫妻间的动态混乱中的方向感。

指引方向

这本书可以分为四个部分。在第一部分（第 2—4 章）中，我们了解一下夫妻治疗的基本结构，成功找到正确开展夫妻治疗所需要的基本技能和基本理念。在第 2 章中，我们为你制定了设计评估体系和治疗计划的核心理念，其中就包括影响夫妻关系的三种主要阻碍：沟通、情感创伤和愿景。在第 3 章和第 4 章中，我们进一步描述了这些阻碍的表现，讨论了它们对治疗产生的影响。

第二部分是第 5—8 章，我们将实际操作一下初次的面询（session），关注面询的目标，引导展开那些最初几次关键的面询过程，了解中间阶段和结束阶段以及这两个阶段带来的挑战。第 9 章带我们领略了发展的变化影响治疗局面的方式。第 10—12 章是本书的第三部分，在这三章中我们先后为一般夫妻和存在与孩子有关的问题的夫妻分别提供了治疗地图。虽然治疗地图不能涵盖所有情况，但通过了解如何思考和解决常见问题，你就可以积极地展开并充分利用每一次面询治疗。

最后，我们将在第四部分转变方式。在第 13 章中，我们着眼于从两个不同视角来看夫妻治疗过程中针对个体展开的部分——帮助其中一方成为夫妻体系中的变量，帮助夫妻双方一起支持正在挣扎的一方。第 14 章是最后一章，在这一章我们将退后一步，从更大的格局去对待心理治疗这项工作，讨论一下在实践过程中常见的反移情问题和技巧，以及如何推销自己。

每一章的最后都设计了与本章内容有关的练习。这些练习都是帮助建立你与材料之间联系的途径——考虑一下你自身的经历、你的价值观、你处理问题的方法，还有自身的弱点和优势。请尝试回答这些问题，尤其是那些看起来更有难度的问题，看看你能从自己身上发现什么，然后更加清楚地认识到你的自我将会如何影响专业工作。

深度观察：第1章练习

1. 写下你自己关于夫妻治疗的理论方向。在从事夫妻治疗的工作中，你改变了什么？具体来说，你是如何引起改变的？你的角色是什么？它与你从事的其他治疗工作有什么相同或不同之处？

2. 你对心理治疗的临床工作有什么设想？哪些个人价值观能够影响你的工作？

3. 回想一下你曾经陷入三角关系的时候。你自己扮演的是哪个角色——领导者、追随者还是调解者？这样的角色担当会如何延续到你的临床工作中？

4. 关于夫妻治疗工作，最让你害怕的是什么？为什么？你需要什么样的支持来减少焦虑、增强安全感？

5. 你会把哪种性别偏见带到夫妻治疗的工作中——例如，女性总爱抱怨或男性太冷漠、话太少？

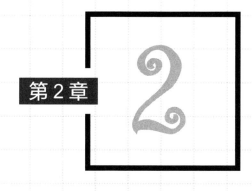

第 2 章

基本原则
临床治疗的目标和任务

　　" 我们总是因为孩子争论不休。"

　　"我丈夫威胁我说他要离开这个家。"

　　"我们基本不说话。我们似乎没有什么共同点。"

　　"我太太告诉我她出轨了。我们来这儿就是为了看看能不能解决这个问题。"

　　"我们早就没有性生活了。"

　　"上一次我们动手后,法官和我的律师告诉我们需要来这里跟你谈谈。"

　　夫妻两人来这里接受治疗的原因有很多。有些人很明显已经到了情感崩溃的边缘。一个诱发事件——一次激烈的争论、外遇、其中一方的分居决定——都可能破坏整个夫妻关系,或者成为压垮这段关系的最后一根稻草。其他人来这里不是因为他们已经无路可走,而是因为担心他们的夫妻关系在朝着这个方向发展——两个人生伴侣觉得彼此几乎没有共同之处,惧怕孩子们不在家的漫长周末,仅剩他们两个人待在空荡荡的房子里。还有一些夫妻虽然来这里接受治疗,却又质疑治疗本身的理念。医生推荐他们接受治疗,法官要求他们接受治疗,但他们对此却是怀疑和愤怒的,或者只是来装装样子。这样的夫妻坚信他们之间存在的问题真的和心理治疗师没有半点关系,或者认为与陌生人讨论他们的问题并不能让事情朝好的方向发展。

有理由就有期望——他们希望你是一个理想型的家长，听听他们的故事，帮助他们结束争吵；或者希望你是一名裁判员，判定他们两个谁是对的、谁是错的，谁需要做出改变，事态是否还有挽回的希望。一只脚已经到了门边的人可能正等着你发话允许他离开，让他走的时候顺道把门也关上。其中一人想让你去改变另一个人——让他开口说话并参与到家务中来，让她渴望性爱的欢愉或不再唠叨。他们想让你画下一条防止他们陷入危机的线，然而一旦你把他们从危机边缘拉了回来，他们又急切地想着离开。

无论他们是因为什么原因来到了你这里，无论他们抱有什么期望，你最初的目标永远不变。你希望为他们提供一个语言交流上和心理上都觉得安全的空间，让他们说出一直不敢说的话。你不仅想要提供调节夫妻关系的平台——基本达成一致意见，他们的女儿凯蒂应该什么时候睡觉，他们多久应该有一次性生活——而且还要提出尖锐的问题，加深每次对话——同意的理由、不同意的理由还有万一可能出现的各种情况——希望能帮他们挖出藏在内心深处的渴望、未曾显露的情绪和说不出口的恐惧。你想教给他们有效沟通的技巧，让自己冷静下来的技巧，把大问题分解成多个小问题的技巧，看看他们的行为和反应如何相互作用，从而形成他们口中所谓的"问题"。

最后你为他们发起挑战，让他们考虑得更长远。你想做的是鼓励他们，让他们明确是希望维持现在的夫妻关系还是自己发生哪些改变，找到他们之间的问题所带来的教训，尝试去承担风险，从而变得更加自信，而不是简单满足他们心中的渴望，给他们一个非对即错的判断。要做到这些，你要密切关注平衡、过程和许可。这些原则就像船上的压舱物，保证你和你的治疗紧扣主题、关注焦点。

在这一章中，我们要讨论怎样把这些原则转换成可以融入你自己的治疗风格的基本任务。首先我们要提一下四个基本原则：构成所有面询的基本环节的核心任务和理念，帮助你保持理性思维。接下来我们将详细讨论两种基础模型——三角式关系和过山车式关系，这两种模型不仅能为你提供一个设定临床目标和任务的框架，还能帮助夫妻双方从充满希望的角度审视他们之间的问题。

四个基本原则

当你感觉信息过量、情绪不安或不知道朝哪个方向走时，四个基本原则就是你为了保持精力集中要回归、关注和依靠的准则。如果你能做到这些，放下其他一切，就能为来访者夫妻的改变和问题解决提供坚实的基础。让我们一个个分别讨论。

制止功能失调的模式

每次埃里克准备开口说话，他的妻子海伦就会打断他。

关于上一次的争吵是发生在周三晚上还是周四晚上这个问题，简和威尔逊又陷入了激烈的争论。

为什么他们的儿子放学后应该马上做作业，科林又开讲了；而他的妻子塔玛拉一言不发，目光呆滞。

Susan Johnson 认为像上面这些功能失调的模式才是每对夫妻都应该联合起来对抗的敌人，而不是在两人之间发生内部分歧，她的想法是对的。这些模式会随着时间的推移将他们带向同样的困境、消极的情绪和不好的结果，并且拥有比个性更强的力量。

为了确定他们属于哪一种模式，你希望能有足够长的观察时间，不过你又不希望在没有干预的情况下让一对夫妻不断地重复他们之间功能失调的模式。那就打断他们："海伦，稍停一下；麻烦给埃里克一个机会，让他说完想说的话"或者"埃里克，海伦现在要打断你，你觉得可以吗？""简、威尔逊，你们俩似乎都在绕着一个小问题纠缠不休——你们最希望对方理解的是什么？""等一下，科林。听起来你在非常努力地尝试让塔玛拉理解为什么你觉得这很重要，但塔玛拉，你一直保持沉默；我想知道你此刻在想什么，有什么感受。"

制止功能失调模式，描述一下你看到的情况，其实你同时是在做好几件事：展示自己的领导力，发挥积极作用，表明当你注意听每个人说话时，你的兴趣点在于防止他们陷入同样徒劳无益的状态。你的沉着冷静能带给他们安全感，鼓励他们承受更加开诚布公产生的风险。打断夫妻之间的互动模式，你就为他们创造了朝着新方向迈进的机会。

你还在帮助他们更加关注过程——他们之间正在发生的一切需要如何成为他们的关注点，而不是苦苦纠结于他们的争执内容。当你阻止了他们"是周二还是周三"这种不断升级的玩笑，询问他们是否能说一下现在的感受，他们就能开始认识到问题不在于那天是星期几，而是他们心中的沮丧。他们开始明白相互之间的沟通或者缺乏沟通才是两人之间真正的问题根源。学会在谈话跑题的那一刻就意识到错误的发生，那么他们就掌握了能够帮助他们长期正确处理夫妻关系的基本技能。

所以他们开始对话的时候你只需要观察，给他们时间多说一会儿，看看他们的对话过程展开得如何。他们能紧扣话题，及时纠正错误，并且在对方不理解的时候解释清楚自己的意思吗？当他们开始感到失望或愤怒时，能够控制自己的情绪吗？他们能卸下可怕的防备心，做一个倾听者吗？如果他们能做到，那就让他们顺其自然地说下去——你在一旁坐着，看着地板，不去打搅他们。但是如果他们不能好好地听对方说话，如果他们说的每一个字只是为了发泄自己的情绪，如果整个对话过程陷入了权力的争斗，变成了破坏因素，那么你一定要介入并打断他们。如果你不这么做，如果你放任事态愈演愈烈，那么你不仅没有改变问题，反而又在他们接受治疗的地方重复了这个问题，而且你这样做相当于认可了他们的行为，变相地告诉这对夫妻这就是你和他们在治疗过程中要做的事。最坏的结果就是你让他们觉得接受治疗后和他们来治疗时的境况差不多，甚至更糟。

所以再提一次，平衡很重要。例如，你不想总是举手示意海伦，好让埃里克有机会说话；这样海伦会觉得你站在她的对立面，故意刁难她。同样你在打断简和威尔逊的对话时要非常小心，避免打断的次数太多。若是他们太失望，或认为你是在控制和烦扰他们，那么他们就可能在接受治疗时联合起来对付你，离开的时候在大厅里说你的坏话，或者把你当成指挥交通的警察，依赖你的干预。

制止破坏性的功能失调模式，但是你也要保持清醒，保持和每个人的联系。如果你举手示意的时候海伦向你做鬼脸，一定要有所回应——"海伦，你是不是觉得我在故意为难你？"向他们解释一下你做的事——"作为一个局外人，也许我更容易观察到什么时候你们的沟通偏离了原定轨道。我希望帮你们认识到什么时候会发生这种情况，这样你们就不至于反复陷入同样的困境。"然后确保在埃里克对海伦说话太大声或太唠叨时及时制止。

像猎犬一样跟踪过程

比如说，你要买一辆新车或一个炉子。销售员热情地接待了你，然后迅速缩小了你的选择范围——车的价格区间或大小，燃气炉还是电炉——接着又带你去看了几个样品，开始向你介绍它们的特性："这辆车的引擎内置了一个超速传动系统，虽然价格贵了 800 美元，但燃油率提升了 20%。"或者，"这个炉子除了具有常见功能外，还有对流加热功能。别看你多花了 200 美元，但是它烤出来的东西色泽均匀，并且烤制时间只相当于普通烤炉的四分之三，给你节省了电费。"一名优秀的销售员接下来要做的就是等你开口说话："我付不起那 800 美元"或"我不常用烤炉，所以那个对流功能对我来说没太大意义。"

推销员所做的一切是为了和你保持步调一致，辨别你想要什么、需要什么，或者能同意他的哪些提议，当你提出你的问题、担忧或不同意见时，他当场就会解决。他心里明白，如果他不解决这些问题，如果他认为你接受了他的建议而实际上你没有，无视或忽视了你的担忧，你可能不会再和他聊下去，嘴上说着再考虑考虑然后转头就走掉。

而作为一名治疗师，你也要做同样的事情——密切地跟踪治疗过程，以便和你的来访者夫妻保持一致。这一点和制止功能失调的模式非常相近，对治疗过程进行细微的调整，这样你就能在潜在的误解或临床问题初露端倪时解决它们。

在塑造治疗过程时这种方法意味着什么？下面我们举几个例子。

监督口头的同意和反对

如果你对来访者说："我建议我们开始时每周见两次"，你等着看接下来他们怎么说。"没问题！"他们热情地回答。不错！如果他们说"我们之前想着一周只来一次"，此时你遇到了一个需要及时解决的问题。"告诉我为什么一周两次对你们来说可能有问题？"他们说没办法从工作中抽出那么多时间，或者负担不起两次面询的费用。现在你要解决他们的问题——"你们能趁下班或午饭的时间过来吗？""我们需要对费用做点调整吗？"或者"我来解释一下为什么我觉得两次面询效果更好。"

如果他们这样回答，那问题就更棘手了："好吧，这听起来也不错，我想。"你从他们的回答里听出了犹豫不决、小心翼翼，但你不想当作一切都没发生。这又变成了你要解决的新问题："你们听起来很犹豫。我想知道为什么。一周来两次对你们来说是不是有什么问题？"

监督非语言的暗示

身为一个治疗师，毫无疑问你对非语言性的沟通非常敏感，但这也很容易，如果你在精神上忙于把夫妻两人讲述的故事拼接在一起，以致错过了某些重要线索。你说"一周面询两次"，丈夫表示同意，但他的另一半则保持沉默，眼神游离。你不想让事情就这样稀里糊涂地过去："加布，听起来你对一周两次的安排没问题，但是西蒙，你看起来不太确定。我想你是不是觉得对这个频次有什么犹豫的地方。"另一方面，你要注意他们表示同意的反应——点头、眼神交流、微笑。这些反应让你知道你们在治疗这条路上保持着一致的步调。

特别注意解释

所以，在鲁埃尔长篇大论地描述了他的父亲以及父子之间的关系后，你可能会说："我在想，当你长大后也许就能理解和认同你父亲的想法了。"现在你就看他接下来怎么回答："天呐，我从来没想过这个——你说得很有道理！"或者他说："我和我的父亲不一样，我不赞同你的说法！"或者"当然，我想也许我会像你说的那样。"

在许多治疗方法中，为了使来访者得到某些重要的意识和领悟，解释通常都是关键的干预措施。当你的解释得到了来访者坚定的支持——"天啊，我的父亲！"——他们不仅为自己打开了一个新的视角，而且也为整个治疗过程开辟了一条新的探索道路。但如果来访者坦诚地驳回了你的解释——"我的父亲，你说的那些对我毫无意义"，那你接下来要做的事也就清晰了：找出鲁埃尔的不同想法。"听起来你有不同意见，和我讲讲吧。"此时你不想变得像销售员一样，更努力地推销对流烤箱，并且找出越来越多的证据支持你的说法——"我这么说是怕你没意识到……"来访者会觉得自己说的话被你当成了耳旁风，这时面询关系中就形成了一种小小的权力斗争。

更大的挑战在中间地带会再次出现——"当然，我想"——此时就出现了先肯定后转折的反应，来访者口头上同意了你的说法，但心里并不赞同。如果你接受了语言传达的信息，不管来访者的真实想法，或者对模棱两可的回答置之不理，那么接下来的几次面询你会纳闷为什么这对夫妻的参与度不如之前高，为什么他们会在最后时刻因为偏头痛或突然安排的出差而取消面询。

我们在这里说的观点就是你应该像猎犬一样紧密追踪整个过程，时刻用你敏锐的嗅觉观察面询中的互动，警惕夫妻中的某个人或两个人偏离到另一个方向，或者其中一个人退缩了，没有跟上你的步伐。在个体治疗中，这个问题相对容易解决，只要你把面询过程作为关注重点，避免陷入解释来访者呈现给你的所有事实和故事。而对于夫妻治疗，追随个体来访者的步伐比较困难——丈夫点头的时候妻子摇了摇头。如果你只选择其中一人，譬如你选择丈夫的意见，那么你就有可能失去妻子的信任。所以需要你同时关注两个人以及治疗过程中任何细微的表现。

改变情绪氛围

功能失调过程的非正常之处不仅是因为这个过程充满了虐待、防御或含混不清的地方，而且它反复出现、具有限制性且非常熟悉。通过跟踪过程，停止功能失调的模式，你也在帮助夫妻摆脱这些旧的模式，这样他们就可以创造并体验一种不同类型的对话模式。当他们做到这些的时候，房间里弥散的情感也会发生变化，一扇通往新行为的门也会随之开启。

不过你也可以直接对他们的情感做出反应，提升或降低房间里的情感温度，或者开辟一片新的情感天地，帮助他们在面询结束时得到与开始时不同的体验，而不仅仅是改变他们的思维模式。正是这种亲身感受到房间里的情感转变的体验让他们相信，改变确实是可能发生的；在你的带动和鼓励下，经过一段时间他们就能自己学会做这件事。

那么你该如何直接引出这些新情感、改变情绪氛围呢？下面有一些具体建议。

使用更详细、完整、简洁的语言

埃里克开始就说："我记得什么时候"，但他没有说完这句话；安娜说她和丈夫周六晚上打了一场"恶仗"；埃米莉说她最近让自己过得"很艰难"。"埃里克，你的话还没说完，你记得什么？"你问。"你能描述一下周六晚上到底发生了什么吗？""你给自己施压的时候发生了什么？"你问埃米莉。"你对自己说些什么？是什么促使你这样做？"

模糊的表达和没说完的话通常都是无意识地在保护自己免受隐藏在内心深处的强烈情感的伤害。含糊笼统的评论会导致含糊平淡的情感。用更详细的语言更多地表达你的感受，说得更具体一些，论证内容一步一步由浅入深，这样就能引出你接下来可以利用的更简洁的情感。

如果说模糊不清和欲言又止是没有充分地表达情感，那过分多言就是表达得太多了。这里我们要讨论一下怎样解释你的意图、描述你的情感和深层想法或纠正误解，才能使自己的表达更清晰、更真诚；这种对信息进行补充的做法非常有效，能够推动对话继续下去。相比之下，毫无意义的夸夸其谈反而是焦虑的表现——企图用一大堆文字掌控对话或隐藏情感。他们不去讨论清楚地陈述自己的情感和需求可能面对的风险，而是用语无伦次的表达保护自己，其中的一方或双方不停地重复自己的话，避重就轻地讲一些关于过去的长篇故事，罗列一堆例子，只不过提到这些事时不是像那些愤怒的来访者那样助燃自己的情绪，而是以一种有条不紊的非情绪化的方式。

当你看到这样的情况发生时，应鼓励来访者夫妻清楚直接地说出自己的想法，帮助他们走出困境："艾伦，我理解你说的字面意思，但你真正想表达的是什么呢？""贝丝，你一直都在讲发生了什么事，但是你想让杰西了解你的感受吗？"这样的问题能让对话脱离旧习惯，不仅能使对话朝着可靠有效的方向发展，而且能引出来访者潜在的情感。这些问题鼓励来访者继续前进，而不是固步停留在自己的舒适区里。

关注柔和的/负面的情感

弗兰克承认他易怒。此时此刻他就在大声指责他的上司总是把他单独拎出来批评。弗兰克没提到的是那些更柔和的情感——悲伤、害怕、担忧。为了改变房间里的情绪氛围，你想以困境为方向，引出其他没得到表达的"负面"情感，下面这些就是你要做的："弗兰克，你听起来很生气。但最让人担心的应该是什么。如果你的上司还继续这样对你，你担心会发生什么？"如果苏珊狠狠瞪了比尔一眼，可以轻声问问苏珊是不是比尔刚刚伤害了她的感受。如果克拉丽斯很容易谈起伤害，那就问问她是不是对她丈夫说的话感到失望或愤怒。

此时的关键是保持声音的平静柔和。如果你听起来有任何责备的意思，或者更糟糕的是你重复了对方的消极语气，来访者就会在情感上退缩，不再对你敞开心扉。你要做的是深入来访者的防御下面，而不是攻击或试图突破这些防御。如果你用柔和的声调提出问题，来访者也会放松，感到很安全，通常就会积极地回应你，朝着你想看到的情感方向前进——弗兰克会说起他的担忧，苏珊会说出她受到的伤害，克拉丽斯会谈到她的愤怒。即使他们没有这样做，如果他们看起来感到困惑或模糊不清，你也没有伤害他们，而且已经在夫妻两人心中播下了种子，让他们认识到也许很多情感掩藏在表面之下。

关注非语言交流

玛丽亚在理性地讲述前天晚上所发生的事情时泪珠涟涟。你暂且把她说的内容放在一边，重点关注她的情感："玛丽亚，请稍等一下。你现在看起来非常难过。能说说你在想什么吗？"这时候，如果你轻声温柔地提出问题，玛丽亚也会像弗兰克一样卸下她的防备，也许她会放声大哭。

我们之前提到过作为与来访者夫妻保持步调一致的方法，你需要在治疗过程中关注非语言性表达。此时你就要注意、标记这些表达，改变房间里的氛围。

示范、插入良好的沟通方式

有时候重述夫妻一方说的话并且加入清晰、肯定的语句有益于改变情绪氛围，充当总结性的语言，为更好的沟通提供示范。例如，比尔对苏珊随意花钱的行为怒不可遏，结果只得到了苏珊不以为然的回答，你可以插入这样的话来干预并打破这个循环："苏珊，我在想，如果比尔对你说他真的很担心开支预算和你信用卡上的账单，你会怎么回答？"或者"比尔，如果苏珊对你说，'比尔，每次你开始说家里的开支情况，我都觉得你是在责备我，对你来说我像个孩子而不是伴侣，'你会怎么说？"

同样的情况，鲁埃尔在描述他的父亲过去如何一直批评他，他很气愤，即使现在他是个成年人了也从没得到过父亲的支持，总是提出一些他从来没要求过的建议。他们打电话的时候通常都以鲁埃尔失望沮丧地挂断电话结束。然后两个人很长时间不再通话，最终他的父亲会再给他打电话，他们对之前不愉快的对话只字不提，这个模式重新开启。

"这样如何，"你说，"如果你主动给你父亲打电话或发一封邮件，内容就像这样：'爸爸，我知道你总是想给我最好的，你辛辛苦苦工作一辈子就是想给我提供你没有得到的条件，我很感激。但是有时候我想告诉你一些对我很重要或让我很纠结的事情时，你就会打断我的话，批评我，给我建议，而不是静静地听我说完。我现在说这些不是责怪你，我想你这样做是因为担心我，但这些也伤害了我的感受，阻碍了我们之间的亲近。'你认为父亲听了你说的这些话后会说什么？"你也许不能十分确定接下来鲁埃尔会说什么，但如果你说话的时候声音足够柔和，那么他的情绪很可能也会变得柔和。

把这种技巧当作一个迷你的角色扮演游戏，在这个游戏里，你用来访者或其他人想要的声音说出他们心里想的但没说出来的话，挖掘出经常被掩盖在愤怒、沮丧或怨恨这些更强烈的情感之下的那些柔软的情绪（得不到赏识、受伤或担忧）。通过说出比尔的担忧而不是愤怒，或者鲁埃尔感情上受到的伤害和被倾听的渴望，以及他的父亲深藏的善意，你说出了潜台词，这些个体在人际关系中想要努力表达清楚的更深刻、更完整的情感和想法。你打断旧模式，展示出更有效的沟通方式，用你的语言和语气改变情绪氛围。他们的对话将会走出原本陷入的防守沉疴，使潜在的问题浮出水面。

识别类似的情感

来接受治疗的夫妻通常对他们之间的差异最为敏感。举例来说，丈夫想约束正处在青春期的孩子，而妻子希望让孩子看到自己的行为产生的自然后果。或者夫妻双方都明白为了向对方展示自己在乎，彼此付出了多少——他的表现方式是努力工作，她是用自己的爱意——但两个人都觉得他们的努力没有得到对方的感激，作为回报对方为自己做得太少。相反，他们两人只听到了怨恨和批评，还有随之而来确定谁为谁做了什么的争论。他们对差异的关注使他们看不到彼此的共同点。

他们都有同样的潜在感受和目标——事实上，两个人都担心自己的孩子，都在非常努力地表现他们的关心和不被认可的感觉。如果你能打破他们之间的争论，帮助他们听到对方说出与自己一样的情感和意图；尽管表现行为有所不同，那么这时问题就得到了重塑。他们会意识到事实上他们处在同一条情感小船上，而不是只看到自己站在对面的岸边。

提出尖锐的问题

在教授自杀预防措施时，我们一遍又一遍地向参与者强调，当看到某人身上有自杀征兆时，他们需要直白明了，清楚地询问处于危险中的那个人，他是否想过自杀。当你明确地提出这个问题时，有自杀倾向的人知道你是真的关心他的痛苦程度，不怕倾听和讨论他内心最深处的想法，你和其他很多人不一样。想自杀的人会放松下来，敞开心扉，作为好帮手的你清楚地知道自己要处理的是什么；一切都公开进行。如果你问一个人他是不是想自杀，最坏的情况就是他不承认，他说从来没想过伤害自己。此时你就知道可以把对话引向另一个话题了。

我们在培训的过程中强调了大胆提出问题的原因，那就是这样的行为看起来似乎与很多人的直觉相悖。出于本能，大多数人害怕如果他们说出自杀这个词，反而会增加对方的不安或沮丧；他们可能播下了一粒种子，不经意间鼓励这个人走上自杀的路，而事实上他们提出的问题产生的效果与自己的猜测相反。正是帮助者的假想和焦虑阻碍了他们施以援手。

夫妻们也常常会做出同样的假设，表现出同样的回避态度。哈里特担心萨姆的抑郁真的会导致他自杀；萨姆担心哈里特会因为喝酒而被炒鱿鱼；两个人都担心事情继续这样下去他们最终会离婚。但是他们都回避提到这些，因为觉得对方会误解自己的意图，结果只会让事情变得更糟，导致可怕的情况发生。所以他们战战兢兢，互相推动彼此做出改变却不说原因，而当对方没有像自己预想的那样做出改变时又觉得失望沮丧。

我们在第 1 章中提到过，伴随着你的领导力产生的还有提出尖锐问题的责任——说出他们心里想的但是害怕说出来的话。作为一个局外人，你的存在就像童话故事《皇帝的新装》里的那个孩子，熙熙攘攘的人群中他是唯一一个敢于大声说出国王其实什么都没穿的事实的人。你的中立角色使你能直言看到的情况。

"如果事情继续这样下去，没有发生任何改变，那么你最害怕什么？"

"你害怕你丈夫再次出轨吗？"

"你担心妻子的喝酒问题吗？"

你询问关于自杀、潜在暴力或离婚的问题。你用语言去表述他们未说出口的情感。此时最坏的结果还是他们给你否定的答案，认为你说的那些不是他们的担忧之处。不过提出这些问题会让底线变得更加清晰。话题被摊开摆在桌面上。你知道自己的立场，他们也知道这就是你想要讨论的话题。

把"应该"和"想要"分开

来找你面询的夫妻都很痛苦——他们在对生活的承诺和责任感与对新鲜事物的渴望之间摇摆不定。这种冲突在埋怨和争吵中得到了体现——例如，关于性生活或洗衣服的唠叨——但是通常这些争论只是他们无法言表的内心斗争的外在表现。这就是典型的"应该"与"想要"的分离。思想里的"应该"使他们停留在不再适合自己的模式中；而心里"想要"的又告诉他们自己已经有一部分被推到了边缘地带。"应该"的责任心要求对方感激自己所做的努力并付出同样的牺牲；"想要"的欲望却是大公无私的，不要求任何回报。

当他们说起自己工作有多努力，他们需要为孩子的每件事劳心劳力，或者为了给家人烹制健康的美食花费了多少时间时，问问他们，这些是不是他们想做的。这个问题引入了一个概念，他们是可以做出选择的，锻炼自我负责的能力，而不是开启自动模式，或者陷入牺牲者的角色定位。"想要"就成了展开人生新愿景的基础。

提供教育

尽管你总是想通过激起新的或潜在的情感，推动来访者夫妻多说一句话，用语言表达他们早就习以为常的非语言暗示，来改变治疗中的情感基调，但有时候你还是想降低整体的情感水平。教育也可以成为对抗沉重情感的强力手段。那些感到不知所措、自我批评或失望沮丧的来访者不仅能从你提供的信息中获得新的视角，而且你在教育过程中帮助来访者夫妻走出情感创伤，进入理性状态。

我们把这一点放在不同的背景下去理解，想象一下你去看家庭医生的画面。假设你正在担忧胳膊上忽然出现的皮疹。你上网搜了一些关于皮疹和外来疾病的图片，而这些图片只是把你的焦虑又放大了千倍。当你出现在家庭医生的办公室时，你已经被折磨得神经衰弱，把结果想得更糟。

你把胳膊上的皮疹展示给医生看，她用放大镜仔细检查，又问了一些关于你最近在做什么或吃了什么的问题，皮疹痒不痒，染上皮疹的地方扩散了没有，还是保持原状。基于你的回答，医生判定你的皮疹很普通，看起来应该是接触性皮炎，可能是你上周末在树林里远足的时候染上的，她还向你解释了这种皮疹对皮肤的影响。她说，这里有一些膏药，一天涂两次，几天之后就可以痊愈了。你的焦虑减轻了吗？当然。你得到的解释听起来很有道理，之前自己的幻想就消退了，这时房间里的情绪和紧张氛围自然就变了。

当一对夫妻为儿子的行为争论不休时，你要做的也是一样，你猜测这个孩子可能患有未被确诊的注意力缺陷障碍。你制止父母的争论，向他们解释这种情况其实不是不良行为，而是与大脑的执行功能和前额叶有关，是它们导致孩子的注意力和冲动控制能力出现了问题。当你告诉爱德和他的另一半，考虑到爱德最近的经历，他表现出的控制欲和突如其来的爆炸式反应都是有原因的，你的方法与上面提到的医生一样，你猜测爱德可能正在与创伤后应激障碍做斗争。你的淡定和新看法揭开了问题背后的问题，用新眼光看待眼前的问题，减轻了这对夫妻的焦虑情绪。

传授技能

引导他们去看过程和模式——"海伦，我注意到你总是打断埃里克说话；你不妨尝试一下听一听他要说什么，而不是总想着自己接下来说什么"；"科林，听起来你在指责塔玛拉的行为；停止这样做，试试告诉她你的担忧"；"简，你好像有点不高兴；试着把注意力集中在呼吸上，看看这样是否能帮你放松下来。"作为一个问题系统之外的人，你能看到他们看不到的地方。帮助他们开始从细微的地方认识现有的模式，改变行为方式。

这些改变情绪氛围和制止功能失调模式的方法帮助夫妻离开轻车熟路的互动内容，转向一个与此不同且更深入的对话和治疗过程。

诚实

电影版本的诚实颇有戏剧性。镜头推进给出一个特写，女主角回头说："实话实说，弗兰克，我从来没爱过你。"此时音乐响起。弗兰克一脸震惊。最终，情感的大坝溃于一旦，一切真相大白。

夫妻们常常也以同样的方式思考诚实——他们认为诚实就是忍无可忍、压力过大、喝醉后脱口而出的怨恨、恐惧或悔意。然而真正的诚实不是这样，它更珍贵。诚实是带着当下的意图和情感微妙搭配的词语。它是诚信的基础，是四个基本原则中最根本的部分。当你不能理解米娅说的话时，当你因为德内勒和拉尚再次"忘记"完成你布置的作业而感到气馁时，当一对夫妻问你他们已经成年的儿子住在地下室里，不为家庭开支贡献分毫是否公平时，你坦荡地说出当时的想法和感受。你说你感到困惑、气馁，或者不知道说什么好，而不是强迫自己把一切都弄清楚，或给出正确的答案。

这种诚实需要专注、定力和勇气。它需要你保持自我，像你对待来治疗的夫妻那样关注和表达出你自己的情感和直觉。你要直截了当地指出治疗室里明显的情绪氛围，不要像来访者夫妻那样选择继续忽视。你时刻关注着面询过程，如果你相信事情偏离了既定方向——无论是在这个房间里，还是在治疗过程中——把这个情况说出来，用你的领导力再次把话题拉回正轨。

你的做法会促使夫妻学会这样做。你展示给他们问题是如何在两人之间的微交互中形成的。当德内勒嘴上说她很好，却轻轻地摇了摇头时，你制止她，说出你看到的，鼓励她冒险说出真实想法。此时此地，你让她变得诚实，这样她就有了坦诚的体验，拉尚也可以真正了解他的妻子。是的，她最初可能会对你的话置之不理。但如果你温柔地坚持，并以身示范这种方式，她将学会关注自己的内心世界，而不是停留在她认为可能从丈夫脸上看到的想法。

在你的支持下她将学会做出更真实的反应。

当你感到不知所措或遇到困境时，诚实是你永远可以回归的出发点。

如上所述，四个基本原则形成了夫妻治疗的核心理念。它们使你能够帮助夫妻从一个新的更开阔的角度看待夫妻关系。你做的其他事情都以这四种概念为基础。掌握了它们，你就掌握了扎实的治疗基础。

现在我们来介绍两种基本模型，这两种模型就像镜头一样，透过它们你可以看到夫妻面临的挑战。

三角式关系

三角式关系结合了精神病学家 Steven Karpman 提出的戏剧三角（1968）和 Bowen 的自我分化理论（1978）。这是描述夫妻之间的关系模式以及制定治疗的总体目标时非常有用的工具。下面是它的直观表示形式：

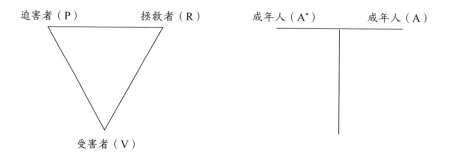

这个三角形代表了两个人之间的关系。迫害者（persecutor, P）、拯救者（rescuer, R）和受害者（victim, V）代表了每个人可能扮演的不同角色——这里说的不是这个人自身，而是指他 / 她在夫妻关系中的角色。三种角色相互关联，总是有人处在上面的位置，看起来更有权力，也总是有人处在下面的

---

*　A 英文全称为 Adult。——译者注

位置。这种关系循环往复，如下所示。

处在 R 位置的人是拯救者。扮演这个角色的人从根本上拥有"老好人"的控制权。他勾连着受害者（V）。受害者有时会觉得不知所措，出现的问题正好落在他的头上。这时拯救者介入进来说："我可以帮你。你照着我说的做，一切都会好转。"夫妻们通常都会以某种动态形式展开他们的关系。他们达成一种心理上的协议：拯救者说"我同意做一个强大、善良的人"；受害者说"我同意做那个被管理的人"。皆大欢喜。拯救者感到自己是被需要的，他很重要，掌握着所有事情。而受害者有了一个他可以依靠的人。

一切都很顺利，除了偶尔会有那么一两件不愉快的事情发生。有时拯救者会厌倦自己的角色。他觉得自己承担了所有的责任，受害者没有尽全力，没有给予他任何回报，丝毫不感激他所做的一切。拯救者感到厌烦、愤怒、不满。砰！他调换到了 P 的位置，迫害者的角色。他突然爆发，通常都是因为一些小事（为什么你不洗衣服，不倒垃圾），或者把不满投诸在行动上——出去花很多钱，酗酒狂欢，或者出轨。他觉得这些都是自己应得的。毕竟，他对自己说，看看我都忍受了什么。隐藏在这些行为和愤怒背后的信息通常不是很明显："你为什么长不大？！你为什么不能承担一些责任？！为什么我就要辛苦操劳这一切？！为什么你一点都不感激我为你做的？！这不公平！"不公平的感觉就是一种强烈的情感。

那时受害者感到害怕，向上转移到 R 的位置，试图做出弥补，让一切重归平静。"很抱歉，"他说，"我没意识到你的感受。我真的很感激你所做的一切。我会努力做得更好。"于是迫害者对他说过的或做过的感到愧疚，向下移动到受害者的位置，郁郁寡欢。然后他们都稳定下来，回到了各自的原始位置。

其他时候，受害者厌倦了处在三角式关系的底端，总是抬头仰望，看着另外一个人主持全局，一直告诉他该做什么。他受够了被轻视，因为拯救者总是在说："如果没有我，你什么也做不了。"偶尔当受害者感到厌烦的时候——砰！——他就移动到迫害者的角色。像拯救者一样，受害者变成迫害者之后通常会因为鸡毛蒜皮的小事情绪爆发，怒气冲天，或者用行动表达自己的不满。这种表现背后掩藏的没被说出的信息就是"为什么你不能少啰唆两句！让我自己待一会儿，不要再控制我的生活了！我能靠自己！"拯救者听到这些，转换到受害者的位置："我真可怜，每次我想帮忙的时候，看看我都得到了什么。"于是迫害者对他说过的或做过的感到愧疚，转到拯救者的位置，说出类似这样的话："对不起，昨晚对你发脾气；我工作压力大，没有按时服药，孩子们把我累坏了。对不起。"然后他们和好如初，回到自己的原始位置。

虽然夫妻两个人可以在所有角色之间转换，但通常每个人都有一个更适合自己的角色。这与每个人的性格、教养和处世方式有关。拯救者小时候通常是家里唯一的孩子，或者最大的孩子，或者成长在一个混乱的家庭里。他和父母之间总是有许多缓冲，很早就明白只要表现得好就能避免麻烦和冲突："如果我能保持警觉，只要一直做我父母（老师）想让我做的事，那我就不会惹上麻烦。"这类人学得对别人非常敏感，把这种能力当作一种生存手段。他身上像安装了性能良好的雷达，可以注意到他人情绪的细微差别。他超级警觉，用尽所有能力观察周围环境，时刻保持警惕，随时准备做父母希望他做的事。他因为表现良好得到奖励，他的头脑中满满都是应该做的事。

可是，对孩子有用的对成年人不一定奏效。长大后他的世界变大了。拯救者的生活中不再只有两三个重要的人，他有了更多需要关注和讨好的人——老板，甚至还有教堂里的那位女士。当他努力适应别人对他的要求时，他感到来自许多方向的撕扯，同时要做的事情太多。他常常觉得自己就像个殉道者，一直面对着发生过度工作劳累的风险。

他也很难知道自己想要什么。因为小的时候他把大部分的精力都花在观察外部环境、做别人要他做的事上，所以他没有机会放松休息，考虑自己想要什么。"想要"怎么样不同于遵循"应该"和规则，那是一种感觉，他常常意识不到自己的感觉。成年以后，如果有人问他："但是你想要什么呢？"听到这个问题他会犹豫，不知道怎么回答。他担心是否能做出正确的决定，担心不能冒犯生活中的任何人或者脑海中挥之不去的批评声。

最后，他很难控制自己的怒气和矛盾（这也是他最初乖乖听话的原因），他试着压抑心中的愤怒，直到忍无可忍，被压得透不过气。然后他就爆发了，因为不能适应愤怒的感觉，且这种感觉给他带来了太多戏剧性的体验，所以他感到噩梦降临。第二天他又觉得愧疚，把心里的怒气全都压下去，不料这只会让怒气再次聚集。

"你高兴所以我高兴"是拯救者的座右铭。神奇的想法在本质上驱动着他的行为，造成了扭曲关系："如果我做了一切我应该做的事，其他人就会知道我需要什么，就算我不告诉他们，他们也会提供给我想要的一切。"拯救者每过一段时间会觉得不满，因为其他人没有读懂他的心思而转向迫害者的角色。或者拯救者心里想，"如果我做了一切我应该做的事，那么我希望你也能做我认为你该做的事。"他又会再次变得愤懑不平，因为其他人不遵守同样的游戏规则，没有满足他没说出来的期望。

最终，拯救者会间歇性地感到不满，当他做了自己应该做的事，他期望得到回报——因为工作总是加班所以希望得到晋升，因为精心准备了晚餐所以希望能和妻子共度良宵。因为他没说出自己的期望或表达得不清楚，所以问题再次出现。他的妻子根本不知道他准备晚餐是想要有鱼水之欢的表示；还以为他有了创意，只是自己想动手下厨而已，但结果却让他失望无比。

相比之下，受害者小时候通常都是家里最小的孩子，有时候他们会被虐待、控制，但大多时候都得到了父母或其他年长的哥哥姐姐过度的保护和无微不至的照顾。总是有人不停地插手干预他的生活，告诉他该怎么做，遇到困难时帮他摆脱困境。成长过程中他失去的是通过学习独立解决问题培养自信心的机会。现在作为一个成年人，他很容易不知所措，觉得不自信和焦虑。为了应对这些情绪，他只好求助于拯救者，希望拯救者来接手问题，让他的情绪好一点。

作为一种性格类型，迫害者和拯救者就是一对邪恶双子。拯救者是用好人的方式控制一切，而迫害者则是愤怒的、爱挑剔的、充满责备的。他是施虐者，显然有些夫妻以这种迫害者—受害者的关系开始，扮演着童年的模式和角色。迫害者很早就学会了："当我害怕的时候，我会变得坚强。如果我能积极地控制身边发生的一切，没有人可以从身后偷偷地靠近我、抓住我。"

成为成年人

成年人的位置独立于戏剧化的三角式关系；字母 A 代表着成年人。下面是一些成年人立场的特点（Gilbert & Gilbert，1992；Taibbi，2014）。

- 保持情绪稳定的能力
- 在一种关系模式中观察自己，不指望他人而是靠自己做出改变的能力
- 把别人的情绪看成焦虑或害怕而不是恶意或操控
- 不以同样的方法回应他人的愤怒或焦虑的能力
- 做出选择并保持自信的能力，即使这样冒着不一定被他人认可或接受的风险
- 更关注自己的责任和行为，而不是他人的行为
- 做决定时深思熟虑的能力

此时的主题已非常明确——小心审慎，化被动为主动，保持低调，关注你自己还有你能做的事，而不要把注意力放在另一个人和他做的事上，这些都与夫妻们表达自己的方式有很大不同。治疗刚开始的时候，夫妻双方通常表现得很被动，极为关注自己的另一半：他们把自己的配偶及其行为看作问题产生的根源；想方设法地让对方做出改变，而不在意自己的问题。通常他们还认为对方充满恶意，喜欢控制别人。

对比了拯救者、受害者和迫害者的角色后，成年人会说："我对自己所想、所做、所说的负责。如果有什么事困扰着我，那是我的问题。因为你没有读心术，我需要告诉你我在烦恼什么，如果你可以帮助我解决问题，我得告诉你。无论出于什么原因，如果你决定对我遇到的问题袖手旁观，我也需要决定下一步该做什么，因为这是我的问题。同样，如果有什么事困扰着你，那是你的问题，但是如果我可以做些什么帮你解决问题，你需要告诉我，而我也会想办法帮你。但是我不需要全盘接手，为你解决问题。也许你解决问题的方法和我不一样，那也没什么。我相信你能摆平。我不用接管你的问题。"

而拯救者和受害者希望别人能读懂他们的大多数心思，有一种扭曲的责任感：拯救者往往过于负责："你的问题就是我的问题，当你感到不安时，其实我也很焦虑。我试着'让'你感觉好点儿，有一部分原因是我在意你的感受，但还有一部分原因是我想减轻自己的焦虑。"在"使"受害者高兴的尝试中，一段时间后受害者开始感受到压力和控制，这种感觉最终会引爆他们的情绪。同样，受害者往往不够负责任："我的问题也是你的问题——我希望你能解决这些问题，我要么等着你来解救我，要么指使你这么做。"

相较而言，以夫妻之间的分界线为表现形式，成年人非常清楚问题出在谁身上：如果你感到出问题了，说明那是你的问题，你有责任解决它。对一对夫妻来说，这个关键的概念是无价的，需要他们理解和吸收。明白了谁有问题，每个人才能避免非健康状态下的夫妻关系中感受到的防备、焦虑、控制和操纵。

最后，成年人的关系还能更亲密。三角式关系以及拯救者和被害者形成的关系中存在着一种权利差别，这种差别阻碍了真正的亲密关系的产生。拯救者无法卸下防备，也不敢表现得太脆弱，因为他担心受害者不能解决这个问题。同样的道理，受害者不能变得太强大，因为这样会使拯救者感觉受到了威胁，失去了角色意义。受害者和拯救者之间的长线是真实存在的。这条线代表着他们之间的情感距离。相比之下，成年人不会把自己困在某个角色中，他们之间是平等的关系。所以，他们都敢承担风险，每个人既可以是负责的、强大的，也可以是诚实的、脆弱的。

爆发

显然，两个人会在三角式关系中纠缠很长时间——看起来相处得不错，突然有一些行为或情绪的爆发，然后修补裂痕，回归原来的角色，再翻来覆去地重复这个模式。随着时间的推移还有可能发生的情况，通常也是促使夫妻接受治疗的原因，一个人要么厌倦了这样的循环往复，要么他已不再适合现在扮演的角色。三角式关系和其他模式一样，需要两个人才能让游戏继续下去，一旦有一个人开始走向成年人阶段，另外一个人就会感到害怕，试图把他拉回来使原来的模式能继续下去。

例如，如果一个拯救者最终没能成功卸下责任的重担——心脏病发作或心理崩溃——他可能做出决定，他就是厌倦了总是在后面收拾残局，挑起所有的责任。他开始从各种事情中抽离，更清楚地划定界线和问题归属。他不再参与这场游戏，而一旦这个游戏停止了，另外一个人要做的第一件事就是试着把他拉回游戏。如果受害者很容易被压垮，一旦拯救者朝向成年人的方向迈进，受害者可能会做的第一件事就是把一切搞得更糟。

酗酒者（受害者）和其互相依赖的伙伴（拯救者）就是符合上述情况的经典案例。比如说，妻子开始参加匿名戒酒会，回到家后她告诉丈夫："杰克，如果你周一还是宿醉不醒，我可不会再帮你给老板打电话，说你生病了。你自己打吧。如果你周六晚上醉倒在门前的草坪上，我不会去搬你的。"妻子此时正在走出三角式关系，如果杰克以前喝醉过，那他将会再次喝得酩酊大醉，用这种方法试着把妻子拽回他们原来的关系模式。如果这种方法不奏效，杰克可能会转向其他两个角色之中：他可能变成迫害者，大发雷霆，用离婚、孩子的监护权或中断经济供给来威胁妻子。或者，他可能变得很好，告诉妻子他将如何开始去参加匿名戒酒会，以此来讨好妻子，挽回妻子。同样地，如果受害者移动到成年人的位置，拯救者也会感到威胁。这种情况在空巢期的婚姻关系中很常见。丈夫或多或少地控制着这个家——大部分重要决定的决策者，家里的经济支柱——他的配偶可能只是兼职工作，主要任务是照顾孩子。然后孩子们陆续长大离开家。妻子开始说一些这样的话："你知道的，比尔，我在考虑着也许可以再回学校充充电。因为要待在家照顾孩子，所以我还没完成我的学位，现在正是做完这件事的好时机。也许我可以去找个全职工作；我想有自己的支票和储蓄账户，这样我就有自己的钱，也能更独立。"

虽然比尔知道当妻子处于劣势位置时自己该做什么，但是如果妻子要改变这个状态他就不知如何是好了。一般来说，比尔出于本能的第一个反应就是好声好气地试着劝说妻子不要做出任何改变。"为什么你现在想回学校学习呢？你已经 54 岁了，拿了学位有什么用呢？光学费就要 3 万美元，有意义吗？你也不需要去找一份全职工作。现在就是休息的时候。我们也用不上第二个支票账户。每个账户一个月要 10 美元的管理费用，我们不用花这份钱。""保持现状"就是比尔要表达的意思。如果这番话不起作用，比尔可能会转向迫害者的角色，发脾气——"你想去学校学习的话，自己想办法付学费。我们是不会用退休金支付你的学费的。"或者比尔会转移到受害者的角色，整个人变得消沉，这样妻子就不得不待在家里照顾他。

最终，你轻而易举就能从虐待关系中看出这种动态。如果迫害者—受害者关系中的受害者决定走出这段三角式关系或者彻底脱离两人之间的关系，再也不想当受气包了，迫害者要做的第一件事也差不多。如果他很生气，那他的情绪马上就要爆发。他会跟踪她，追捕她，情感上虐待她，或者对她动手。如果这些方法没有效果，他会变得很温柔。他会跟你打电话学习愤怒管理，询问你能不能给他的妻子或女朋友打个电话，告诉她他已经接受了电话治疗，不过他不会坚持到底。如果这种方法也没用，他会变得消沉，甚至威胁说要自杀，这样她就会重新回到他们的关系中。

如果所有的手段都徒劳无功，那么被留下的那个人可能做出下面两种选择中的一个。他可能会结束这段关系，然后找到另外一个人扮演相应的角色，或者被留下的这个人也转向成年人的位置。

对于移动到成年人位置的双方来说，他们会面临一些挑战。被留下的那个人想当然地认为如果你在乎，你会留在三角式关系里。如果他们都移动到成年人的位置，这对夫妻需要找到新的向对方表示关心的方法。在新方法被找到之前会有一个过渡期，而且新方法至少在一段时间内不如旧方法一样让人适宜。他们还要面对掌握新技能的挑战，尤其是对被留下的那个人来说。

三角式关系如此强大且稳定的原因在于每个角色之间都是互补的关系。每个角色都能在另一个角色身上看到自己没有的特质。例如，拯救者没有自己想象的那样善良或坚强，但是他在受害者或迫害者身上看到了自己无法表现出来的脆弱和怒气。受害者也没有自己认为的那样软弱，但他把缺乏的力量和愤怒投射在了拯救者和迫害者身上。迫害者也不是像自己想象的那般坚强，前提是他在受害者和拯救者那里看到了自己的软弱和善良。

为了构建成功的三角式关系，他们每个人都必须学会识别和吸纳被自己遗漏的东西。拯救者需要学会认识到自己想要什么，冒险去做一个不那么善良和有责任心的人。他需要学会意识到自己的愤怒，然后把它当作表达自己想要什么的信息。他需要体验放下控制权的感觉，当另外一个人在苦苦挣扎时，他要抑制自己的冲动，不要试图通过接管问题来解决自己的焦虑。他需要学会卸下防备，这样他才能学会信任和展现自己的脆弱，用真诚的关心方式去滋养两个人之间的关系，而不是出于恐惧或控制的需要去维系关系。

同理，受害者需要建立自信心——通过冒险和独立解决问题，通过把拯救者看作一种支持而不是救赎。他需要学会细化问题——把问题分成一个个可以掌控的任务块——这样他就不会觉得手足无措。像拯救者一样，受害者也要学会利用自己的愤怒，更清楚地明确自己的界线和要求。

三角式关系为你提供了一种把关系动态概念化的方法，以及一对夫妇为什么现在寻求帮助的解释，且为我们设置了个体治疗和夫妻治疗的目标。对于排序和组合一对夫妻给出的零碎信息而言，它是一个非常好用的工具，而且在下一章我们会提到，三角式关系还为我们评估夫妻关系提供了一种规范。最后，这种三角式关系太普遍了，我们可以用一个图表解释它，把它作为一种总结和构建夫妻双方的关注点及动态的方法呈现给他们，让他们感到自己的关系很正常，减少尴尬情绪。这个图表可以留在他们的记忆里，你可以时时提起，或者使用一些专业术语——"约翰，看起来你在承担拯救者的角色"；"玛利亚感到不安是她自己的问题，不是你的"——帮助这对夫妻看到他们的相处模式如何入侵互动的微观过程。

好消息是虽然我们性格的方方面面塑造着我们的人际关系，但是我们中大多数人都有能力用成年人的方式与关系不够亲密的人打交道，譬如当我们在工作中扮演专业人员的角色时。当我们做了一些让自己困扰的事情时，因为移情的问题有可能触发我们心中的旧伤疤，我们会迅速地斥责我们的关系模式，但如果同样的事情发生在我们和同事之间，那我们可能会保持冷静，说出自己的担忧，努力解决这个问题。重点在于大部分人都知道如何做一个成年人；这是我们的一种技能。激励个体这样行事一般来说不是教会他们全新的行为，而是帮助他们把掌握的技能应用到亲密关系中。

过山车式关系

过山车式关系是我们要了解的第二种基本概念。它和三角式关系一样，为我们提供了时间带来的正常变化过程的合理解释，说明了常见问题出现的根源，指出了治疗目标。同时它还是一种好用的评估指南。其表现模式如下。

两个人相遇并坠入爱河，通常是因为他们有共同的或互补的兴趣和特质。例如，史蒂夫和梅根有着同样的幽默感，他们两个人都是政治上的自由派，不过他们性格上有一点不同，史蒂夫很外向而梅根很腼腆。从意识层面来说，他们都能在各自的相同点和不同点上权衡利弊——史蒂夫觉得梅根娴静很有趣，让人觉得很舒服，梅根则崇拜史蒂夫与陌生人打交道的能力，还有些喜欢他把她拉出去参加一些她永远不会单独去参加的聚会。他们之间产生了身体上的化学反应，还产生了受其童年经历和其他恋爱经历影响的心理化学反应。

然而他们之间的化学反应还受当下的影响。在相遇的那个时刻，对方身上有自己最想要的东西。梅根可能刚刚与控制欲强且喜欢动粗的前男友结束了恋爱关系，或者她可能有一个抑郁、孤僻的父亲；她最欣赏史蒂夫的地方是他彬彬有礼的幽默感和他的支持。史蒂夫的母亲可能最近过世了，梅根的娴静让他想起了自己的母亲，使他能敞开心扉，释放悲痛。当时他们也许能完全意识到这些需求，也许不能，无法清晰地表达出自己的感受，但后来你如果问他们最吸引彼此的是什么这个问题，这些就是他们通常会提到的要素。

然后他们喜结连理。他们在无意识下彼此定下了契约，实际上也就是说如果你给我那些（你无声的支持），我就会给你这些（我的外向，我的能量和幽默）。婚后第一年，他们制定了一些惯例和规则，如何在一起生活，如何处理不同意见和矛盾冲突，谁负责家里的哪些事，谁什么时候可以依靠对方。厘清这一切、争夺权力的过程会产生压力和困难——因为牙膏没有盖上盖子、垃圾没倒、谁负责洗衣服、谁决定什么时候洗以及怎么洗而起争执。但是如果他们能克服这些分歧，半年或一年后他们就会习惯自己定下的惯例和规矩。他们齐心协力达成对彼此关系的愿景——他们会分别做好自己的工作，攒钱买一个房子；他们会生一两个孩子。梅根决定留在家里照顾孩子，选择兼职的工作，而史蒂夫则到市区工作，努力在职业阶梯上继续攀登。一切都很美好。

然而事情不会一直这样一帆风顺。在第五年、第六年或第七年的时候，转折发生了。因为这对夫妻发现他们的生活失去了交集。史蒂夫差不多每天都要工作到晚上 8 点，而此时梅根都在忙于照顾孩子。每周六是史蒂夫打高尔夫的时间，而这时候梅根要带着孩子去她母亲那里。他们两个在一起度过的时间总是很枯燥或很平淡。一开始最吸引彼此的地方现在变成了烦恼。史蒂夫的开朗外向现在在梅根看来分散了他对家的关心，他的幽默变成了残酷的讽刺，而史蒂夫则把梅根的娴静看作优柔寡断，一种快把他逼疯了的消极态度。他们之间出现了紧张的局面——孩子、钱、姻亲关系都成了争吵的话题——而这些争吵很少能得到真正的理解，或找到解决方法。两个人都默许在情感上把这些问题掩盖起来。事情不再像过去那样进展顺利。他们都感到距离在拉大——这种距离体现在他们都觉得不再适合新婚第一年一起敲定的惯例和规则，甚至还有生活愿景——以及作为个体，他们现在是什么样的人。

现在的情况是因为之前两个人的关系维系得很成功，现在他们的关系契约已经失效。婚后第一年，他们给了对方需要的东西，填补了对方情感上的漏洞。史蒂夫不再思念他的母亲，或者不需要一个人在他的生活中填补母亲的角色；由于史蒂夫的出现和孩子的到来，梅根不再那么胆怯害怕。他们都变了，现在其他一些事情占据了他们需求清单的顶层，但是他们都觉得自己被挟制在自己创造且生活的盒子里。

把这个过程形象化的一种方法是把两个人关系的起步想象成搬进一座空荡荡的大房子。这对夫妻可以随心所欲地装饰它、使用它，这就是他们在婚后第一年的表现。但到了第五年、第六年或者第七年，房间里堆满了精神垃圾——无声的怨恨、没有解决的争执、让他们受了伤却没得到治愈的处境和事情。当房间被塞满时，这对夫妻无意中就会选择简单地关上这个房间的门，而不是清空里面没用的东西。他们年复一年做着同样的选择，直到有一天发现自己被挤到靠近前门的入口处，两个人之间的共同话题只剩下孩子或者天气。

因为房子变得越来越小，越来越拥挤，也就是说他们的关系越来越疏离，所以他们很容易就会想到从这座房子搬出去，换一个新的空房子重新来过就能解决问题，事实上有些夫妻确实是这样做的；他们决定离婚。（在美国，第一段婚姻的平均维系时间是 7.8 年——美国人口调查局，2011）其他一些人因为害怕迈出这一步，会尝试着远离这些情感。史蒂夫可能接受升职，然后每周要出城工作 3 天；梅根可能会出轨街对面的邻居；两个人都决定现在是时候再养一只狗，或者买下湖边的小屋，周末到那里教孩子们滑水。或者他们会把焦点对准一个让人比较舒服的问题——孩子成了他们的生活中心，他们都担心汤米在学校的表现或者邀请梅根刚刚离婚的姐姐带着孩子和他们一起生活。

这种分散注意力的方法至少能起效一段时间。接着孩子们长大了——汤米去读大学，梅根的姐姐搬走了。这对夫妻面临着空巢和空房子的变化。他们发现自己坐在房间里盯着另一侧的老伴，恐慌的情绪开始蔓延。这时离婚的念头再次浮现。史蒂夫陷入了中年危机，认为自己很久都没尝到过开心的滋味了。他痛恨梅根带给他的成功的压力。他想辞职，一个人环游世界。梅根决定现在该回到职业生涯里去了，她想拿个学位或在芝加哥找一份高强度的工作。他们斗争，也可能不会发生斗争，而是沿着平行的生活线越走越远。

或者他们来咨询。他们告诉你说正在讨论离婚或者觉得两人之间的关系缺乏新鲜感、空虚。每个人都认识到他们的大部分都被推到了生活的次要位置。最初的梦想枯萎了，他们正在寻求再次找回梦想的方法。你想帮助他们发现并说出自己想要什么，放开想象去重新构想他们的现在和未来。但最重要的是你要鼓励他们在房子里来回走几遍。为了恢复和推进关系，他们需要清空很多年前就已经关闭的房间。

我们很容易看到，这种发展的模式和三角式关系之间的重合部分，人们对下面这种概念的不同看法，一段关系最初成功地满足了个体需求，也会随着时间的推移导致需求发生自然变化。这两种情况都指出了每段关系面临的挑战，也就是说要掌握改变关系的方法，以适应不断变化的个体。这需要夫妻双方做到诚实，了解限制他们的过程、约束他们的模式，也要求夫妻双方都能自主地做自己，而不是简单地复制童年时的旧角色和应对方式。

如果他们学不会这些，8 年或 15 年后他们极有可能发现自己还停留在同样的位置，考虑用离婚解决一切问题。但是如果他们能留下来，努力更新他们的契约，学习让他们更加贴近生活、在问题出现时及时处理的技能，而不是继续用垃圾塞满房间，关上房门，他们就可以获得长久的成功。

奠定基础

现在我们已经为展开夫妻治疗奠定了基础，强调了你在塑造治疗过程和理解把夫妻带到你办公室时面临的一些挑战的角色。在接下来的两章里，我们要把注意力转移到夫妻关系中存在的三大障碍：缺乏沟通、情感创伤和意见分歧。

深度观察：第 2 章练习

1. 加强练习，更加了解过程和模式。当你参加员工大会或和朋友聚会时，试着坐得靠后些，不要专心听他们都说了什么，而要把注意力放在互动的模式上——不同的人扮演的角色，人们对其他人做出预见性回复的方式，每个人处理他／她的焦虑、冲突的方法。看看你是否能退得更远一些，从他人的互动中看到自己的模式。

2. 体验诚实。当你和另一半或朋友交谈时，或者午餐碰到同事闲聊时，尽可能地使你的语言、想法和感觉保持一致。试着一天不说假话，看看会发生什么，感觉怎么样。

3. 使自己适应非语言交流。注意你的朋友怎样用叹气、翻白眼或一笑置之对待一件严肃的事。当你注意到他的反应，发表自己的看法后，看看接下来会发生什么，而不是忽略这些反应，或只关注别人说的话。

4. 明智的冒险行为会为你的领导力和诚实做好准备。刻意决定做一些违背自己意愿的事，提高你的自信心——喜欢保持沉默的人要大声表达自己，喜欢侃侃而谈的人试着保持安静。接受身体上的挑战——远足、绳索课程——用新方法正面你的恐惧或不情愿。试着有一天不按常规做事，遵从自己心里的意愿，而不是应该做什么。

5. 思考一下三角式关系。你如何看待它在你的生活中发挥的作用？在你父母的生活中发挥了什么样的作用？随着时间的前行，你的角色和关系发生了哪些变化？你怎样才能走向自己的关系中的成年人位置？

6. 思考一下过山车式关系。你的另一半以及那些与你亲近的人最吸引你的地方是什么？你们之间的哪些房间被关上了？你又关上了自己的哪些房门？

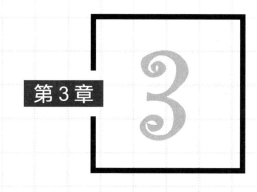

第3章

关系障碍 1

拙劣的沟通技巧

四种基本原则——停止功能失调模式、近距离追踪过程、改变情绪氛围、诚实——为正确指导夫妻治疗提供了基础。要想成功应对关系亲密的夫妻出现的问题，必须克服苦苦挣扎中的夫妻面临的三种常见障碍：缺乏沟通、情感创伤和意见分歧。

这一章我们先集中讨论第一个障碍——沟通，这也是三种障碍中最基本的一个。没有良好的沟通能力，在面对随之而来的其他问题时，这对夫妻也就不能调和另外两个障碍。缺乏沟通是一对夫妻在展示自己以及他们的问题时最突出的表现，很可能也是你对为什么他们无法独立解决问题这个问题给出的答案。幸运的是，良好的沟通是一种技巧，你可以传授，他们可以学习。

思考和教授夫妻们沟通技巧的一个好方法就是把沟通比作开车。要想把车开好需要注意两方面：第一是在启动前明确自己的目的地，这样你就知道朝哪个方向走。同样的道理，发起对话的那个人要清楚地知道自己想表达的观点或他想解决的问题——例如，帮助他的配偶理解昨天晚上为什么他的感情受到了伤害，或者一起为下周末制订一个"逃离"计划。这一点能帮你保持机动车和对话朝着正确的方向前进。

另一方面是保持车辆一直在路面上行驶，不要突然转向，致使车子掉进路边的沟里。这也是夫妻之间最容易陷入困境的地方。短短的几分钟或几秒钟内，对话的内容就会跑题——他们又在说 2015 年的圣诞节，或者其中一个人的母亲说过什么话，或者再次纠结于周二还是周三的问题。随着情感和内容的升级，对话失去了继续下去的方向，偏离了最初的目的。如果这对夫妻不能把车开回路上，如果他们的谈话已经陷入僵局，两个人的车轮都在打滑，那么车子 / 对话都会在错误的地方越陷越深。最终你不得不停下这辆车或这次对话。

我们更进一步解释一下这个比喻，回想一下你最初的驾驶经验。开车时最难的技巧恐怕就是学着把视线放在前面的路上，不要看引擎盖或自己的手，在行驶过程中微微转动方向盘，保持车辆行驶在路中间。掌握这个技巧需要进行大量的练习，开始的时候你调整的角度总是过大，车子就会在路上飘来飘去，慢慢地这种情况就会变好。

你在开车时慢慢学会的技能，也是你想让夫妻们在语言表达上学会的技能：专注于对话的最终方向，不要目光短浅地沉浸在自己的情绪和说话内容上，而且要学会在问题出现时相应地微调对话内容——你刚刚做了个鬼脸，看着像要发怒的样子；是不是我伤害了你的感情？——这样他们就可以继续对话，避免重蹈覆辙。

你就像坐在副驾驶位置上的教练。治疗刚开始的时候，这对夫妻就像刚刚学车的新司机，不能很好地控制方向盘。你在一旁观察，看他们自我纠正的能力如何，能不能把自己从功能失调的模式中拉出来，回到正确的对话轨道上。你可能要间歇性地踩下教练用的刹车，减缓面询的进程，或者如果他们的情绪升温过快，对话已经偏离了预定的方向，那你就要完全终止这次对话。

因为你不断改变他们的方向，指明他们的进度（"停一下。你们两个能不能都说一下为什么不再讨论原来的话题了？"或者"等一下，你们能看出这段对话其实并无进展，你们一直在争夺权力吗？"或者"等等，贝丝，刚刚发生了什么，你现在看起来很忧伤。"），这对夫妻开始自己认识到整个过程，以及这个过程如何承载着他们的对话内容。但他们就像新手司机一样，开始的时候动作不流畅、不连贯；他们花费很长时间关注对话的内容和对话中的情绪，然后才意识到他们的对话已经跑题。当他们掌握了相应的技能时，他们很快就能自我修正。

如果说更加了解过程、学习掌握过程是一对夫妻要面对的全部沟通技能挑战，那么实现这个目标则要掌握个人技能和夫妻共同技能。我们先来说一下个人技能。

个人技能

如果你乘坐过飞机，那你一定听过空乘人员给出的安全须知——关于如何使用安全带、机舱照明设备，当然还有氧气面罩。结尾的时候他们还会说，如果你带着孩子出行，你应该先自己戴好氧气面罩，然后再给孩子戴上。

这种以我优先的想法同样适用于夫妻治疗。在治疗过程中，你要帮助个人俯下身，关注他们自己反应和回应的方式，不要把注意力全部集中在另一半做的惹人烦的事情上。我们在最后一章也将会谈到，这是成年人的特质之一，也是Bowen所说的自我聚焦。这种做法并不意味着你鼓励他们以自我为中心或自我陶醉，而是一种自我责任、自我调节，是主动而不是被动的行为。是的，夫妻在对话开始的时候以及全过程中都要始终如一，这样他们就更有机会诚实准确地表现自己。当他们这样做的时候，情感上就不再那么纠结了。他们变得更有能力退后一步，走出功能失调模式，学会从他们身上看到自己的部分。

怎样把这种自我聚焦能力转化为清晰的行动？下面是一些基本个人技能的快捷清单，这些技能不仅对夫妻关系很有价值，而且对一般的社会关系也有意义。

明确和标识情感的能力

在你的工作和个人生活中，你肯定见过缺乏这种能力的人。有些人能感受到自己的情感，但很容易被这些情感吞噬：简急着要出门却找不到钥匙，她的情绪崩溃了。其他人能意识到他们的情感，但不能识别这些情感——他们总说自己只是"心烦"，但除了"不好"，不知道该怎么形容自己的情感——那些和他们处于相反状态的人也对自己的情感稀里糊涂：爱德可以告诉你他在想什么，但无法从所思所想中辨别出自己的情感。

然后还有那些特别容易愤怒和焦虑的人，他们的情感缺乏维度——萨姆实际上是在担心即将到来的工作面试，但对他来说这种情感变成了愤怒，他的妻子看到的、听到的一切就是他因为水槽里没洗的餐具而疾声厉色的愤怒或情绪的爆发。蒂娜总是感到胸口和腹部有一种焦虑的悸动，但她没办法进一步挖掘她对男朋友感受到的隐藏的强烈情感，诸如愤怒和猜忌。

上一章我们讨论过，关注非语言暗示、释放和标识相反的 / 更柔和的情感都是改变治疗室里的情绪氛围的好方法。但来访者需要学会自己做这些事。如果他们不能标识自己的情感，或者识别更微妙的情感，那么他们的对话充其量只能算是不完整的、有限度的。简这么轻易被情绪打败，会使周围的人总是谨慎行事，或者远离她不断的情绪波动。爱德总是显得冷静且理性，让妻子觉得她没有真正理解爱德的动机，他看起来很冷漠，像《星际迷航》中的斯波克博士一样，他们之间的关系缺乏真正的亲密感。萨姆从不谈论他的担忧，他的妻子也没有真正理解过他的担忧，总是试图适应他万年不变的坏心情。蒂娜向男朋友吐槽她的焦虑，但从来没有绕过这一点说说她真正担心的地方，即男朋友的行为。

如果夫妻一方或双方不能明确或标识自己的情感，不要害怕公开地把明确和标识情感的能力作为治疗的一个目标。例如，你可以这样对萨姆说：

"萨姆，我注意到你很容易就说自己感到愤怒和急躁，但好像很难辨别出其他比较微妙的情感，例如受伤、忧虑。有些人就是这样，容易生气和愤怒，但没有太多其他的情感。问题在于周围的人会认为你易怒，学会了绕道而走，或者就让你保持现在的样子不予理会，但其实误解了你内心的真实感受。我在想这是不是就是你和你妻子之间发生的问题。你觉得我说的有道理吗？（萨姆表示同意地点点头。）很好。我想知道这是不是就是我们一致同意要解决的问题？"

然后你可以在引导面询的过程中，简单地通过指引帮助他们锻炼这种技能："简，你看起来很难过。试着深呼吸，看看这样能不能帮你平静下来。""爱德，你说得很有道理，但是你担心会发生什么呢？""萨姆，你听起来很生气，我猜你是不是有什么担心的事？""蒂娜，你看起来很慌乱；能不能形容一下你现在的感受？"通过提问或给他们一个情感形容词（挫败、担忧、恐惧）的方法，把个人从他们的情感状态中拉出来，帮助他们标识自己的情感，这样不仅能帮助他们变得更加敏感，而且因为你所做的一切都发生在他们的另一半在场的情况下，所以还能使他们的另一半看到他们表现出的情感之下隐藏的情感。

但这些人还需要练习在家的时候明确自己的情感。对那些为了情感灵活性、标识情感或完全意识到自己的情感这些能力而挣扎的个体来说，要求他们每小时检视自己，问问自己的感受是什么并坚定地标识出来，是一种很好的锻炼方法。容易动怒的萨姆或容易焦虑的蒂娜最初很难断定除了愤怒或焦虑之外的其他很多情绪；爱德会说他根本感觉不到任何情感，只能意识到自己的想法。没关系，你说，继续问自己这个问题。通过简单地问这个问题，来访者可以开始重新激活他们的大脑，使他们变得敏感，拓宽他们的情感范围。

把情感当作信息的能力

虽然标识情感能建立更诚实的沟通和自我聚焦，但最终巩固这项技能并提升整体关系的是下面重要的这一步，即把情感当作信息。这一点就是当萨姆下班开车回家时，意识到白天的工作让他压力很大，现在的心情暴躁易怒。接下来他要做的就是问问自己还有什么感觉——他还担心明天要做的报告。现在他问问自己需要什么，什么问题需要解决。他打电话给妻子说："我很累，也很暴躁，回家后我需要自己独处半个小时，平复一下我的情绪。"他决定到家后给上司打个电话，看看明天早上他们能否第一时间见面，一起过一遍报告内容。萨姆没有开启自动控制模式，任凭他的情绪化大脑支配他的行为，一到家门口就到处"喷洒"他的怒气，相反他做到了对自己的情绪负责。

同样，当蒂娜意识到她的焦虑其实是因为感到来自男朋友和他的同事的关系的威胁，此时她需要负责任地采取下面的行动——给男朋友发一封言辞恳切但不带指责的邮件或短信，或者计划某个时候面对面地和男朋友讨论一下她的感受。这样的行动不仅能进一步明确她掩藏在焦虑背后的真实情感，而且给她提供了一个机会，解决根本问题，而不是把问题一直藏在心里，继续让自己焦虑。

对于像爱德这样的人来说，他们的理性总是掩盖着他们的情感，这时我们的目的是通过使用信息并根据信息采取行动，增强他的情感意识，无论他的感觉多么轻微或无关紧要。例如，如果他意识到中午非常想吃泰国菜，那就去吃。如果他忽然觉得非常想和妻子一起去海滩过暑假，他就有两件事要做：和妻子说说这件事，着手寻找海边可供租住的房子。其实最重要的不是泰国菜或海边的房子，而是爱德要学会利用他的情绪信息。

正如你可以帮助来访者在面询时标识情感，你也能引导他们在面询过程中完成第二步。这时候你告诉简深吸几口气平复一下心情，然后问她现在是否能告诉丈夫她的感受，还有她现在需要丈夫做什么。最后给他们两个布置一项家庭作业，这一周练习刚才的对话——在家自我检查，标识他们的情感；

找到真实的情感就是告诉他们需要什么或需要解决什么问题；采取负责任的行动。

个体通过练习可以学会认识自己的情绪模式——"我想发脾气，通常意味着我压力太大，需要看书或看电视放松一下。""我有一种想伤害自己的冲动，也就是说我被情绪打败了，需要找出原因。""我生另一半的气，这种感觉告诉我他伤害了我的感情，平静下来之后我需要和他谈谈这件事。"无论是塑造成年人的行为，还是改变一段关系的情绪氛围，这种意识都是无价之宝。

意识到谁存在问题的能力

把情绪当作信息的能力引出了我们要掌握的下一种技能，即承认自己的问题：如果我感觉到或看到一个问题，那么这个问题是我的。这是对自己负责，表现出成年人的气概，回避我们在讨论三角式关系时提到的现象，"我感觉不好，但只要我能让你改变，我立刻就感觉好多了。"明天的汇报让萨姆忧心忡忡，但他没有因为孩子满地乱丢的玩具而大发雷霆。实际上即使是风平浪静的一天，看到客厅里一团乱麻对他来说也是个真正的问题。他面对的挑战是承认自己存在的问题，和妻子讨论这个问题，看看妻子愿意在解决问题时提供什么帮助。同样，蒂娜需要认识到她疑心男朋友和同事之间的关系是她需要摊开来说的问题，最终也是需要她去解决的问题。

接下来发生的事就取决于别人的反应了。萨姆的妻子说这确实是萨姆自己的问题，地上乱丢的玩具没有对她造成困扰，她觉得总是操心玩具是不是摆了一地是在浪费她的时间；她宁愿等到孩子们睡觉了，再彻底地打扫客厅。萨姆需要决定下一步他的应对方法——学着放手不再纠结这件事，或者决定不做受苦者、受害者，承担起解决自己的问题的责任，晚饭前让孩子帮他一起收拾一下玩具。

蒂娜的男朋友可能会说蒂娜反应过头了，根本不理会她的担忧。蒂娜可能会和萨姆一样，下定决心改变自己看问题的角度，不要让自己表现得像个受害者、受苦者，又或者她发现自己做不到这一点，决定结束这段关系。

　　意识到自己的情绪是承认你在一段关系中的问题的开始，提炼他们提供的信息，尽可能充分、清晰地表达你的担忧——做到透明、诚实——然后看看接下来会发生什么。不过在帮助来访者识别自己的职责范围时，不要给他们留下这样的印象，那就是亲密关系有一种自我中心的特性——我照顾我自己，你照顾你自己。事实并不是这样。如果治疗中出现这些情况——萨姆的妻子说她根本不关心客厅的杂物，或蒂娜的男朋友继续否认所有问题——你的下一个问题就是：就算你觉得这些都不是你的问题，为什么不能做出一些改变呢？仅仅因为你的另一半很烦恼，你关心他，想让他感觉好一些，这些理由不够吗？

　　这就是第 1 章中讨论的 1+1=1+1+1 的加法算式，这种情况下两个人都承诺要好好经营他们的关系。通常来说另一半都会以积极的态度对待这种情况，愿意做出承诺就是谈判沟通的开始。如果另一半表现出抗拒，不愿调节自己的行为，或者在治疗室里对话就开始变得像在争夺权力，通常这都是因为触发了他更深层次的东西，也就是我们在下一章要讨论的情感创伤。

　　帮助夫妻看出问题并思考谁存在问题是一种基本工具，用来打破过度负责、不负责、占支配地位这些现象——三角式关系中的屈从动态，引导他们向成年人的角色发展。正如你可以鼓励夫妻双方在生活中的其他环境和关系中练习使用情绪技能一样，此时你也可以采用同样的办法：鼓励他们在其他情感纠结较少的关系中练习辨别谁有问题，例如与工作上的领导或一个心烦的朋友的关系。

　　他们还可以把这种技能应用到与孩子的沟通中。因为想吃糖果，当玛丽在沃尔玛大声哭闹时，帮助玛丽的爸爸看到当前的这个情况不是糖果的问题，也不是他的问题。更确切地说，他应该退出当时的情境，意识到玛丽是在与偏执、受挫或疲惫的情绪做斗争，他不需要通过满足玛丽的要求来解决问题，也不用因为玛丽情绪不好而感到愤怒。相反，他应该保持平静的心境和清醒的头脑，承认她受到的挫折，理解她的感受。有了这些成功的体验，夫妻双方的自信心和技能都会得到提高，能够更容易地把这些技能应用到他们的关系中。

夫妻技能

多关注自己，少关注他人，对自己的情绪负责，用情绪来解决问题，这样大部分的反应和指责都会平息。不过夫妻双方还需要掌握一些方法，消除不可避免的误解，有效地解决问题，把积极的情绪和体验带到他们的关系中。这里有一些你想在夫妻沟通中帮助他们重点关注的方面。

过程意识

再次强调我们已经讨论过很多次的一点，这种区分内容和过程的能力是一项基本的夫妻技能，或许更重要的是对过程变化的那一瞬变得敏感。你希望从开始面询的时候就帮助他们建立这种能力。指出你在治疗室里看到的功能失调模式和情绪的升级："等等，我们在这里停一下。你们俩似乎都在生气。约翰，我注意到你对露丝说她错了的次数越多，露丝就会更生气，提起更多出轨的细节，而这些又反过来加重了你的怒气，约翰，你这时候就更想批评露丝。你们俩能看出你们是如何彼此碰撞，加剧这场争论的吗？"

打断他们的对话、指出他们的模式就是你需要反复做的练习，这样夫妻双方就会长出"第三只耳朵"，自己意识到他们对话的内容什么时候不再传达出有益的信息，而只是在给不断激化的情绪火上浇油。此时，通过制止他们的对话，询问他们是否能意识到对话已经跑题或两个人都没有在用心听对方说话，再次帮助他们对过程变得更敏感。他们需要在你的帮助下意识到不断升级的情绪才是他们之间的问题，而不是对方似乎无法理解自己，意识到他们的怒气正在发酵，意识到在有效解决问题之前，要先找到让自己冷静下来的方法。经过一段时间，他们对过程意识的提升会促使他们进行自我修正。

积极倾听

积极倾听——回想你认为对方在说什么、感觉是什么——既能让你们的对话保持正轨，也是在不良情绪开始出现时克制它的有效方法。它是一种基本的临床技能，由你向来访者做示范展示。但是有些临床医生认为应该更正式地传授这种技能，组织对话磨炼这些技能。这种情况下临床医生会要求参与者用"我"而不是"你"作为主语表达，他们解释说以"你"开头的表述会条件反射性地让对方觉得受到了指责，摆出防备的姿态。

Harville Hendrix 要求夫妻双方在听到对方的话后说出自己的想法，他们认为对方的感受如何，对方认为他们的理解正确才会亮起绿灯，然后他们才能回答："听起来你的意思是想在晚饭后辅导孩子做作业，你觉得很生气，因为我好像把这项任务留给你了——我说的对吗？"John Gottman 通过要求参与治疗者记笔记的方法减缓过程的发展速度——回答问题前一字不漏地写下他们认为对方要表达的意思。Michael Nichols 认为倾听的一方会详细解释对方说的话，以此表明他们真的感兴趣，而不是快速地总结一番，好让话题转换到倾听的一方想说的话上。

有些夫妻认为更结构化的方法能让他们有一种紧紧抓在手中的感觉，其他夫妻不喜欢这样的方法，因为感觉太肤浅。有些夫妻没有抓住要领。他们非但没有放慢步调积极倾听，反而最后会互相争论守规则的人是谁，不守规则的人是谁。向那些抱怨治疗过程让人感到尴尬和做作的人保证，当他们更熟练地掌握这些技能后，这个过程看起来就会更自然。对那些没抓住要领的人来说，帮助他们认识到他们之间存在的权力斗争，看看这样的争斗如何破坏他们正在努力实现的目标。按照这个过程的发展顺序一步步向前走，保证他们一直在正确的轨道上。

不说脏话，不带防御性或纠缠于往事

你的目标不是让夫妻们变得不易动感情，而是帮助他们学会控制情绪。正如 Gottman 所说，他们要"公平较量"，不要使用"不光彩的手段"。要想做到这一点，他们需要知道什么是越界的行为。说脏话显然就属于不光彩的手段，总是在破坏治疗过程。防御——用反击行为（"但至少 / 没有……"）或蹩脚的理由（"但是你知道……给我造成的压力太大了"）报复或挽回面子——阻断了积极倾听的渠道。纠缠往事（"你怎么不说去年圣诞节你挑起的争吵……"）尤其是旧伤口（"至少 / 没有出轨！"）会使谈话偏离主题，这种行为只是为不断升级的情感斗争提供了弹药。

有了你的指点（"杰克，你又在为自己辩解了"；"莫利，我们现在不是在讨论婚外情的问题；相反，你能说说你对汤姆说的这些有什么感想吗？"），必要的时候叫停他们的互动好让彼此都冷静下来，让夫妻双方学着对这些策略更加熟悉。通过在面询时融入这些行为，帮助他们制订一个在家时更好地管理自己的情绪的计划，避免他们在旧伤口上撒盐。

回归和修复的意愿

每一对夫妻都会时不时地出现沟通不畅的情况；这些都在意料之中。而避免让这些破坏夫妻关系的误解产生不利影响的方式是当两个人都冷静下来后，回到一起（回归）并讨论（修复）误解（"对不起，我太生气了……"）和存在的问题（"我们再试试。你觉得我们应该怎样处理狗的问题？"）的意愿。

也许很多来到你的治疗室的夫妻都没这样做过，这一点都不奇怪。通常情况下，他们从来没有在自己的原生家庭里见到过这样的示范，或者由于争吵给他们的情感带来了毁灭性的打击，他们害怕再次提起这个话题只会引发另一场战争。所以他们试着把争吵和问题都掩盖起来，假装已经和好（"你还好吗？——我很好"），两个人都默许"忘掉这件事"。一般情况下这个问题都

会再次出现（有时成了另一场争端的一部分），点燃另一团战火，其结果只是更进一步证实他们的恐惧还有逃避这个话题的渴望。如果他们真的能把这些问题束之高阁、永不触碰，我们就又回到了用房子做的比喻，堆满了杂物的房间被锁了起来，只留下天气和孩子的足球课成了仅剩的安全话题。

绕回原地重新讨论问题的能力对避免夫妻关系踩雷很重要。你可以在面询过程中示范，帮助夫妻掌握这种能力——停下动作，帮助他们冷静，然后用积极倾听的技巧重新开始对话。如果他们的对话再次升温，那就再次制止他们。治疗初期，他们可能因为胆怯，不敢在家再讨论他们的问题，你可以要求他们在感到情绪化的时候停止争论，把话题带到下一次面询时讨论。当他们看到讨论问题不见得一定会引发第三次世界大战，一旦有过这种体验，他们的恐惧感就会减退，变得更勇敢，可以自己在家完成讨论。

这里的关键之处在于帮助个体学会对自己的情绪负责。他们需要让自己冷静下来，等到情绪平静后再开始说话。每对夫妻在这个过程中花费的时间都不一样（短则 5 分钟，长则 4 小时），对未解决的紧张局势的忍耐程度也不一样，但重要的是在对方准备好之前，谁都不要迫使他／她回来解决问题。

解决问题的能力

有些夫妻并不缺乏把对话绕回到问题上的能力，只是缺乏解决问题的技巧。他们可能很难把一个问题分解成易于管理的任务块，明确地指出他们想要什么，或者把做出的改变转化为具体的行为。他们不知道怎么妥协。

你的工作就是在治疗过程中引导他们。你想要帮助他们保持现状、关注底线。如果这次讨论的话题是"帮忙做家务"，鼓励他们明确地说出谁什么时候怎样做。提供一些可供选择的方案让他们学会妥协——"你们觉得这样如何，你们互相让一步，工作日的时候轮流做晚饭"——"如果你做____，我愿意做____。"一定要让他们明白，你提出建议不是为他们解决问题，而是在向他们展示解决问题的过程。最后，鼓励他们在家尝试新近达成一致的行为，帮助他们根据需要对这些行为进行微调。

显然，你希望向夫妻双方指出什么时候他们正陷入权力的争夺——试着让他们找到自己的路而不是替他们解决问题——但同时也要对缺乏权力的情况保持警惕。蒂娜消极地认可了男朋友对于工作关系的解释，这不是因为他的话改变了蒂娜的看法，而是因为蒂娜感到焦虑、不知所措，想阻止对话继续下去。良好的解决问题能力和有效的妥协只会在两个人处于平等地位时出现。如果他们不平等，你要支持弱势的一方。鼓励她有话大声说；用你的支持帮助她说出她最想要的——"蒂娜，看起来你好像赞同了汤姆说的这些，但是你真的觉得还好吗？"一旦双方都清楚了自己的需求，达到了更平等的地位，妥协就成了最可行、最诚实、最终也必然成功的选择。

即便如此，有些夫妻间会出现"预妥协（pre-compromise）"。爱德在情感上意识到自己真的很想去沙滩度假，但是爱德还想避免与妻子起冲突，他对自己说："我想去沙滩，不过珍妮特讨厌沙滩——她觉得无聊，讨厌那里的高温。嗯，我觉得她想去山里，去山里也挺好。"

与此同时，珍妮特想的是："我想去纽约度假，看看演出，逛逛博物馆。但爱德不喜欢大都市，他讨厌那里的交通和拥堵，还有开销。嗯……我敢肯定爱德会选择去山里，他喜欢远足，很好。"

所以他们讨论了一下假期怎么过，每个人都会说什么呢？"我想去爬山！我也是！"于是他们去了山里。鉴于每个人其实都是为了对方才做了这个选择，所以他们不停地确认——"你玩得开心吗？"而另一个人说，当然啦。这是一次愉快的假期吗？是的。

但是，当他们一次次地坚持为对方考虑了许多年后，两个人都开始觉得他们的生活质量大打折扣，这样的生活完全没有体现他们想要什么。我们又回到了那个看起来很小的房子里，现在是时候搬出去了。

把心中的真实想法说出来吧。这样的夫妻需要的是坦率直言的能力——对爱德和珍妮特来说一开始就说出自己想要什么——想去沙滩，想去大都市——然后从这里开始协商，而不是等到变味了之后才开始商量。然后他们可能决定把假期分成沙滩和城市都可以兼顾的两部分。或者爱德和他的弟弟一起去沙滩，珍妮特和她的妹妹一起去纽约，然后他们再汇合去爬山，真正享受这个假期。

　　你的任务还是鼓励他们做到诚实、自主和清楚。大胆挑战，提出一些尖锐的问题。

给予积极反馈

　　Gottman 的研究告诉我们，一段关系中一方给出的正面和负面评价比例为 4∶1，这样对方才能得到积极的感受；如果你的比例是 2∶1，另一个人会觉得你总是持消极态度和抱怨。这里的重点是夫妻要学会提升正面评价所占的比例。如果他们之间爆发了危机，或者在离婚的边缘动荡，他们需要把正面评价所占的比例提得更高一些。

　　另外，你要在最初的几次面询中开始这个过程——问问他们喜欢什么而不是不喜欢什么，问问他们欣赏什么，不管这件事多么无足轻重。帮助夫妻双方都说出他或她想听的话，通常被其中一方配偶看作积极姿态的事情（他觉得送给妻子性感的内衣是很浪漫的事）其实并不是如此（她可能更喜欢按摩或烛光晚餐）。想一想有些时候，当赞美之词被说出后却得不到认可或被对方不屑一顾——"别小题大做，这没什么大不了的。"在爱批评的家庭环境中长大的个体不仅很难做到称赞别人，而且也不容易接受别人对自己的称赞。你可以温柔地（你可不想重现让他们很敏感的批评语气）指出被他们最小化的反应，鼓励他们接受别人的赞美，通过这样的方式帮助他们。如果你成功地在面询过程中减轻了他们的愤怒和责备，改变了情绪氛围，并且亲身向他们示范了如何做出积极反馈，他们可能会自发地变得更坦率、更积极。

　　为了进一步鼓励他们给予积极关注，你可以再给他们布置一些作业——要求他们每周为对方制造浪漫的小惊喜，每天抽出半小时简单交流这一天发生的事，每天中午通个电话表达一下关心。研究表明，他们特别希望关注一天中那些最初的接触点——早起的第一件事，下班回家后的第一件事，睡觉前的最后一件事——也许能培养积极的互动习惯，帮助他们设定一个基调（Zunin，1982）。

尽管夫妻们的反应可能像学习积极倾听的技能时那样，抱怨这些建议给人尴尬和做作的感觉，但你可以向他们强调一下这些建议的重要性和目的，向他们保证过段时间他们就会觉得更自然了。很多夫妻这时会犹豫不前："为什么我要对他说好听的？他可没对我说过什么甜言蜜语。"或者"在我生气、沮丧的时候，我怎么说得出积极的话？我需要感觉好受点儿（例如，他需要先做点其他事情）才能说得好听点。"这时我们又回到了行为变化，打破功能失调模式，个人责任感。为了改变情绪氛围，使其觉得心生欢喜，夫妻双方都要行动起来，即使他不喜欢这样做——老话说得好，"为了成功而假装"。

你要这样说："这是通过有意的努力向你的伴侣展示你做出改变的意愿，积极主动地改变你的关系氛围，就算这样让人觉得有点儿刻意；你们两个人都要注意并努力去欣赏另一半做出的努力，不要以分数作为评判标准。"这种明确的立场通常已经足以缓和紧张氛围。如果不够，你要看看问题下面藏着什么问题，抗拒并不是什么好办法，并且追踪过程确保你们保持论调一致。可以提一些问题，看看他们怎么回答，然后解决新问题。

萨拉与安

作为展示这些沟通技巧以及那些与改变情绪氛围有关的技巧的方法，我们一起看一下接下来的小插曲。故事发展的过程中我们会随时停下来，阐释一下这个过程和临床思维。

安和萨拉来接受第三次面询。他们在一起6年了，现在共同抚养萨拉8岁的女儿艾米，她是萨拉在前一段婚姻中生下的孩子。现在他们面临的问题就是缺乏沟通——争吵虽然不带有肢体上的暴力，但通常对他们每个人都造成了情感上的毁灭性打击。我开场就问他们这次面询想谈论什么话题。

萨拉先开口："我和安吵了一架，或者说就是因为艾米应不应该收拾自己的房间这个问题开始争吵。安其实能看出来我们的分歧就要升级，所以她赶紧叫停。为了避免再次挑起争论，我们俩同意今天把这个问题放到这里来说。"

安的第一句话是："萨拉要求艾米周六早上收拾自己的房间。那天早上萨拉必须去办公室几个小时，临走之前她告诉我她让艾米做什么。"

"是呀，"萨拉反驳，"我是让艾米收拾她的房间，不是你和艾米两个人一起。我回家的时候看到你正在帮她！"

"艾米问我能不能把她的脏衣服收起来拿去洗一下。这有什么大不了的？"

"重要的是，"萨拉说，"你以前就这么做过，我们也讨论过这个问题了。她这是在使唤你。她洗自己的衣服就是她该做的家务。"

"我也没有经常这样做，况且她也没有使唤我！"安的话听起来在为自己辩护，有些烦躁。"她寻求帮助很正常。我不是代替她做这件事。有时候你就是对她太，太……严厉了！"

"她需要学会承担责任，安！她必须尊重我的要求！"这时萨拉的脸已经涨红，几乎是在喊着说话。

到目前为止我们注意到了什么？从积极的一面来看，这对夫妻在家能意识到争论已经升级，当机立断地停止了这个话题。他们察觉到了这个过程，没有迷失在争执里，有自制力和责任感。他们还决定把关于这个话题的讨论带到治疗中，在治疗初期恰当利用治疗过程，他们能够在情绪失控后重新回到原来的问题，而不是把问题掩盖起来。

面询过程中我们看到他们的争论迅速升级。萨拉很容易发怒，而安看起来有点儿被萨拉震慑到了，开始自我防卫。鉴于我们并不想重现他们在家里的战场，所以现在是时候进行干涉了，打断并减缓他们的谈话进度，试着改变治疗师的情绪氛围。我们看到萨拉虽然感到愤怒，但是并没有完全理解愤怒下面隐藏的情绪。我们来问一问她心中更柔和的情感——她的担心，她的忧虑——帮助她转移对话中对安的指责和怒气。

"麻烦请停一下。萨拉，你的怒气听着越来越重，而安听起来要建立防卫，感觉自己受到了攻击。你们能看出这一点吗？"他们两个点点头。"萨拉，安帮了艾米会让你担心什么？"

萨拉深吸一口气，试着平复自己的情绪。"我担心如果安继续这样做，艾米会觉得她不必听我的话，随着年龄的增长，她会不服从管教……我想安在藐视我作为家长的权威。"

"但是你对她要求太严了！"安的嘀咕声又一次听起来很孩子气。她没有真正听进去萨拉说的话。我们需要再次放慢谈话的进度，远离愤怒，重新回到担心这个话题。

"安，你能理解萨拉说的担忧吗？"

"能，但是我也是个家长啊。我不想当家里的二把手。"安听起来很悲伤。

"但是我不想让艾米觉得——"

"好吧，"安说，"她是你的女儿。你想怎么样就怎么样吧。"她双臂交叉，不再看萨拉。萨拉也把目光移开，不再努力拉近距离。

他们的谈话陷入了僵局，就像行进中的汽车掉进了沟里。我们想让这辆车/对话重新回到路上，这时我们有几种选择。一种是指出房间里发生的整个过程——"你们俩看起来都被困住了。怎么了？"或者"安，萨拉，你们现在感觉怎么样？"——看看这些问题能否刺激他们回到正轨。我们也可以把当前的情绪氛围和对话内容从愤怒的情绪中移开，回到萨拉担忧的问题上——再次把目标转向更柔和的情感，降低萨拉的威胁性，使安更容易听到和理解萨拉说的话。或者我们也可以从安的角度解决当前的困境——注意到安的退缩，随时可能出现的放弃还有她对自己"二把手"的定位，鼓励安向前看，用语言表达出自己的真实感受。这些方法都能帮助她们走出困境，让她们的对话回归正题。我们选择使用最后一种方法。

"安，虽然你说你想共同抚养孩子，不想当家里的二把手，但事实看起来你已经放弃了，决定听从萨拉的指挥。你想要什么？"

现在我们做的是促使安把她的情感作为信息，把她不喜欢的转换成一种明确坚定的态度——这样做不仅能让对话朝着更积极的方向发展，而且能平衡他们之间的关系和目前的力量对比。在接近安的过程中，最重要的是我们的声音听起来要温柔，我们的话听起来要支持她。我们已经知道她对萨拉的怒气和指责的反应。如果她在我们的话里听到了责备，那我们就变成了另一个萨拉，她很可能会退出；我们的语调也能传达信息。如果她要发怒，竖起了防备，关上了心门，我们就知道自己说的话像是在指责她，需要立刻修复关系——"安，如果我听起来像是在责备你，我向你道歉。我是真的想知道你想用什么不同的方式来处理"——这时你的声音要尽可能温柔。这样做也为萨拉提供了示范。

"我想我希望能心平气和地一起讨论这件事。"安说。

安在向前走，她感觉得到了支持。

"这件事指哪件事，安？"

为了解决问题，更好地进行沟通，我们要鼓励安把话说清楚。

"能讨论一下如何更好地照顾艾米。"

这句话清楚地表达了她想要什么。安听起来也更强大了。

"安，我不是想把你排除在外。我真的也把你当成了艾米的家长。"萨拉说。她的声音已经平静多了。"当我看到你对艾米让步，放松对她的要求时，在我看来，我觉得这时我应该更强硬一点。"

萨拉的回答也很明确：当你＿＿＿，我觉得＿＿＿。安的明确表达和坚定果断也许使得萨拉把一切看得更清楚，她自己也不再那么生气。现在是时候指出他们积极的一面了。

"你们刚才做得都很好，表达清晰，很有主见，而不会一味地生气和指责。（他们俩笑了。）那么你们两个能谈谈希望你们的教育方式发生什么样的改变吗？"

这次的面询到此为止。毫无疑问，沟通技巧背后还有其他需要我们正面解决的问题，但我们一直讨论的个人能力和夫妻双方能力的结合为我们奠定了阻止破坏性模式、提高夫妻双方责任感和情感诚信的基础。这些技能为夫妻双方提供了解决问题的方法，让他们不再被情感左右，为他们每个人保持良好的心情、促进亲密关系提供了所需的尊重和感激。

培养夫妻双方掌握这些能力不仅为治疗初期提供了一个实用的、不偏不倚的框架，更重要的是让他们变得独立。你们三人不需要在一次次的面询中陷入解决"每周之战"的模式，相反你在帮助他们学会在没有调解人或裁判在场的情况下，自己在家解决分歧。这就是促使他们在跌宕起伏的夫妻关系出现摇摆时处理好转折的方法。

　　对有些夫妻来说，仅仅帮助他们做出这些改变就够了。他们有能力解决破坏夫妻关系的恼人问题；他们有能力处理两个人关系的消极境况，通过练习用积极的、更有爱的互动取代消极模式。但其他夫妻只有这些还不够，他们需要摆脱阻碍他们进步的过去的情感创伤，需要明确和厘清他们的意见分歧。下一章我们将更仔细地研究这些动态。

深度观察：第3章练习

1. 你识别和标记自己的情绪的能力怎么样？你够果断吗？你能以情感为信息表达自己的需要和想法吗？你自己或他人身上有哪些情感是你难以应对的？这些情感如何影响你作为治疗师的工作？

2. 当你个人生活中的某些对话偏离既定轨道时，你能多么迅速地对这个问题做出反应？你能来一场公平的较量吗？你能回归并修复这个问题吗？你吝啬对别人的赞美之词吗？你是否对某些情绪或话题极其敏感，它们会引起你的过度反应吗？

3. 在个人生活中，看到与你关系亲近的人争吵你会有何反应？你会觉得焦虑或不知所措吗？你的容忍度是不是很低？你觉得自己是不是很想跳进去结束这场争论，解决他们的问题？这样的反应可能会如何干扰你的临床工作？

4. 反思自己的临床风格，技能培训时你最看重什么？你觉得要把多大部分的治疗重点放在这些方面？一段关系中还有其他你觉得更重要的方面吗？

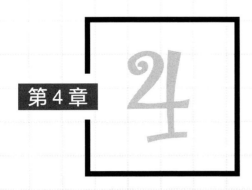

第4章

关系障碍 2 和 3

情感创伤和意见分歧

情感创伤

在上一章结尾处关于萨拉和安的小故事里，我们关注的是沟通技巧，以及拙劣的沟通技巧对解决问题产生的阻碍。另外，对有些夫妻来说，专注于这些技能有时就足以消除误解和假设的僵局，使他们能继续走下去，解决问题。不过我们在他们两个的对话中还看到了一种关系模式，这种模式可能贯穿于许多夫妻的对话和冲突中，即萨拉感到失望、愤怒和有控制欲，安退缩并最终屈服或放弃。对话进行到一半时，安说："我想我希望能心平气和地一起讨论这个问题。"她说得很有道理：是的，为什么要生气呢？为什么会出现这种模式？为什么他们两个不能好好地扮演自信的成年人的角色呢？

这里我们就要说一下情感创伤了。这是夫妻关系中最核心的动态，植根于每个人的童年。它们就像对话道路上出现的大石块，阻碍了夫妻前行的能力，使对话陷入僵局。你正在做的是揭示这种动态，帮助夫妻认识到这种动态，然后在治疗的核心环节改变它。如果他们做不到，这个绊脚石可能会继续横亘在他们前进的路上，不仅会破坏他们的夫妻关系，将来还会破坏其他亲密关系和权威关系。

我们一起来看一下这个过程的来源及结构。

剖析情感创伤

托马斯 50 多岁，在与第四任妻子离婚后来这里做个体咨询。随着他对过去几段关系的描述，一种关系模式很快出现了。每段关系开始的时候，他感到自己是被需要的，非常享受得到很多积极的关注。但是当最初的幸福变成了柴米油盐的日常生活，他的前妻们有了更关心的地方——孩子、母亲、工作。于是他觉得自己的存在被边缘化了，得不到应有的感激，于是变得口无遮拦、充满愤恨。

你很纳闷，为什么他不能变得更通情达理、宽宏大量，而是充满了愤怒呢？为什么他对这种特殊的动态如此敏感？答案就是童年时的某个创伤被重新开启了。小时候他与父亲很亲近，在他 13 岁的时候，父亲突然过世，母亲成了单亲妈妈，艰难地带着 6 个孩子，他一下子觉得被全世界抛弃了，感到孤独、被冷落。每段婚姻中他都想找到一个能弥补他缺失的这部分关注的人，填补他的情感空虚，而结果他只是在不断地重复这个过程。

托马斯的故事只是没有愈合的童年创伤的事例之一，也是所有人或多或少都在与之抗争的故事。我们每个人在成长的过程中都学会了对父母的某些反应格外敏感，尽管这不是任何人的错。你爸爸看起来对你要求很严厉，所以你对批评的话很敏感。你妈妈总是很忧愁或心事重重，你变得对退缩和抛弃很敏感。你觉得自己总是在努力取悦父母，但他们似乎很少看得到你付出的努力，所以你对得不到感激很敏感。通常你的敏感点只是少数中的一两个：生气、苛责、控制和微观管理、缺乏认同感、抛弃、得不到倾听。当这些敏感点出现，你就不再有安全感。他们塑造着你的世界观——其他人很挑剔、爱控制人或不可靠、不知道感恩，或者漠不关心。

作为一个孩子，当这些创伤被揭开的时候，你基本上只能用下面三种方法中的一种去应对——做个"好孩子"，小心翼翼，跟着规矩走，试着让父母开心，避免产生冲突；生气；或者你最终退缩了，扮演了三角式关系中的三个角色之一。如果你有兄弟姐妹，通常还会议论他们一番——哥哥生气了，姐姐是好孩子，我是退出的那个。无论你在当时的环境中学会了哪一种有效的方法，它都帮你安稳地度过了童年。

而作为一个成年人，当他人尤其是与你亲近的人或那些处于权力地位的人不经意间触发了你的旧伤时，问题就会随之出现——你的主管似乎没有看到你在加班工作，你感觉得不到认可；你的人生伴侣抱怨公寓里乱糟糟的，你感觉受到了指责；或者像托马斯遇到的情况那样，另一半收回了你渴望得到的注意力，你感觉自己不重要。当这些情况出现时，你的童年旧伤就会被揭开，10岁时的你和当时的应对方式自动启动——你退缩，发脾气，或表现良好。

此时在亲密关系中出现的是你的反应引发了别人的伤痛。你退缩了，另外一个人会感到被抛弃或自己说的话根本没有人听，如此她就会陷入她小时候遇到这种情况的应对方式，变得愤怒。她的怒火让你退得更远，这样的行为反过来会让对方更生气，恶性循环就这样形成。汽车驶离了道路，夫妻被困在心理的淤泥里，两个人都觉得再次受到了伤害。

这就是我们在萨拉和安的故事中看到的现象。萨拉因为安没有按照她的要求去做而被激怒；她觉得作为配偶自己被忽视和抛弃了，所以感到愤怒。作为回应安觉得自己受到了指责，没有一点儿自主权，所以她退缩了，这样更助长了萨拉的怒火，直到最后安放弃或妥协，破坏了解决问题的过程。这次面询的主题是关于父母对孩子的教养，但是他们随时会因为钱或性发生争吵。虽然对话内容发生了改变，但过程还是一样。对于其他夫妻来说，他们的反应可能有所不同：蒂姆觉得得不到认可所以退缩，凯特感觉被抛弃了所以退缩，每个人都会在自己的情绪里沉浸几天，直到创伤带来的痛苦消退。然后他们又开始交谈，情绪无恙地回到每天的生活中，但永远没有解决这个问题和过程。

这种模式会反复重现。尽管每个人都恨透了伤口被揭开时的感觉，但他们对此又保持着很高的容忍度，在别人做不到时忍受着被重复伤害。为什么？有两个原因。

一个原因是，这些反应和模式都是旧习惯，已经成了每个人的过往、人生观和人际关系的重要组成部分。萨拉很长一段时间都在和靠不住的人打交道，安很了解被人指责的感觉，正如托马斯最初还能容忍忽然变得不重要的感觉。毫不夸张地说，他们的大脑已经变得对这些情绪非常敏感，形成了固定的回应方式。

另一个原因是，当儿时的记忆被唤起，他们会自然而然地进入孩子的魔幻思维：如果这次我能想出如何做正确的事、说得体的话，解决眼前的难题，那么其他人最终将不再这样对待我，我会更有安全感。萨拉会提高嗓门，或者偶尔尝试变得更友善一些，希望这样安能转而接受她的意见。安会退得更远，希望这样能把萨拉从愤怒的情绪中拉出来，或者她偶尔会转变对待萨拉的女儿的方式，认为这样能在某种程度上改变萨拉的反应。

然而这样的想法最终都会沦为心理上的土拨鼠日。对你来说，以局外人的身份通常轻轻松松地就能看出萨拉、安或托马斯所做的尝试都不会产生什么效果，但他们不能，因为他们看不到更大的模式，因为他们在用儿时的心态而不是成年人的心态应对。

经过很多年一次又一次地被扒开儿时的伤口，某一时刻其中一人或两人最终都厌倦了这种感觉。他们遇到了中年危机，也许是婚外恋情或者另一段家庭之外的关系让他们尝到了不同关系模式的滋味。拯救者和受害者离开他们现在的角色，成了迫害者。他们继续发动进攻，致使夫妻关系陷入了危机，结局通常以离婚收尾，和离开这个家没什么区别。五年后他们像托马斯一样再婚了，重新开启这个恶性循坏。

深度探讨：在面询过程中揭开情感创伤

你该如何在面询过程中发现夫妻双方身上存在的情感创伤？其实真的没那么难。下面是我们给出的一些建议。

寻找尤为强烈的反应和语言

整个面询过程中，你都在从成年人的角度以局外人的身份观察他们之间的互动。这一点适用法律中经常提到的"合理的个人辩护"：我们应该期待一个理性的人，也就是说拥有成年人思维的个体，在这种情况下做何反应。另一种解释是想象如果是和同事之间出现了类似问题，作为工作关系一个人应该做出怎样的回应。你在面询过程中看到的场景就是绝好的例子，萨拉怒火骤升，而不是平静地表达自己的不满，安迅速摆出防守的姿态，无法保持冷静和自信，表现得像青少年一样退避三舍。

激烈的言辞也是一种表现——"你总是批评我！"而对方显然没有这个意思；"我觉得你想置我于死地！"当其中一方愤怒或沮丧时；"你总是把我当成 10 岁的小孩！"当他对别人的观点很敏感时，从非语言的行为中你也可以发现蛛丝马迹——脸上忽然露出恐惧的表情，身体蜷成一团或瘫成一堆，像十几岁的孩子一样大发雷霆。

这些情绪反应和过于激烈的言辞为我们发现过去未解决的问题提供了线索，是昔日的恐惧被引发的征兆。

寻找移情的暗示

在爱丽丝的描述中，她的母亲总是情绪低迷且自私，她付出得很少，让孩子们自己照顾自己。安德烈顺便提了一下他的前妻总是烦扰他，告诉他该做什么，作为回应他就躲在地下室的木工店里。丽萨比预约的时间晚到了几分钟，她诚恳地道歉，希望你没有觉得心烦意乱。丹说他的父亲酗酒，心情总是随着醉酒的程度起伏不定，他和兄弟姐妹们如何像看情绪地震仪那样学会读父亲的心情。

这些或短或长的表述提醒你不仅过去的应对模式（自力更生、过度警觉、自动回避和退缩）可能重现，还有对配偶做出的相应行为的敏感性和容忍度——沮丧、酗酒、批评和杂乱的家庭生活。过去的种种在现在被重现；来访者的移情把现在的关系放到了以前的关系的轮廓里。稍后在第 5 章中我们会谈到，这些评论提醒你在建立亲和感时什么能做、什么不能做，还能告诉你来访者已经有了哪些敏感性。

指出你注意到的一切

"格雷格，我注意到你现在看起来特别生气，很难平复自己，这一点不像你和海伦在其他有分歧的问题上的表现。我想知道是什么让你对这个问题尤其敏感。"

"谢丽尔，我发现只要蒂姆开始准备发火，你的身体就会蜷起来，在我看来你就像个受到惊吓的小姑娘，想把自己塞到沙发的角落里。我想知道你现在的感觉如何。"

"汉克，你刚刚说觉得玛格丽特好像千方百计要毁了你，你的脸上带着害怕的表情。有时候像这样的强烈反应与类似的童年经历有着千丝万缕的联系。我想是不是玛格丽特的反应或者你的感觉让你想起了过去类似的场景。"

"丽萨，几周前你提到过你妈妈总是喜欢批评你，为了应对这种情况，你学会了屏蔽她的声音。安妮塔似乎尽力想让你理解她的感受，她刚刚说她觉得你根本没在听她说话。我想知道你现在是不是觉得受到了她的批评，所以像你过去对你妈妈那样假装听不到她说话。"

你这里在做的就是说出你看到的，表明可能还有更多的事情刺激了个体的反应。你在等的显然就是来访者接下来要说的。一般情况下，这足以让她联想到过去的某件事、关于痛苦经历的讨论和她的应对方式。如果来访者没有把现在的情况和过去联系在一起——例如，汉克说，不，玛格丽特的反应没有让他想起过去的任何事情，或者他记不起太多儿时的事情——你可以猜测这种童年记忆的闭塞或童年时光的理想化是出于压抑，通常是为了抑制那些创伤事件。

让来访者做出具体的童年反思陈述

Harville Hendrix 巧妙地运用了这种技能，这也是他在夫妻治疗中提出的意象疗法的关键点之一。本质上你想要减缓过程，给个体提供一些表述让他们填充内容："当你因为孩子批评我时，让我想到了____，我觉得____。那时候我需要的但是没有得到的是____。"这些填空式的语句拥有强大的情绪力量。他们迫使来访者回想过去，为他们自己也为他们的另一半找出诱因。一旦这些过去的问题与现在的问题分离，你就可以更有效地谈论如何识别当前问题产生的诱因，从行为上改变功能失调模式。

寻找重复出现的模式

正如我们之前提到的，更好的沟通常常能促使一个问题得到解决，但是如果两周后在面对新问题时，萨拉和安还在重复同样的模式，一个生气一个退缩，那么摆在你面前的问题就是这对夫妻遇到了停滞点。这些互动模式是表明这对夫妇的创伤相互交织的最基本迹象，不断地把人引向死胡同，产生沟通障碍，引发毫无意义的争执。

治疗情感创伤

虽然这种动态显然是夫妻两人的共同问题，但最终它还是个体问题。情绪停滞点会阻碍解决夫妻关系中出现的问题，在克服这样的情感瓶颈时个体会遇到独特的困难，而另一半只是产生这些困难的诱因，不是根源。精神分析方法和精神动力学方法通常都极为关注童年创伤，基本把这一点当作治疗的目标——帮助这对夫妻产生好奇心，探索为什么他们有这些问题而不是其他问题，回到过去追溯这些敏感因素和诱发因素的源头，好让它们现在可以得到解决（Donovan，2003；Messer & Warren，1995；Scharff，1987）。在传统的治疗实践中，这种形式的夫妻治疗通常能维持很长时间。

我们的目标比精神分析治疗师设定的目标更适度。他们可能对替换夫妻的心理构造更感兴趣，而我们更多采用与认知行为有关的、更短期的方法，希望帮助夫妻把情绪上的巨石移开，而不是花时间去弄清楚巨石为什么会出现在那里。这里的潜在问题就像新计算机配了旧软件，我们在童年时期找到的解决方法已不再适应更广阔的成人世界。为了停止重复伤害，我们需要对软件进行更新，使其变得更灵活，拓展我们的应对方法。我们需要摆脱孩子的魔幻思维模式，转向成年人的思维方式。那时我们的目标就变成了帮助个体在认知和情感上了解他们如何把过去受到的伤害投射到现在，然后帮助他们在现在的关系中做出具体的行为改变，打破重复受伤的模式。这是一个相互关联的三步走过程。

第一步是教育夫妻双方关于情感创伤的知识，辨别每个人的创伤，帮助他们发现两个人之间的模式和恶性循环。当你使用上面列举的技巧时，你可以通过实践快速辨别情感创伤。在教育这对夫妻时，你有两种方法，既可以阐述自己对我们之前在"剖析情感创伤"中讨论的内容的理解，也可以直接使用附件 A 中提供的总结。（鉴于这一点有很多需要消化的信息，提供书面版本的资料会大有益处，他们可以带回家继续学习。）通过帮助这对夫妻辨别他们的关系中出现的恶性循环，他们可以开始认识到问题出现在他们的关系模式中，而不是对方身上。

然后我们迈向第二步：要求向对方说出他们无法对父母说的话。当你还是孩子的时候，你可能没胆量告诉父亲让他少说些批评的话，或者告诉母亲你需要得到更多的认可和关注。但现在你是成年人了，你可以做到了："问题出在我身上，和你没关系，不过我对别人的批评特别敏感，所以希望你在难过的时候能注意一下你的语气。"为了保持平衡，两个人都要在面询过程中说出他们想要什么，这一点很重要。知晓了对方的创伤，夫妻之间就可以互助疗伤，而不是继续伤害彼此。

第三步很简单，不过在执行的过程中需要不断练习。为了更新软件，离开小孩子的思维和关系中的情绪停滞点，转向成年人看待问题的态度，个体需要做出与本能倾向相反的行为。因此，如果安本能地想要退缩，她反而需要站出来，大声说出自己的想法，就像我们在上一章中鼓励她去做的那样。如果萨拉想发脾气，那么她需要让自己平静下来，然后把愤怒当作表达需求的信息，讨论一下她想要的，同样也是我们鼓励她去做的事。如果你想做个好人，你要平复被周围人的情绪引发的焦虑，其方法不是通过关注和解决这些情绪，而是弄明白自己想要什么；然后大胆地说出你想说的东西，别再为了避免发生冲突而小心翼翼、如履薄冰。话题和环境都不重要，重要的是打破旧模式的束缚，违背自己的本能意愿，走出三角式关系，进入成年人的角色。

我们再回到萨拉和安的故事，对这三个步骤做一下总结。你的任务是迅速评定另一个人的情感创伤：安的敏感点在批评和退缩，萨拉的敏感点在不可靠，表现在她身上就是易怒和控制欲。你强调这些敏感点，教导他们关于情感创伤的知识，帮助他们认识到问题产生的原因在于自己以及自己过去的经历，而不在对方身上，为他们安排好出路——走出舒适圈，对另一半说出他们不敢对父母说的话，为了不触碰对方的创伤并帮助他/她愈合，保持对彼此的敏感——为他们提供具体的行为步骤。

所以，当安因为没有按照萨拉希望的方式帮助萨拉的女儿而感到受指责时，她面对的挑战是要意识到旧按钮被按下——像个10岁的孩子一样反应过度——她需要通过自言自语的方法来调节自己的反应：我的旧伤被触发了，这是过去的旧问题，我现在是个成年人了，我可以用成年人的方法解决这个问题。然后深吸几口气，告诉萨拉她的感受以及她需要什么——她很抱歉，她不是有意想让萨拉失望，不过她觉有时给萨拉的女儿提供一些帮助也是可以的。而为了致力于愈合旧伤，萨拉也在努力控制自己的脾气，不让自己陷入不敢依靠别人的创伤中，她像安那样对自己说，这是以前的问题，我感激安的体贴，积极倾听安想说的话，并解释了为什么她觉得这很重要。接下来，她们站在成年人的位置一起制订了一个既适合她们又不会引发某个人的童年创伤的计划。

改变他们的回应方式自然而然就会改变他们的感受吗？当然不是这样，至少他们做过的几十次里没有出现这样的效果，情绪总是滞后于行为。作为一对夫妻，作为孩子的父母，他们学着不要让自己被困在神奇的思维中，而是开始重新连接大脑的线路，好让他们对那些旧创伤不再那么敏感。这样做能帮助他们在以夫妻或父母的身份解决问题时不会受到阻碍；他们开始从成年人的角度做出回应。他们最关注的的焦点现在已经简单明了：减缓过程的前进速度，从心理上把过去和现在分开，有意地做出与本能相反的行为，建立清晰有效的沟通。你的目标变成帮助他们在面询时学会这些技巧，回家后能够独立应用。

你可能还想用其他经验技巧帮助他们消除旧情绪、治愈旧创伤，这取决于你自己的风格和定位。我还想到了几种可供选择的方法。

空椅子技术

空椅子技术是格式塔疗法的主要技巧之一。当你和来访者在当前情况与过去之间建立了联系，你可以让他们发挥想象，例如，想象父母坐在你摆在他们对面的空椅子上。然后你让他们对想象中现在的父母说出他们儿时的感受——"爸爸，当你对我大吼大叫时，我____。"从本质上来说，这个人正在说的是他在现实生活中从来没说过的话。然后，这个人调换椅子，自己扮演父母的角色——"如果听到你对他说的这些"，你问，"你爸爸会说些什么？"你可以反复引导几次这样的对话，鼓励他们之间进行深入交谈。如果两个角色看起来都没有进展，例如，爸爸还是在指责孩子，孩子还是在小声地抱怨，这时你可以进行干预，改变他们的情绪。

举例来说，当来访者处在父亲的角色时，你可以这样对他说："爸爸，萨利觉得你总是很生气，但我想作为家长，你也很担心她。你最担心的是什么呀？"使他们的情绪都变得更加柔和。或者"萨利只看到了你喜欢发脾气的一面。她不明白是什么原因让你这样？"或者"萨利认为你总爱生气，但是我想为人父母你一定也很爱她。你能告诉她你是多么关心她吗？"

来访者被迫要编出一些东西，全力以赴应对其他观点和情绪。他们在不同角色之间转换时，体验到的感觉不一样，也从情感上体会到了做父母的感受。这两方面经常作为性格的不同方面表现在他们身上，现在在你的办公室里得到了展示。通过这样的练习，来访者有机会把过去和现在还有他们当前的成人自我从父母和孩子的亚人格中分离出来。他们变得对情绪触发点不再那么敏感，因为他们的认知已经发生了变化。

写信

和空椅子技术一样，写信这种方式也可以把过去的事情一吐为快，引导它们去往该去的地方——去找过去的自己，而不是现在的人生伴侣。写信通常会被安排成家庭作业，可以写给已故的或在世的父母，信中的他或她还是来访者过去感受到的样子。我们采用的练习方法和空椅子技术一样，鼓励他们展开对话。通常来说，让来访者写三封信最有效。第一封信来访者写给父母（或者祖父母、兄弟姐妹等），信中可以写下任何他们想说但说不出口又困扰他们已久的话，他们希望发生哪些改变。然后来访者给自己写一封回信，说说他们认为如果父母真的收到了自己的信会回什么（例如，"玛丽，对不起！"或"玛丽，你这样一点儿都不尊重自己的父母，我拒绝讨论这个话题！"）。最后，他们再以父母的身份给孩子写一封信，内容就是在理想情况下，他们希望父母会对自己说的话（"玛丽，真的很抱歉，现在我终于认识到这些年给你带来了多大的伤害……"）。来访者想写多少就写多少，让他们下次面询时把这些信带来，要求他们在治疗室里大声读出来。

同样，写信的过程既能激发童年的记忆和感受，而且提供了一个宣泄口。当他们大声读信时，不仅旧情绪得到了发泄，还为另一方提供了机会了解和同情写信人的痛苦。

和父母谈谈过去

如果来访者和父母住得比较近，那么和父母聊一聊也是分离并修复过去留下的创伤的理想方法。来访者常常担心和父母讨论自己的童年是一件让人焦虑的事情（这也是他们之前没有这么做的原因），担心他们说出的话可能会让事情变得更糟。为了帮助降低他们对这些深层次对话的敏感，建议他们下次见到父母或者和父母通话时，简单地问一个和童年有关的具体又相对无害的问题来开启这次对话（"爸爸，我小时候让你印象最深的是什么？"或者"妈妈，我在想你和爸爸离婚的时候——那一定是你做过的最难的决定。"）

我们的目标不是为了发泄或斥责父母，而是通过引出以前从没讨论过的话题来改变对话的过程。这是一个分享、纠正观点和看法的机会——"在你眼中我是个什么样的孩子？""离婚后你有什么感受？""你知道我有多难过吗？"这些问题能够帮助来访者抛弃孩子心中非对即错的认知，用成年人头脑中负责的、以现实为基础的认知代替它们。

你还可以邀请来访者带着父亲或母亲来参加面询。因为这种情况下来访者的父母肯定会感到焦虑，所以你的第一个目标就是帮助他放松。明确一下这次见面的目的和内容："你可能知道，苏、她的丈夫还有我，我们三个人在一起努力改善他们的夫妻关系。我建议苏邀请你来这里，只是谈谈你印象中她的童年是什么样的，也许这些记忆能帮她更好地理解现在她的婚姻中正在发生的一些情况。"然后开始这次面询，时刻掌控面询的发展过程，好让每个人都感到自己很安全。

确保讨论一直保持平衡状态，但要引导它向更深、更柔和的情绪水平上发展。这次讨论与其说是关于内容，不如说是要改变过程，其目的不是为了让来访者发泄，也不是为了让父母如坐针毡。更多的是把这次讨论看作当前状态下进行的咨询，分享他的观点，稍后你可以单独与来访者处理这些信息。结束的时候要对父母的到来表示感谢，确保他没有受到情感上的伤害，在达成一致意见的前提下，鼓励父母和孩子独立继续展开这种类型的讨论。

引导想象

当蒂姆说感觉妻子把他当成了 10 岁的孩子时，当谢丽尔感到像小时候那样自己总是被忽略时，你可以引导来访者想象一下过去的场景——例如，蒂姆受到母亲的责备，或者谢丽尔孤独地坐在自己的房间里。一旦他们的脑海中浮现出这些场景，让他们像放电影一样在脑海里过一遍，对你描述一下他们都看到了什么——"我就坐在餐桌旁边，妈妈一直在问我有没有做完家庭作业。"为他们提供一些能够改变那个场景的建议，使其更有治愈效果——譬如，让蒂姆想象一五一十地告诉妈妈听她唠叨是什么感觉，而不是静默地把情绪埋在心里，或者把作业拿出来给妈妈看，不要顶嘴，或者晚些时候和妈妈聊一聊，想象妈妈给了他一个温暖的怀抱。

这个技巧有一种能量强大的变化形式，那就是让来访者想象他心里的内在小孩。比如，让谢丽尔想象她悲伤又孤独地待在自己的房间里，成年后的她在还是孩子的她旁边坐下，声音轻柔地问还是小姑娘的她最需要什么、最想要什么。这种方法拥有强大的情绪力量，内在的小姑娘说的话帮助她明确了基本的未得到满足的需求——"我需要有人以我为骄傲""我需要有人对我说我很可爱。"然后这些基本需求可以与当前的行为改变联系以来。（更多关于这个流程的信息请见 Schwartz，1994。）

雕塑法

好吧，站起来。随便在房间里找个人和你一起。我希望你能把自己想象成一个雕塑家，你将以儿时的你和父母其中一人的关系为原型做一个雕塑。制作过程中不要说话。只是把对方塑造成能够代表你眼中大部分时候父母的样子——蜷缩在一个角落里，寡言少语，在房间那一头盯着你，给你一个拥抱——一定要把面部表情也放进去。然后把你也加进雕塑里，塑造一个能代表大多数时候你感觉与父母之间的关系的人物形象——伸出手却觉得悲伤，回抱过去却只摸到僵硬的脊背。怎样做你懂了吗？现在我们重新做一个雕塑，展示出你希望你们之间的关系变得不同后的场景。

鉴于这种方法如此鲜明和戏剧化，对夫妻来说，和你一起进行这项练习时会感受到强大的情绪力量。这股力量迫使他们明确童年时建立的关系，为你提供了一种重燃他们的旧情绪的方法（"感觉如何？"你问那个被摆成父母姿势的人，"站在离女儿这么远的地方，你曾想过要离她更近一些吗？"）。在刻画了与父母之间的关系后，你还可以让他们各自雕刻出当前他们的夫妻关系，将其与他们过去的亲子关系进行比较和对比。这种画面往往会萦绕在脑海中，久久挥之不去，每当过去的情绪侵入现在的关系时，你都可以再提起这个画面。（"约翰，在你说话的时候，我仿佛又看到了那个画面，受惊的小男孩蜷缩在沙发的角落里。"）

这些经验技巧有一个共同点，那就是都能明确并帮助解决破坏现在的相互交流的陈年旧事。显然，有些情绪阻碍比其他的更容易改变。对有些来访者来说，简单地指出他们对某个评论反应强烈就足以让他们有意识地改变行为，而对其他来访者来说，你可能需要尝试使用这些工具中的一种或几种，才能最终找到一种消除过去的情绪障碍的方法。

但是你需要明智审慎地运用这些技巧。在运用过程中你要避免掉入这样的陷阱，把旧创伤的存在看作放弃夫妻治疗的理由，最终用个体治疗取而代之，要么是在面询中花费大量的时候关注每个个体，或者结束夫妻治疗，让其中一方或双方接受个体治疗。

身为一个治疗师，如果你觉得自己在夫妻治疗方面能力不足，或者不擅长处理固有的三角式关系，那么前面提到的第二种情况对你来说就是一个充满诱惑力的选项。你发现自己很容易通过为强化的个体治疗创造合理化建议来回避你的焦虑感。与个体建立的一对一关系会让人觉得很舒服，对过去的关注看起来也是把注意力从复杂凌乱的现在转移的好方法。

对夫妻来说，这个陷阱也很有吸引力。个体治疗成了绕过共同解决问题时产生的情感焦虑的方法，对那些依然深陷在互相指责中的夫妻来说，其中一个人容易被过去所困会让另一个人觉得，事实上他一直坚信的都是真的，另一个人才是真正搞砸一切的人，需要承担所有的工作。我们再回到三角式关系中一人在上／一人在下的动态，此时夫妻之间是不对等的。你要竭尽所能保持注意力的平衡。在第 7 章我们将更充分地讨论夫妻治疗与个体治疗两种方法的结合。在大多数案例中，你对情感创伤所做的工作都能全部包含在夫妻治疗中。你要帮助夫妻清除过去留下的障碍，好让他们继续前进。和学习新的沟通技巧时一样，他们最初的努力不稳定且前后不一致。他们需要从你这里得到大量的支持和积极反馈才有勇气冒险。对他们来说，重新陷入过去的回应方式很容易，但随着他们每一次的冒险尝试，新行为也会变得越来越简单。在你的支持下，在你不断提醒过去和现在的区别中，经过一段时间他们将能更好地关注当下，更好地运用他们正在学习的技能。

意见分歧

　　萨拉和安可能学会了有效沟通，不再反复伤害彼此，但是还有一个可能会激怒他们的拦路虎，即意见分歧。这里我们谈论的是夫妻双方每个人对现在的日常生活以及未来生活的看法。它事关大大小小各种事情的优先顺序：家庭共度时间、夫妻二人世界以及个人独处时间之间的平衡；对整个大家庭要付出多少关注；健康的行为习惯和饮食习惯有多重要；我们以什么为消遣，等等。它还关乎更大的生活方式问题：我们是搬到更温暖的佛罗里达，还是为了和亲戚朋友住得近些继续留在寒冷的明尼苏达？我要接受这次升职吗？它会让我一周有四天都在路上奔波。

　　所有这些问题都会披上华丽的外衣，变成一种形象和期望。萨拉的认知里美好的一周是这样的：6 点下班回家，全家坐在一起吃晚饭，陪着女儿写作业，然后萨拉和安坐在沙发上一起看他们喜欢的电视节目。周末的时候她不介意做些家务，带女儿参加足球比赛，周日下午邀请她的父母到家里做客。

她还想在纽约生活一年。

另一方面，安不介意在必要的情况下加班，回家后有什么吃什么，能填饱肚子就行。她喜欢的放松方式不是看电视，而是刷"脸书（Facebook）"，而且她真的很喜欢偶尔下班和朋友出去聚一下。周末的时候她喜欢睡懒觉，愿意雇一个保洁人员打扫家里，讨厌去看那些足球比赛，宁愿去野营也不愿邀请萨拉的父母过来。她希望能离开郊区，搬到乡下，在家里养些小鸡和山羊之类的家畜。

其中一些不同之处可能反映了他们性格上的差异，但更有可能揭示了过山车式关系中随着时间的推移产生的变化。在关系开始的初期，萨拉其实才更像工作狂，但随着女儿的出生，她决定减缓事业的发展速度，而已到中年的安决定加快事业发展步伐。萨拉一直想生活在大城市里，但因为实际的原因不得不定居在郊区，就像安一样，但是对他们来说，他们的个人欲望和激情都开始显现。

这样的意见分歧显然会使对话变得难以进行。如果再遇上他们缺乏沟通技巧，每个人的情感创伤又被不断触发时，所有的一切就变得更糟。在任何以成年人的身份展开的对话成功发生之前，你需要清理他们的沟通方式，常常要隔离并关注他们的情感创伤。即使这样，没有了权力争夺或情绪上的过激反应，你试图帮他们渡过困境。他们肩并肩坐在治疗室的沙发上，可能在寻找一个支持者，或者帮他们打破僵局的仲裁员，但你必须拒绝承担这些角色。相反，你的任务就是为他们提供一个展开更深层对话的安全场所。你提出一些尖锐的问题：为什么是现在，是什么让这些元素变得如此重要，对方在哪些地方不理解你，你们俩都愿意在什么地方妥协，在他们各自的想象或渴望中，有没有哪些事情比对方以及他们的夫妻关系更重要？

有些夫妻可以达成一致意见——在纽约生活一年，然后搬到乡下，再搬到佛罗里达，但是中间要安排每个季度到明尼苏达州拜访家人——但有些夫妻做不到。他们觉得自己已经为这段关系妥协了太多。时间已经不多了，他们想要拥有此刻心里渴求的东西。你要动动脑筋，寻找问题背后隐藏的问题，帮助他们关注两个人之间的联系，不要只盯着两个人之间的差异，看看能解决什么。这就是你能采用的最佳方法。

　　在和一对夫妻或一个家庭会诊时，把这三种障碍记在心中，如同在成年人和家庭模式中，你就有了一个评估的起点，有了最初几次面询时关注的焦点，还有治疗的出发点。在面询过程中指出这些元素是如何发挥作用的，来访者就能开始把关注的焦点从对话内容转移到使他们偏离既定方向的互动模式中。

深度观察：第 4 章练习

1. 这是近距离观察你自己的临床模式和偏好的好机会。你认为治疗的首要任务是什么？在你看来，一个人的过去在塑造他当前的人际关系中扮演着什么角色？治疗过程中在处理类似的问题时，你的偏好和风格是什么？

2. 你的另一半或那些和你亲近的人做的哪些事情最让你困扰？你的过去可能让你对哪些事情格外敏感？尝试选择经验性练习中的一种——空椅子、写信——作为你定义和解决过去未完成的事情的方式。

3. 尝试做一次引导想象练习：

　　想象你自己进了一家剧院。你走进一个大厅，那里有很多人在四处乱转。你穿过大厅进入观众席，找到一个最好的位置坐下。出现在你面前的是个大舞台，上面拉着幕布。

　　你给自己找了个舒服的坐姿，现在其他观众也进来了，占满了你周围的座位。礼堂里的灯光暗了下去，舞台上的灯光亮了起来。剧目马上就要开始。

　　第一幕戏开始的时候幕布升了上去。我们在舞台上看到了你的父母，这时你还没有出生。看看接下来发生了什么，听听他们说了什么，观察一下还有没有其他人出现。

　　幕布落了下来。第二幕开始时幕布升起，我们看到你出现在舞台上，这时你还是个小孩子。同样，看看接下来发生了什么，观察一下还有没有其他人出现，听听他们说了什么。

　　幕布又落下。幕布升起，我们看到舞台上的你；现在你已经进入青春期，和父母中的一人或两人在一起。他们在和你讨论成长的话题——关于人际关系和性，职业和教育。听听他们说了什么，再听听你是怎么回答的。

　　幕布落下。下一幕开始时幕布升起，我们看到舞台上的你，你的年龄更大了一些。这是你人生中第一次离开家的时候，确切地说是从家里搬出去——上大学，和朋友一起合租公寓，或者结婚成立自己的小家庭。舞台上和你在一起的是父母中的一人或两人。看看接下来发生了什么，听听说了什么，然后看看你是否能说出自己在那个时候的感受。

幕布落下。下一幕开始时幕布升起，现在你又长大了一些，正在认真地投入一段感情——交了男朋友或女朋友，有了人生伴侣——你们两个一同出现在舞台上。看看接下来发生了什么，听听说了什么。

幕布落下。幕布再次升起时，场景就到了现在。你站在舞台上。看看会发生什么。

幕布落下。幕布再次升起，时间到了 5 年后的将来。看看接下来会发生什么，听听说了什么，看看谁会出现在舞台上。

这时表演结束了，幕布再次落下，舞台上的灯光熄灭，礼堂的灯光亮起。观众们陆续起身，准备离开剧院。你跟着人流走出去，无意中听到他们在谈论这场表演。关于这场表演，听听他们都说了什么。

那么你都看到了什么呢？你要问自己这些问题：在所有你可能看到的事情中，为什么你看到了自己做过的事情，这和你现在的生活有什么关系？总体的基调是什么？贯穿所有场景的模式是什么？

一个让你快速自我反思的框架：

第一幕只有父母出现的场景呈现的是他们早期的关系。你父母之间的关系如何？他们在做什么？这对你自己的夫妻关系的初始阶段产生了怎样的示范作用？

对于第二幕和你的童年有关的场景来说，问问自己：在所有可以想象到的场景中，为什么你想到了这一幕？它和你的童年有什么关系，和你现在的生活又有什么关系？那时你是幸福还是悲伤？你是独自一个人，还是和兄弟姐妹在一起，和父母在一起？你在做什么？

下一个场景是离家时的你。当你打包行囊时，有什么感受——兴奋、害怕、沮丧、压抑还是愧疚？为什么？对所有离开时的情绪而言，对你来说这时的感受可能是你的情感底线吗？你一般多久会决定离开一段关系或辞掉一份工作，即使你又得到了和离开家时一样的感受？

下一幕场景展示了一段早期的关系：你看到了什么？总体的情绪基调是什么？和只有你父母出现的第一幕场景有什么相同或不同之处？

接下来就到了现在：在你现在的生活所发生的一切中，你看到了什么？这一幕与其他的场景有什么相似或不同之处？

最后一幕展现的是 5 年后的将来：你看到了什么？与你有意识地想象中的未来有什么相似或不同之处？与其他的场景有什么相似或不同之处？

观众对你的演出有什么看法——激动人心、无聊透顶还是他们很高兴看到你改变了主意？你对别人的评论有多敏感？

这不是语言，只是从你的生活中获取信息的另外一种方式。仔细考虑一下，看看这样的方法如何适用于你自己以及你的工作。

4. 随着时间的推移，你的愿景发生了怎样的变化？如果你现在正在谈恋爱或已经结婚，找个时间和你的另一半彼此分享一下你们的愿景吧。

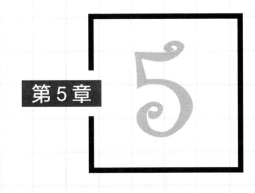

第5章

开始

结构与任务

开始，坚持，大胆去做一个明智的人。

——贺拉斯

虽然古罗马著名的抒情诗人贺拉斯在分享这个建议时根本没考虑过临床医生这个职业人群，但这条建议也同样适用于我们这种工作的人。每对夫妻之间的动机、期望和目标都千差万别，但你在最初的面询中的关注点是不变的——让他们感到自己说的话有人听，让他们觉得安全，帮助他们明白这样一个道理，和你一起坐在治疗室里讨论他们的生活能有效地平息一场危机或创造更好的生活。你想让他们加入，给他们继续下去的动力：这是一项艰巨的任务，要求你既要大胆又要足够睿智。

这一章我们了解一下初次面询的总体结构，以及列出你在时间结束前想要完成的理想目标。下一章的讨论内容将以本章为基础，经历一下初次面询的真实过程，并且简要描述一下第二次、第三次面询的重点。

第一次面询的任务

第一次接受面询的个体通常都有些焦虑。他们不认识你，尽管以前可能接受过心理治疗，但不确定从你这里应该期望些什么。他们需要被倾听、被理解。他们希望离开治疗室的时候，得到和他们进来时不一样的感受。他们需要相信你是对的人，这里是他们该来的地方。

对接受治疗的夫妻来说，他们的心境也大同小异，根据我们在第 1 章所说的，甚至更甚。接受治疗对他们来说可能是个非常重大的决定。"依靠"的一方已经花了好几周或好几个月的时候考虑接受治疗，在心理上策划着怎样把"被依靠"的一方拉进来。或者在尝试了这么多年希望事情发生转机后，其中一个人或两个人都到了忍无可忍的地步——到你这里接受治疗是他们的最后一搏。他们担心你会说你能为他们做得很少或者需要他们做得太多，或者真正有问题的是他本人而不是另一方。他们想获得安全感，他们不仅想了解如何达到这个目的，还想确定这样的结果对他们会有帮助，他们想在治疗的 50 分钟内得到答案。

这就是夫妻治疗的初次面询富有挑战性和重要性的原因。你不能指望像个体治疗那样轻易而举就能和来访者建立亲密关系，让他们觉得你是个好人。面对很多方面需要了解的情况下，你需要迅速行动起来，消除他们的恐惧，回答他们的问题。

你都需要做些什么呢？我们列举了八项任务，请看下面。

1. 建立融洽的关系。
2. 明确他们的期望。
3. 判定问题是什么，出在谁身上。
4. 评估。
5. 改变情绪氛围。
6. 提出初步治疗计划。
7. 应对反对意见。
8. 总结及布置作业。

上面列举的这些任务大致遵循了逻辑和临床治疗的顺序，因为每次你进行下一项任务，都需要完成之前的任务。也就是说，不要把初次面询当成汽车工厂里的生产流水线，所有的零部件在一个个站点被拼装在一起，直到最终一辆车完工下线。有些目标有自己独特的位置，例如提出初步治疗计划，其他任务贯穿整个治疗过程。举个例子，在面询一开始的时候，你把注意力放在建立融洽关系上，但这种关系的建立将会持续出现在面询中，既要借助你经过深思熟虑后采取的行动和给出的反应，又要借助于面询给夫妻留下的整体感觉。同理，当你需要留出一部分面询时间进行评估，以便证实你的假设，着手制订治疗计划，其实从夫妻二人坐下的那一瞬间、你们开始接触的那一刻，可能你就已经在进行评估了。

因此，由于你要面对的是有血有肉的人，而不是冰冷无情的机器，初次面询有更多产生于整个过程的流动性，需要你在整个面询过程中引导和追踪。当你考虑做出转变，或者不确定该往哪个方向前进时，总是可以回到你一直追踪的这一点上。

建立融洽的关系

当然，这是任何治疗方式的起点。在这一点上，夫妻治疗面临的挑战就是确保你和夫妻双方都建立了联系，而不是只有其中一个。

倾听

倾听是最基本的要素。它要求我们保持安静但不失机警，让来访者在不被打断的前提下，在面询开始时就说出自己的故事，说出他想说的话。无论你是否成功做到倾听来访者的声音，它都是与来访者的移情紧密相关的因素之一。在成长过程中的某段关系或很多段关系中，许多来访者都遭遇过被忽视、被指责、被无视。来访者第一时间发现你没有犯下类似的错误，为接下来期待和创造一些不同的东西做好了准备，正如即使是程度很轻的不真诚倾听也会引发来访者的旧创伤。引发这样的创伤不一定意味着来访者会离开治疗现场——但即使你再努力修复这段关系，也需要花费很长时间才能建立信任。

针对那些犹豫不决或胆怯害羞不敢加入治疗的夫妻，和他们闲聊一下：和玛丽聊聊她的工作，和埃里克聊聊他的孩子，和丹妮诗聊聊她最喜欢做的事。给他们一个机会，让他们听听你的声音，明白你是一个积极的、忠实的听众。

眼神交流

眼神交流是另一项基本要素。我们说的眼神交流不是一直盯得对方不敢回视，直视他们的眼睛就好。你希望快速发现来访者能忍受多大程度的眼神交流。有的人根本不喜欢与人对视——说话的时候他们盯着自己的鞋，或者眼神飘忽地扫一眼你的位置。其他人可以做一些简单的眼神交流。你观察他们提供的线索。你主动一些；快速瞟一眼那些看起来害羞或唯唯诺诺的，对那些性格看起来外向的人对视的时间长一些。你需要通过眼神和他们建立联系，而不是让他们感到不舒服。

除了建立联系，与来访者进行眼神交流还有另外一个原因，毫无疑问这也是你的一种本能反应：刻意去看来访者的眼睛——眼睛是心灵的窗口——能够帮助你评估他们的情绪状态。有的来访者说话很活泼但面无表情或神情忧伤；有的来访者露出愤怒或受伤的表现；有的来访者在面询开始时就泪眼涟涟，通过看他们的眼睛，你可以在面询过程中读懂他们内心的情绪变化。你可以评论他们，以此来有意识地改变治疗室里的情绪氛围。

分享你的专业知识

如果你进过急诊室，知道和你说话的是经验丰富的主任医师，一定比看起来像你弟弟的年轻实习生让你更有安全感。对接受心理治疗的来访者来说，情况也是如此。有些人认识你是通过朋友的介绍，或者在网上看到你的个人资料、证书和照片，所以原本陌生的治疗师不再陌生，他们对你的技能也不再那么忐忑。

而有些人来接受治疗是因为经过他们信任的医生推荐或者他们不那么信任的另一家机构推荐，他们没有和你通过电话，也没时间查阅你在网上留下的信息。或者还有一种普遍存在的情况，其中一个人提前做了很多调查，而另外一个人毫无准备。此时正是你展示自己、展示你的经验能力的好时机。谈谈你多年的从业经历，特别是在他们关心的领域的经验（焦虑，创伤后应激障碍），还有你的专业方向。显然，这对于消除来访者见到你之后产生的不安的第一印象非常重要，例如你刚好看起来比他们年轻一些。解决了他们心中的假设，让他们知道你有能力和经验去理解他们的挣扎，你就能帮助他们放松下来，敞开心扉。

注意文化多样性和种族多样性

有助于你了解多样性的资源有很多——关于同性恋关系的文章，关于不同民族和种族群体的价值观和家庭结构的书籍——这些资源可以让你了解不同群体的性格和特点。但是关于文化多样性、民族多样性或种族多样性需要你牢牢谨记的很简单，时刻不要忘了他们之间的多样性。也就是说，不要忽略你和接受心理治疗的夫妻之间的不同之处，因为他们一般不会假装看不到。带着好奇的心对待这种差异，大声地说出来："因为我自己不是同性恋（或非裔美国人、印度人、埃塞俄比亚人），你能否告诉我，你觉得你的生活方式（文化、种族、宗教信仰等）对你们的关系有什么影响。"人们通常很高兴你提起这个话题，乐意告诉你他们的想法。即使他们觉得差异微乎其微，你的问题可能也会激起他们对自己的价值观的好奇心。

自我表露：分享关于你自己的信息

优秀的销售人员知道顾客可能喜欢什么类型，然后从那些似乎和他们享有共同点的人那里购买商品；相似之处会建立人与人之间的联系。是否要分享关于自己的信息、何时分享通常都与你的临床治疗方向有关，还与你的个人风格有关。例如，如果你属于传统的精神分析学派，分享关于自己的信息基本不是问题，因为自我表露不是治疗手段或治疗过程的一部分。如果你来自其他不同的学派，什么时候谈论关于自己的哪些内容取决于你的舒适度。

把自我表露当作你治疗工具箱里的另一件工具，经过深思熟虑后，你决定在初次面询的时候使用这个工具，好让来访者觉得你和他们是一类人，帮助他们放松自己。许多来访者很容易就会觉得自己是弱势群体，害怕和陌生人说话，尤其是那些以前从未接触过心理治疗的人，他们根本不了解心理治疗是什么。你可以随口说一些自己的事——"我的孩子还小的时候""我以前住在那里""我也当过兵"——巧妙地让来访者把你看作有相似经历的人，你们之间有关联点。这样你们之间的隔阂就会被打破。

用自己的行为反映每个参与者的风格和立场

如果汤姆看起来比较情绪化，喜欢说一些粗俗的话，而桑迪既聪明又有逻辑，那你就对汤姆的感受表示同情（"有时候你一定觉得很沮丧"），不时说一两句脏话，同时模仿桑迪说话的样子，向她提供一些信息和解释减轻她的焦虑（"我问这个问题是因为有研究表明……"）。如果汤姆把胳膊肘支在膝盖上，身体前倾，你也不动声色地这样做，但是和桑迪说话的时候一定要像她一样坐端正。注意观察对话过程中的非语言线索，这样你就知道自己该做什么。如果汤姆翻白眼或转移视线，如果桑迪开始反驳你提出的研究结果或者把双臂交叉抱在胸前，温柔地说出你看到的景象（"看起来你不同意"），然后回到最初的起点——保持安静，让他们尽情说，直到他们再次放松自己。

穿着适宜

在一项著名的研究中，患者在接受医生治疗时得到的口头反馈都是一样的，只不过医生们的穿着不同。会诊后当被问起对自己的医生有多大信心时，从 1 开始，10 分为满分，患者给那些穿蓝色实验服的医生平均打分 6.62，穿白色实验服的医生打分 7.25，穿白色实验服脖子上挂着听诊器的医生打分 8.82（Clifford，2013）。类似的研究结果也相近（Rehman，2005）。

穿着是给来访者留下第一印象并让他们在你身上找到相似之处的一部分，在这一点上你也要像初次面询的其他方面那样关注你的听众。但这也并不意味着你"不能做自己"，也不是说如果你知道来访者中的丈夫是一个建筑工人，你必须穿着施工靴和工装裤出现在面询现场。来访者期望你是个专业人士，所以你得穿得专业一点。也就是说你可以为安排在某一天的一对素未谋面的夫妻调整你的穿着。亚瑟是一名企业高管，你可能希望为了见他而特地打扮一下，尤其是当他比你年长，且对此次治疗持怀疑态度，这样做既反映了他的风格，又提升了你的权威。如果你在通话时感觉到凯特整个过程听起来腼腆、紧张，那你就要穿得随便一些，这样她看到你就不会觉得那么害怕。在穿着上要深思熟虑，保持你的敏感性。

展现领导力

我们在第 1 章讨论过，领导力是保持面询过程的平衡的重要因素，不过领导力同样还能创造融洽的关系。整个面询过程有了你的引导，他们会觉得自己不需要承担面询产生的大部分重任，而且能解决问题。通过提出尖锐的问题，随着面询的展开提供反馈，制止即将显露的功能失调模式，来访者就能辨识你的治疗方法，明白哪些问题可以提，哪些问题不能提，发现你的个人风格和职业风格是否能解决他们深层次的问题。他们能从你的领导力中获得安全感，知道你有能力为他们设定界线，防止他们平时的问题在治疗室重演。

当他们重新坐到椅子上，身体看起来更放松，话也多了起来，这时候你就知道来访者感觉不那么焦虑了。虽然奠定情绪基础的大部分工作都需要在初次面询时开场的几分钟里完成，但显然在后面的整个过程中你都可以继续建立这种融洽关系。

明确他们的期望

每个人都不可能没有期望；每个人都在想象你在做夫妻治疗时使用的方法，以及初次面询的结果。如果你不知道他们期望什么，或者没有满足他们的期望，他们就不会再来了，所以你在面询的早期就要引出他们的期望，明确你的治疗方法。

要做到这一点，有几种方法可供选择。第一种方法是在面询开始时，简要描述一下你的治疗方法：我倾向于从夫妻相处模式的方向展开夫妻治疗，会给你们留作业改变现在的模式；我特别关注沟通技巧；我认为更多地了解你的童年对我来说很重要，这样我们就能找到你的一些问题产生的根源；我只会在你们夫妻共同出现时见你们；我们会把个体治疗和夫妻治疗混合在一起进行。然后看看他们是否点头，是否明确地表示同意，以此来确定他们是否接受了你的方法。

你还可以问问他们以前是否接受过任何形式的心理咨询或心理治疗，自己去的或者和配偶一起去的都可以；"是的，"布拉德说，"我十几岁的时候被父母拽着去参加过家庭治疗，那真可怕——我因为把事情搞砸了在那里被整整责备了一个小时"；或者"去年春天我们尝试参加过几次夫妻咨询，后来我们退出了。那个治疗师只是坐在那里，基本上我们对她说的也就是我们在家对彼此说的话。"正如对来访者过去关系的评价能告诉你可能出现的移情反应或旧创伤，对以前的治疗师的评价也能告诉你哪些对这个特定的来访者有效，哪些不起作用，也为你提供了一个平台，解释你的方法与来访者之前接受治疗的治疗师的方法有什么相同或不同之处。例如，你要确保巴拉德不会觉得受到责备，你没有一直坐在那里，让这对夫妇听不到任何新鲜的东西，相反，你要指出你的方法如何更具互动性。

正如建立融洽的关系一样，明确他们的期望也是一个贯穿面询始终的持续性过程。这对夫妻会发现你有多积极、多直接，通过你提出的评估问题，知道你想专注于哪些话题。面询接近尾声时，你要询问他们对这次面询的感觉，帮助你确定你和这对夫妻是否合适一起进行夫妻治疗。

判定问题是什么，出在谁身上

有些人非常清楚自己担忧什么（"我总觉得受到了批评""我们的语言争论升级到了肢体冲突""他总是因为孩子的事跟我唠叨个没完"），而其他人总是含混不清（"我们相处得不好""我们沟通得不好""他总是漠不关心的样子"）。正如我们之前讨论过的，你想通过提问题把模糊的事情变得清晰："你们相处不好的时候发生了什么事？你是什么感觉？你采取了哪些行动？""你想通过什么样的表现才能确定约翰关心你？"或者通过观察治疗室里发生的过程："我注意到你们两个都在打断对方说话。你们在家也是这样吗？这就是你说的你们沟通不畅吗？"通过揭开他们特定的行为和情绪，你就能在治疗过程中解开他们的相处模式，更好地理解他们需要改变什么。

下一步你要明确问题出在谁身上。如果杰伊认为他和苏珊娜享受性生活的频度不够，那他可能遇到了一个在苏珊娜身上不存在的问题。如果苏珊娜觉得杰伊太挑剔了，那么苏珊娜就有了一个最终需要她自己解决的问题。通过为你自己和这对夫妻划定责任范围，你的思绪会变得清晰，帮助他们开始在三角式关系中移动，走出原来的受害者、压迫者或拯救者的角色，走向成年人的位置。你需要避开指责——谁对谁错——消除他们之间的权力斗争。

一旦你指出谁身上有问题，你就可以寻找导致他们沮丧或愤怒的原因了，或者每个人可能帮助对方解决问题的方法，或者最好能探究一下他们各自的问题是不是存在关联。例如，你可以说："苏珊娜，杰伊说你对性生活的态度让他感到不幸福、失望，而你说你被他不停的指责惹火了。我想，如果他不那么苛刻，你觉得这段关系会让你感觉好点儿吗？这样会改变你对你们俩之间性生活的态度吗？"或者"杰伊，苏珊娜觉得你总是对她横加指责。她觉得自己听到的责备和你描述的因为缺少身体接触而产生的失望之间有联系吗？我想如果你们每个人都以自己想要的方式感受到了更多的关心，你们的每一个问题都会得到解决吗？"

同样，此时你最不想看到的就是失去平衡——苏珊娜的问题比杰伊的问题更清楚、更重要；杰伊是对的，只要苏珊娜修正了她的性亲密问题，一切都会变好。因为你说的某些话或没说的话给他们留下了这样的印象，但凡你有这样的想法，或者因为其中某个人的非语言反应产生了这样的怀疑，说出你的想法，仔细检查一遍，然后重新找回平衡。举例来说，"杰伊，我看到你在做鬼脸。我刚才说的你有什么想法？"或者"苏珊娜，我不想给你留下这样的印象，让你觉得我支持杰伊，反对你。"面询结束后，如果你觉得事情还处于不平衡的状态或者没得到解决，打电话给他们确认并澄清。

评估

除了与这对夫妻建立牢固的关系，明确现在的问题以及他们的期望，在最初的几次面询中你的另一个关注点就是你的临床评估。评估结果决定着接下来的目标和焦点。显然你的理论方法会影响评估本身——基于心理动力学的方法需要评估他们的沟通技巧，注重解决方案的方法需要映射出成功的领域。你的评估模式为你提供了框架，你可以在这个框架里规划你的所见所闻。

我们要使用的评估模型着眼于五个主要领域：沟通技巧、情绪创伤、愿景、力量、个性特征和应对风格。这里我们简单概述一下，下一章再讨论如何在实践中应用这个模型。把这个模型与你使用的模型对比一下。

沟通技巧

对这样的来访者来说，讨论沟通技巧通常是一种解脱。这个话题更容易理解，避开了责备和愧疚，减轻了焦虑。这里你可以询问第 3 章讨论过的沟通话题。最简单的方式就是让他们描述一下当他们意见不一致时会发生什么：遇到烦心的事情时，每个人都能大声说出来吗？他们能说出自己什么时候会变得不安吗？他们能及时止住怒火，不让矛盾升级吗？他们能公平较量吗？他们能平复自己，等到情绪更稳定的时候再回头修复关系吗？他们能把自己的情绪当成和对方沟通的信息吗？他们能提出一个解决问题的方案吗？

他们能给彼此正面评价吗？他们能做到 John Gottman 所说的"面对"而不是回避吗——在对方发表评论时进行回应和参与（"你看这日落，多壮观啊！"另外一个人说，"真的很壮观啊！"而不是忽略这个评论，说一些苛刻的话）？他们能积极创造一些高质量的二人世界吗——不带孩子的约会，美妙的性生活，共同的兴趣爱好？如果他们的夫妻关系中缺少这些积极的因素，要么他们的生活压力会继续增加，要么他们被迫从外部寻求解决压力的办法。

如果形成中立区就是他们能够做到的最好——他们不争论，紧张的气氛比之前有所缓和，那么他们很容易就会觉得没有什么理由可以让他们继续在一起。带他们离开这种消极或中立的状态不仅意味着要解决问题，而且要养成积极的惯例和习惯。

你还可以在面询过程中观察他们的沟通技巧，然后把关注的焦点直接对准这些技巧——"你能说出自己什么时候感到愤怒吗？你能让皮特了解你的感受吗？""玛格丽特，你看起来很忧伤；保罗，看到玛格丽特现在的样子你有什么感受？"你们在面询中会称赞彼此吗："当我需要休息的时候，汤姆会照顾孩子，他真的帮了很大的忙。"同样，你在寻找他们对自己行为的意识，自我约束的能力，以及帮助他们纠正功能失调模式的机会。

情绪创伤

上一章我们提到了几种检测情绪创伤的方法——过度反应、提及过去、移情的线索——但是在评估的时候你可以继续深挖。此时你可以问苏珊娜，她是不是对所有的批评都很敏感，甚至她是不是也很容易对自己吹毛求疵。你问问杰伊他们夫妻之间缺少性生活最让他烦恼的是什么，换言之苏珊娜的不情愿或者表面看上去的抗拒对他来说意味着什么，性生活对他来说最重要的是什么。然后苏珊娜可能会给出肯定的答案，她对别人的批评很敏感，事实上她对自己也很严格，很难应对对抗和冲突，一般都会尽力做到最好，她的母亲很挑剔，在母亲身边时她总是很谨慎小心——想通过良好的表现应对问题。或者杰伊说当苏珊娜拒绝和他过夫妻生活时，他感觉与她断开了联系，感到孤独，她一点儿都不关心他的感受，觉得自己一点儿都不重要。

你要做的就是把这个问题当作糟糕的解决方案，探索问题下面掩藏的问题，为什么这样的行为或反应比其他行为或反应造成的伤害更大，因为它们连接着更深层的伤痛。通过提问题你获取了想要的信息，同时还帮助这对夫妻加深了他们的沟通。

愿景

这是一个你可以直接提问的领域：你是否觉得你们二人总体上拥有同样的价值观、同样优先考虑的事，对日常生活和未来拥有同样的愿景？这时夫妻两人可能会说一个人内向，另一个人外向，或者其中一个人是工作狂，这一点让另一个人感到困扰。或者他们都在谈论搬到乡下生活，养些小动物，这是长期以来两个人的共同梦想，或者夫妻一方一直说要搬到乡下，另一人拒绝，因为他们担心那样的生活太孤独了。

这个方面还会作为他们当前遇到的问题的一部分出现——他们确实在争论对方在工作上付出了多少，她觉得对方没有为家庭留出足够的时间，或者她觉得自己因此被忽视了，引发了她的情绪创伤。

力量

夫妻之间力量的不均衡会削弱每次的沟通效果。即使苏珊娜能和朋友、同事开诚布公地交谈，但这并不意味着在和杰伊的这段关系里，就算她总是小心翼翼、谨言慎行也无所谓。我们再回到三角式关系，如果一个人处在三角形的上端，另一个人位于底部，那么处于上端的人通常会控制两个人之间的对话和决策。

你该怎样发现力量的平衡？问问这对夫妻他们平时怎样做各种决定——关于性生活，关于金钱，关于孩子。谁通常都能如愿以偿？他还是她？为什么？问问他们是不是发现自己因为担心另一个人的反应而感到焦虑或保持缄默。观察是谁发起了治疗室里的对话，谁在为谁说话，是不是有一个人犹豫着不敢开口，或者是否两个人都能在对话或争论中说出有分量的话。如果你能确定夫妻之间的力量不平衡，他们很可能被困在某种三角式关系中，那么让每个人摆脱他们现在的角色，走向成年人的位置将会是你的目标。

个性特征和应对风格

每个人的个性影响着他的人际关系，正如一个人的人际关系塑造着他的个性特征一样。我们当然可以在情感创伤这个角度看到它们之间的互相影响，在明确的精神健康问题方面也是如此。对一个拥有边缘型人格的人来说，他的伴侣可能会觉得自己什么都做不好，对引发暴怒的可能性随时保持警惕。如果丈夫有强迫症，妻子可能会因为他的专注而感到被孤立，或者被他的固定程序和对细节无休止的关注而抓狂。患有抑郁症的人也会把对方的情绪变得沮丧。有某种成瘾史的人——药物、酒精、网络色情——可能会让配偶总是怀疑他在没有任何预警的情况下再次复发。没有经过诊断、治疗的注意缺陷/多动障碍（ADHD）患者会因为自己的拖延、健忘或未完成的事把对方逼疯。

通过询问个人和家族的心理病史以及过去他们接受过的治疗，你想了解这些问题。有时候这些精神失调的表现已经得到了控制。沉迷的人已经在服药、看心理医生，情况有所好转；成瘾的人确实已经进入了积极的康复过程，每周去参加好几次互助会。不过有时候现实并非如此。例如，一个人根本没意识到持续的情绪波动是抑郁症的前兆，成瘾者把他对让他上瘾的事物的依赖降到最低，患有人格障碍的人容易把自己的反应归咎到对方身上。

了解他们的原生家庭非常重要。他们父母的婚姻是不是动荡不平静？父母是不是经历过离婚、家庭暴力或成瘾史？关于亲密关系、沟通交流、男性和女性，每个人小时候都有什么样的行为榜样？儿童时期受过虐待吗？这些行为是不是在他们的夫妻关系中被复制？夫妻双方的个人经历对他们的期望和容忍度产生了什么样的影响？例如，如果一个人亲眼目睹过多次离婚，并且认为离婚是一种可以接受的解决问题的方法，那么尽管他的结婚对象的父母结婚 40 年后还在一起，但他们夫妻之间还是会存在不同的看法，对这份婚姻的承诺水平也可能不同。同样的情况也存在于这样的夫妻中，其中一个人在混乱的家庭里长大，对强烈的情绪有更高的容忍度，但他的配偶的父母却从没吵过架。

最后，寻找每个人身上正面的内在品质和应对风格以抵消消极的部分，正如你在处理夫妻关系时所做的那样。例如，考虑一下忍受焦虑的能力、承担风险的能力、把错误当成错误而不是悲剧的能力，以及情绪的灵活性——在不感到愧疚的前提下改变一个人决定的能力，让别人不生气就能改变他们的决定的能力。

你应该为自己和这对夫妻创建一份优点和缺点清单。绘制出这对夫妻的发展变化和历史变化——例如，经历了生养孩子的过程，一个新手妈妈如何感受到更多的自主权，不再像以前那样顺从于丈夫，或者丈夫决定如何辞去现在的工作，因为他的父亲从来没有做到——帮助夫妻把这些改变放到当前他们面临的问题的环境中。通过探索生活中自然变化的元素，通过唤起陈旧的信息并以新的方式进行重组，夫妻双方可以用不同的方法把这些点连接起来。有了看待当下的新观点，他们就能创造出看待未来的新角度。

同样，随着时间的推移，你最看重的和你开展评估过程的方式反映了你自己的风格和临床方向。有些治疗师倾向于更互动、实用、通俗的方法，评估和治疗随着面询过程同时展开。其他治疗师选择使用更加结构化的过程，例如，他们在正式和一对夫妻谈论治疗计划前，会通过问卷收集大量历史信息，或者抽出几次面询的机会用来进行正式的评估过程。只要你清楚自己的治疗过程，也让这对夫妻清楚你的治疗过程，那么两种方法都可以。此外，如果你们想有一个良好的开端，一定要满足每个人的期望。

改变情绪氛围

第一次面询结束后，接受治疗的夫妻特别需要获得与面询前不一样的感受，这样他们才会继续治疗，所以你要借助第 2 章中讨论过的各种工具来改变治疗室里的情绪氛围——注意柔和的情绪、识别相似的情绪、用教育的手段把问题正常化，等等。正如你要在面询过程中和夫妻二人建立融洽的关系，与此同时你还要寻找改变情绪氛围的机会。你所做的努力中有些细小而微妙——问问大卫他想要什么而不是他应该做什么，而其他的需要经过深思熟虑，耗费的心神也更大——用几分钟的时间解释一下情感创伤或过山车式关系。

此外，你不想做的就是错过这些机会，让这对夫妻的对话内容盖过整个过程，或者表现得过于被动，没有适时展示出你的领导力。

提出初步治疗计划

假设你又因为皮疹去见了家庭医生。经过 15 分钟的检查和提问，她看了一眼手表，然后说："好吧，看起来今天我们的时间不够用了。我要抽点血做检查，希望你下个礼拜再来一趟，到时候我可以告诉你我的诊断结果。"你会觉得失望吗？很有可能。

你可不想在第一次面询结束时给来访者类似于上面这位家庭医生给出的答复。再者，来访者都有自己的期望，其中一个就是他们离开的时候能得到你的反馈，你怎样看待他们之间的问题以及下一步打算怎么办。你给出的实际建议将由你的临床治疗方法决定，不过这里我们也给出一些可供参考的建议。

教育

"马蒂，之前你说过，你觉得雷根本不感激你的付出，最终你觉得受够了，很生气。雷，你说过你很怕马蒂发脾气，所以你总是退缩。你们两个提到的其实就是每对夫妻都在与之进行斗争的情感创伤。我来向你们解释一下这是怎么产生作用的……"

"达文、马利基，面询开始的时候你们俩都提到担心经常吵架的问题。在这个面询过程中，我尽力做的就是减缓你们俩对话的节奏，帮助你们意识到什么时候情绪不受控制，偏离了谈话的重点。我们进行的对话就像在开车……我会给你们留一些家庭作业，工作日的时候你们可以在家练习一下，然后面询时我们再集中学习这些技巧。"

"你们俩都说不想再因为教养子女的事情争吵。萨拉，听起来你希望女儿做事能更有条理，而安你觉得不那么有条理也过得去。在教育子女的问题上，父母总是容易走极端，过度地补偿对方没有做到的地方。对你们的女儿来说，这样并不好，因为……"

通过与马蒂和雷谈论情感创伤，或者过山车式关系，或者在面询结束时向他们展示三角式关系，你为他们提供了一个问题标准，帮助他们开始认识到消极模式是如何产生的。

同理，你在面询过程中向达文和马利基总结了你的关注重点，将他们的问题重新定义为技巧的问题而不是性格的问题。作为一种建立在他们最初的关心点上的方法，你用信息向他们说明为什么达成一致意见不仅对他们自己而且对他们的女儿都很重要，以此强调改变动机的原因。当你听到医生解释说你只是患了接触性皮炎，而不是你担心害怕的非洲疥癣，正如你如释重负的感觉一样，把你在面询过程中观察到的来访者存在的问题以及他们的沟通过程放在更大的环境中有助于减轻这对夫妻的焦虑感。离开时他们会觉得比刚来时好多了。

用新问题代替老问题

这也是我们在上面的描述中讨论的一项内容，是你的评估 / 诊断的本质所在，是你在治疗计划中为来访者提供的一种方法。他们的问题是情感创伤，不是爆发性的行为；是极端的观点或者不同的价值观念，不是固执倔强。丈夫患有注意 / 缺陷多动障碍，影响了他的组织能力，那不是单纯的不负责任的表现；婚外情是应对未处理和未解决的夫妻关系问题的下策，但未必说明这个人自私、不关心他人。你把他们之间的旧问题重新组织成新问题，改变夫妻两人看问题的角度，提高他们解决问题的积极性。

指明过程而非内容

萨拉和安都认为他们的问题在于女儿的就寝时间，但其实问题是他们没有能力展开不带情绪的、可以解决问题的对话。同理，马蒂和雷把问题的原因归结于谁做的家务多，但其实是雷总觉得自己要谨慎小心，而马蒂讨厌一直对家里的大事小事负责，因为雷从不肯站出来。

你要做的不是调解他们说的内容，而是改变他们解决问题的过程。向他们指出尽管讨论的内容变了，但他们的处理模式和过程还是原来的套路，这样有助于夫妻二人都看到潜在的问题，使他们（还有你）不要在纷繁杂乱的细节和事实中迷失方向。

指出相似之处

布鲁斯说他感到孤独，总是收敛自己；安琪也承认有孤独的感觉，但她变得易怒、苛刻，结果导致布鲁斯更加退缩，安琪更加愤怒。你需要指出他们的这种相处模式，同时指明两个人之间的相似之处。通常情况下，夫妻双方的感受是一样的，不过每个人的处理方式有所不同。帮助他们认识到两个人都在和同样的潜在问题做斗争可以使他们更同情对方，而不是心怀怨恨。

讨论下一步的安排

"你们今天表现都不错，说出了自己的担忧和顾虑，听完之后我意识到咱们有很多事情可以做。下次我想和你们两个分别单独见面，这样我可以收集更多以前的信息，然后向你们反馈我们在治疗过程中需要关注什么。"

这和之前那位医生的做法差不多，她真的认为需要做一些检查，获取更多关于病情的信息，或者需要让你去看一下专家，多听听其他意见。如果你需要更多的时间进行评估，告诉这对夫妻你在考虑什么以及接下来你们要怎么做。大多数夫妻都能接受这样的安排，理解你展现出的领导力。

应对反对意见

如果你在面询中仔细追踪了整个过程，注意到所有语言和非语言形式的反对意见——反驳你的解释、切断情感联系、微微摇头——和他们已经熟悉起来，修复了他们的关系，所以你和来访者能保持一致，你对治疗方案的陈述应该能顺利进展。尽管你之前做出了很大努力，但是显然这时候会出现反对意见，其原因很简单，就是你提供的信息激起了他们的焦虑，引发了他们的疑问。

提出你的治疗方案后，你想等着看看这对夫妻接下来会说什么。如果他们两个都点头说："听起来不错"，那么你就放心地往下进行。或者，如果你向弗兰克提出，对于他明显加重的抑郁表现，他可能需要服药或咨询医生，他回答说宁愿不吃药，不过他会考虑一下你的建议，想先看看夫妻面询和家庭环境的变化会不会改变他的心情，这样你也可以把治疗继续进行下去。

但是，如果有时候夫妻一方或双方不那么热情地回应你提出的建议，或者他们说要考虑考虑再回复你，这时你就遇到了障碍，需要把这个拦路石搬走。优秀的销售人员心里总是预测着客户可能提出的反对意见。下面我们列举了一些应对来访者反对意见的方法。

始终赞同，保持冷静

如果你曾经观察过一个经验丰富的受访者——例如，应对自如的政客，或者经常接受采访的公司总裁——你会注意到他们对问题的第一反应往往都是积极正面的，即使在遇到难以回答的问题时也是这样。他们会这样说："这个问题问得好"或"很高兴你提出了这个问题"或"你提出了一个很好的观点"，尽管这个问题暗含着负面信息。当来访者提出反对意见时，你也要采取同样的立场，用平静、温和的声音说："很高兴你提到了这一点"或者"我能理解你的担忧"。

考虑通过达成共识来减少焦虑

在讨论别人的经历时你可能会听到反对意见。推销炉具的销售人员是这样做的，他说："我能理解你的想法，你觉得自己用不上光波炉，所以不想为此多花钱。我也遇到过觉得自己永远不可能用到光波炉的其他顾客，不过他们后来告诉我，试过几次之后，发现光波炉真的能缩短烹饪的时间（尤其是感恩节烤制火鸡的时候），烤出来的食物颜色均匀，他们觉得额外的这部分钱花得很值。"

你对这种情况的看法可能也是提供类似的信息。例如，如果你真的认为弗兰克确实需要接受药物治疗，你可以这样说："我知道你对服药这件事心存犹豫，不过你可以先尝试一小段时间，看看能不能带来变化。如果不能，你随时都可以停止。我也见过很多和你有同样想法的来访者，接受药物治疗后，他们中很多人觉得即使在很短的时间内药物也能帮助他们打破当前的恶性循环，让他们觉得更有希望，给他们提供能量解决我们一直讨论的问题。"

这时我们的目标显然不是控制来访者，也不是督促来访者去做他们根本不想做的事；而是把他们的忧虑变成普遍化的问题，让他们知道别人的回答与他们的想象有什么不同，以此减轻他们的焦虑。

发现深层次的反对意见

什么是问题下面的问题？你对弗兰克说："为了让我更好地理解你的想法，麻烦你告诉我关于药物治疗你最担忧哪一点"；或者对摇摆不定的夫妻说："你们俩看起来都很犹豫，我想知道原因。能告诉我你们的保留意见或担忧是什么吗？"

你还可以说出你觉得其中一个人或夫妻双方的想法："弗兰克，你是不是担心会越来越依赖药物？"或者"我知道今天给你们提出了太多需要思考的信息。我想你们是不是觉得有些招架不住。"或者"弗雷德，我知道问了很多你父亲过世后你的感受，尽管你觉得这件事对你来说已经不是困扰你的问题了。我想你是不是担心我的问题可能会唤起你想封存的感觉"或者"安琪，我意识到我有好几次要求你慢一点，让你说说你的感觉。我想知道你是不是觉得我是在为难你。"

如果你温柔地说出这些话，来访者或夫妻会更容易敞开心扉，表达他们的感受。然后你就可以向弗兰克解释你对药物治疗的看法；消除弗雷德的疑虑，你不会提起他过去的伤心事；或者对安琪说声对不起，向她解释为什么你会那样做。

如果你遇到坚决的抵抗，停下来，让来访者容易转回来

"你说得很有用，"萨拉和安最后说，"让我们考虑一下你的建议，我们有一人会给你回电话。""好的，"你说，"如果你们想到其他问题，也可以随时给我打电话，或者发邮件给我。"此时我们明显要表达的是不要给来访者制造

压力，非让他们按照你的方法去做（尤其当你的方法可能引发移情心理和以前的创伤时），或者让他们因为拒绝而感到愧疚。施压最多只能导致他们短期的被动服从，最终这种服从会崩塌，由此引发的愧疚要么会产生同样的效果，要么即使后来他们改变了主意，也很难再回头。

总结及布置作业

好吧，他们完全同意你的计划；或者他们对你的计划心存疑问，有反对意见；但是有了教育、共识和安慰的保驾护航，你就可以消除他们的担忧，减轻他们的焦虑。现在是时候结束了。体检时到了这个时候你的医生会说："我会让工作人员在一个小时内把处方拿到药房，再说一遍，如果你有什么问题，或者如果服用药物几天后没有效果，请给我打电话。"

这时你说："好了，下周你们来的时候，我打算把面询分成两部分进行，单独和你们每个人谈谈，弗兰克，你可以考虑一下关于药物治疗的问题，如果你愿意，我很高兴和你的医生谈谈这个话题。"或者你对萨拉和安说："我想帮你们制定一个你们俩都同意的育儿指南。这周你们考虑一下这个问题，下次来的时候带着自己列好的目录。"或者"当这些阻碍你们解决问题的消极沟通模式出现时，你们是怎么陷进去的，关于这个问题我想你们都有更好的看法。希望这周你们能思考思考……"

用一句话做个总结，然后给夫妻双方留下回家完成的作业。家庭作业在一些重要的方面很有价值。一是给这对夫妻营造了一种完全开始并参与治疗的感觉，其本身也具有治疗作用。家庭作业还为你提供了一种衡量他们的参与度的方法。例如，如果你要求萨拉和安在被对方惹恼时写下他们心里的想法，他们的回复是忘了这项任务，忘记完成家庭作业不利于解决他们的隐藏问题。你想知道这段治疗关系中是不是存在什么问题，尽管你付出了很多努力，但这对夫妻还是对你或者你的治疗方法有保留意见，这个问题必须要解决；或者在关联性的认识上存在问题，来访者不理解你布置的作业和他们当前遇到的问题之间的联系；抑或是你的指示不够明确或作业本身在情感上太沉重了。你不一定非要知道答案，但是下次面询时你要提出这些问题，这样你们就可以共同解决这些问题。

最后，家庭作业向这对夫妻传递了一条清晰的信息，治疗需要他们有意地改变面询之外和关系之内的行为。这样做可以防止治疗变成每周的谈话内容调解，把面询的时间用来呈现和解构他们的"每周之战"。我们再重申一下，治疗的目标不是一直接受治疗，而是帮助夫妻学会自己解决问题。

在第9章、第10章中，我们将针对具体存在的问题讨论特定的家庭作业，不过这里有一些更通用的作业，你可以在初次面询时留给夫妻们，给他们提供一些动力。

- 写下三条你最希望对方做出的改变。
- 一天之内多次追踪记录某种特定情绪（生气、易怒和焦虑，等等）。
- 不管对方喜不喜欢，每天拥抱他/她5次，称赞对方。
- 定下一个约会之夜。
- 召开商务会议。

下面是对每项作业的简要解释。

写下三条行为上的改变

如果你和来接受治疗的夫妻都被对话的内容淹没，或者知道他们不喜欢什么但没法清楚地说出他们想要什么，那么这项作业对你们尤其有用。他们得到的指令是选择三件事情，不需要30件那么多，但是要具体地表述这三件事——我希望丈夫能在周末的下午照看一下孩子，这样我就有时间去健身房锻炼；当我下班回家的时候，我希望妻子不要忽略我，而是认可我一天的工作，给我一个拥抱。虽然问题的数量不多，但这种专一性能够让夫妻展开更具体的思考，而不是含含糊糊地抱怨两句——多帮我照顾孩子，多关注我。

追踪一种特定的情绪

之前我们讨论过追踪情绪，通过自我调节和把情绪当作信息的方法帮助来访者走向成年人的模式。而这项作业能帮助他们同时完成这两件事情。他们得到的指令是每隔两个小时记录自己的感受（易怒、沮丧、焦虑，等等），从 1 到 10 进行打分，1 分表示情绪平稳，没有太大波动，10 分表示情绪失控，看看他们的情绪化表现在什么地方。频繁的记录帮助他们开始认识到一天中正常的情绪起伏，以及那些情绪逐渐升级的瞬间。例如，当他们发现给自己的情绪打了 4 分或 5 分时，这时他们需要停下来，想象发生了什么：是不是有什么需要解决的问题或需要采取的行动？还是他们只是感到有压力，需要在某种程度上缓解压力？

互相拥抱、称赞

这一要求背后蕴含的基本原理是刻意用更积极的行为有意识地改变情绪氛围。对长时间没有肢体接触的夫妻来说，拥抱的意义在于——无论是短暂的还是时间更长的——能帮助他们改变对肢体接触的冷漠、无动于衷。如果你感觉到对于夫妻一方或双方来说，拥抱这一步迈得太大了，可能对他们太危险，那就让他们从较小的称赞开始，随着情绪氛围的变化，再促使他们进行轻微的肢体接触。你要强调一下，每个人都需要关注自己——开始发现他们的感受——不要去计算对方做了或没做什么，给他们记分。

约会之夜

这是刻意改变典型模式和情绪氛围的另一种方式。有些夫妻因为忙于工作或照看孩子而很少拥有二人独处时间，有些夫妻因为关系紧张、经常争吵而使他们无法尝试任何有趣的接触，对于这些夫妻来说，这项任务就是一个很好的锻炼机会。他们得到的指令就是安排一次简单的约会。可以出去看一场电影，留下共同的回忆，可以等到孩子们睡了以后互相讲述一天的经历。他们需要有意识地努力营造一场积极的约会，避免出现难以进行下去的话题。这项任务的目标与拥抱一样，都是为了改变他们的麻木心态，不要两个人一起孤独，建立语言交流上的亲密关系。

召开商务会议

这是一项极好的任务，可以帮助那些总是在争吵或拒绝体验成人的、理性的对话的夫妻。指导他们在彼此都方便的时候计划开一次商务会议，不要安排在深夜他们都疲惫不堪或醉得一塌糊涂的时候，也不要安排在他们需要分心照顾孩子的时候。星期六上午通常是个不错的选择，孩子们都在看电视。他们应该拿出工作时的表现来对待这次会议。

他们要有会议议程，所列事项不超过三个，需要提前弄清楚提出这个话题的意义（为了制订解决问题的计划，为了解释这周早些时候的感受，单纯为了制定下周的时间表）。他们要像在办公室提出问题时的样子，每个人的目标就是保证问题既适宜又有理有据。如果对话的热度再次升高，他们应该停下，然后把这段未完成的对话带到下次的治疗中。会议的时长不超过半小时（这样他们不会感到疲惫，陷入消极模式），两个人发言的时间要大致相等。

我们已经介绍了初次面询的结构，提出了需要在这个过程中完成的任务。下一章我们将把这些任务付诸行动，讨论初次面询的真实运转状态。

深度观察：第5章练习

1. 你的沟通能力有多强大？你用第一人称陈述问题、给出积极正面评价、随时注意过程的能力怎么样？什么样的情况容易让你少些武断、多些反应，或者引发你强烈的情感？

2. 锻炼你的能力，辨别问题是什么，出在谁身上。当你聆听朋友间的对话时，当你在处理自己的人际关系时，注意什么时候界限开始变得模糊，什么时候责备意味着要放弃责任，什么时候问题变得含混不清。

3. 想想你自己的原生家庭。童年时期的你对婚姻、人与人之间的冲突、男性和女性的本质特征有什么印象？那些儿时留下的印象如何影响你对自己的亲密关系和你与来访者之间的协作的看法？

4. 明确你的评估模式。基于你自己的工作原理，你认为在治疗过程早期，哪些信息对你来说最重要？你喜欢把评估和治疗放在一起进行吗？还是你更喜欢在往下进行之前先收集一些特定信息？

5. 什么样的夫妻问题让你觉得最棘手？什么样的个体问题让你觉得最困难？你会怎样回应？为了更加有效地处理这些情况，你需要得到什么样的情感支持或教育支持？

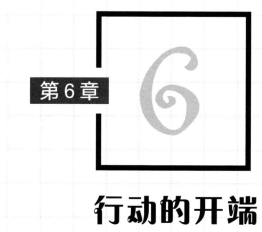

第6章

行动的开端

你知道自己想做什么——与就诊的夫妻建立联系，判定问题是什么，出在谁身上，发现并制止功能失调模式和过程，评估解决问题时遇到的障碍，给这对夫妻留下不同于他们进来时的感受。现在是时候把你学到的知识应用到实践中了。你觉得紧张吗？当然，会有一点。他们也会觉得有点儿紧张。如果你把注意力放在他们身上，不要过多关注你觉得自己能做得多好，那么你和他们应该在几分钟内就能静下心来。

　　本章我们将讨论一下真正展开初次面询时的细节。不过先看一下你可能会遇到的常见情况以及如何处理。

常见情况

　　你会发现大部分夫妻的表现都符合下面所列情况之一。认识这些情况能让你为寻找的以及回避的事情做好准备。

审判游戏

　　之前我们提到过，初次面询时夫妻二人很容易陷入法庭辩论的场景，尤其是那些以前没接受过夫妻治疗的人，而事实就像我们说的这样。他们把你推到尴尬的位置，然后每个人开始带着不同程度的情绪罗列事实来证明自己的观点。争论的焦点可能是谁觉得自己的行为是正当的，谁疯了，谁说得最有道理、最符合逻辑，谁是更大的受害者或牺牲者，其底线就是谁在现实生活中是正确的。

他们期望你在面询结束时能发表声明——事实上他们中有一个人疯了，另外一个人的行为是对的——搞外遇或报警——或者少数情况下他们应该离婚。你会知道这样的情况什么时候开始，因为你会感受到他们的语言抨击，他们会说出对方无数的错误行为，有时甚至追溯到孩提时代，其中还充斥着现场其他目击者的证词（"我母亲昨天才告诉我，你……"）。两个人越吵越激烈，列举出更多的"事实"。

一旦出现这样的情况，你最好叫停整个过程。当一个人开始陈述他的观点时，你可以改变对话的方向——问一些关于情绪而不是事实的问题，问一些视野更宽阔的问题——这些年你是怎么处理这些问题的？对于自己哪些地方需要改变，你有什么看法？为什么这件事让你如此烦忧？或者你可以坦白地告诉他们，你觉得他们想让你当一名法官，判定谁对谁错。你说，你不想这样做，因为你对自己的角色定位是帮助他们更好地倾听彼此，解决他们之间出现的问题。

考虑到房间里的情绪氛围，你可能得努力一些，继续引导他们少关心内容，多关注过程——你是否明白这场争论将会毫无结果？这是不是就是发生在家里的场景？当你们都冷静后，看看是什么原因阻止了你们解决这些问题？如果你不能驾驭他们，如果你觉得被他们的情绪或对话的内容压倒，你可能需要把他们分开，停止这个循环，帮助他们自我调节，不要冒险让他们在家里的错误做法重新在这里上演。

急转直下的情况

在职业生涯早期，我记得见过这样一对夫妻，丈夫给我打电话安排了这次见面。当他和妻子走进来时，他立刻就开始自己精心准备的演讲，因为我那时还年轻、经验不足，还有些害怕，所以没有让他停下来。其实他本质上要对妻子说的就是他是个同性恋，很多年前就知道了这个事实，但是现在他觉得不能再继续过秘密的生活了。他计划这周晚些时候搬出去和他的情人一起生活。他的妻子听到后放声大哭，我哑口无言。

在我恢复理智之前，他走了——离开了治疗室。他刚刚意识到有一个重要的工作会议迟到了，必须马上走，他冲出门就这样离开了，剩下他的妻子和我坐在那里。

这是最极端的情况。丈夫要做的是找一个安全的地方宣布他的决定，然后结束这次治疗和这场夫妻关系，留下我给他收拾残局。大多数类似的情况都没有这样极端。例如，夫妻一方已经决定分开或离婚——很像我遇到的情况——对接受治疗根本不感兴趣，只是做做样子参加几次面询，假装自己感兴趣，很少或根本不完成留下的作业，然后就退出了。此时的议程就是能够告诉他的另一半，也许也是告诉自己，他在决定换一种生活之前已经试过了接受心理治疗。

这些都是比较难处理的情况。对于那个丈夫宣布自己是同性恋的夫妻，我不知道接下来会发生什么。对于那些得过且过、停顿不前的人来说，你遇到的挑战更大，因为来访者说的事情都是正确的，你通常不太了解她，不知道她的努力是否真诚。你能做的就是定期检查治疗的进展情况，留意来访者矛盾心理的迹象，或者应对任何抵抗的迹象，例如不做作业或面询时迟到，向他们提一些尖锐的问题——我想知道你是否对接受治疗喜忧参半——看看会发生什么。

修复我的配偶

"结婚之前，我和珍妮特的性生活频率很高，现在基本没有了。"

"蒂龙根本不说话，我觉得自己像个独居的人。"

"埃米莉每晚都要喝一瓶酒，我想她是酒精成瘾了。"

作为结合了审判游戏和关系急转直下两种表现的情况，一个人把另一个人拽到你面前，请你修正他 / 她的错误。这种做法和夫妻治疗没什么关系，更多的是把你这里当成了维修店，发起的一方认为你会同意并且允许他 / 她退出夫妻治疗，而你会挑起修正对方错误的重担。这样的情形和家庭治疗的某些情况很像，初次面询时父母直接把他们 8 岁的孩子交给你，他们则坐在车里等着。"心碎的人"和配偶出现在你的治疗室，因为他或她习惯了顺从，或者觉得心有愧疚，或者想象着你能让另一半不再纠缠他或她。对掌权者而言，他们夫妻的关系一上一下，是不平等的。

面对这种情况，你特别容易受到两种危险的影响。其中一种是你赞同掌权者的说法，站到他这一边。你把珍妮特叫到一旁，想找出性生活让她如此为难的原因，或者把蒂龙叫到一边，找出他不喜欢说话的原因，或者这个对象是埃米莉，问她为什么要喝那么多酒。在他们看来，虽然你比较温和，但你成了另一个有权力的人，告诉他们应该要好好表现。他们可能会在你的引导下谈谈对方的抱怨，但你也成功地维持了他们之间的动态，助长了更强大的一方的幻想，认为他 / 她自己很好。另一种危险是你站在了受害者一边。因为欺负了珍妮特、蒂龙或者埃米莉，你对他们感到抱歉。当他们静静地坐在角落时，你发现自己在接替他们的位置与更强大的一方战斗。

你最终需要得出自己的临床评估结论，另一方可能需要什么样的个体治疗，而你身为夫妻关系的治疗师，希望从治疗最初就能保持平衡，把关注点放在夫妻身上。你希望以一种循环的方式思考，而不是像他们那样以线性的方式思考解决问题的方法——不去考虑纠正有问题的那个人，而是他们之间的相互作用——互动的过程——如何造就并维持了问题的存在。不要担心如何让珍妮特对性生活更有兴趣，相反，考虑到三角式关系的构成，关注怎样让她走出底部的位置，走上成年人的位置。探究一下对于珍妮特来说，这是不是一个真正存在的问题，还是夫妻关系中的其他问题或模式降低了他们整体的亲密程度。和蒂龙一起大声说出心中的疑惑，是不是妻子做了什么让他觉得不安全或说的话没人听，而不是暗示他在语言表达能力方面有问题。埃米莉觉得丈夫不理解她以及她的感受，和她一起探讨一下对于这种情况她有什么感受，什么样的情绪促使她借酒消愁。

你的目标是让"有问题"的一方畅所欲言，讲出他的故事，他对这段关系的看法，而不是替他表达。你想帮助有权力的一方引起对自己的角色的好奇心，开始看到他的反应可能会导致问题的产生而不是解决问题。把你的关注点放在改变治疗室里的过程，而不是像夫妻们一样被对话的内容困扰。

尽管如此，与那些一方公开承认他或她有某个特定方面的困扰，另一方真心寻找帮助他或她的方法相比，这种情况有所不同。珍妮特可能会透露她有过性虐待的经历，她承认这种经历确实会影响她对性生活的感受。或者埃米莉可能会说她也一直都很担心自己的嗜酒程度，但是不知道怎么解决这个问题。

此时双方都积极承认他们的问题，寻求你为他们的关系提供最好的支持，为"有问题"的一方寻找下一步的做法。与实际想让你修正另一半问题的夫妻相比，你的关注点不在平衡他们之间的权力，而是让其中一方尽最大努力帮助另一个人渡过难关。

不情愿的配偶

乔尔一开始就说他真的不愿来这里。他说他根本不相信心理咨询，或者说玛丽亚总是找一些根本不存在的问题，每对夫妻都会起冲突，他们的夫妻关系总体来说还不错。作为一种对玛丽亚通融的姿态，他只愿意来这一次。

我们之前讨论过夫妻之间有一种自然存在的趋势，那就是一方依赖另一方，但眼下的情况比这种趋势又更进一步。它不是关系急转直下的情况，也不是要纠正另一半的错误，甚至更不是扮演审判游戏，就是简单的不情愿、抗拒。当然,玛丽亚希望在面询时你能做点儿什么,劝说乔尔继续参加治疗。可能你也感受到了这种压力。

正如解决反对意见一样,你面对的挑战是解决不情愿的配偶心中的担忧,通常还要找出被掩盖的问题。乔尔说他可能不相信心理咨询,但是你很快就怀疑他只是担心不熟悉心理咨询的操作过程,并不是对家里的情况感到特别难过,因为他对冲突的容忍度胜过玛丽亚。你想进一步了解他不情愿参加治疗的原因——如果他以前接受过心理咨询,他最反对哪一点——不过你也要忍住不要全方位地紧逼或表现得站在玛丽亚这一边。

家庭治疗中也有不情愿参加治疗而被拽进来的青少年,这两种情况非常相似。你想尽最大的努力用温和的方法让乔尔参与面询。你希望给他足够的机会让他表达自己的想法,分享他的观点,不要评论,也不要过分深入。你希望把面询过程变得更人性化,以此消除他可能有的焦虑。你必须更加努力地和他建立融洽的关系,特别是通过教育或讨论找到改变情绪氛围的方法,站在他的角度找出他想改变的事情。这时的目标是找出一个可以激励他继续接受治疗的问题,让他认识到心理咨询可能是解决他的问题的一种安全有效的方法。

在面询快要结束时,你想直接问问乔尔他在接受过一次体验之后有什么感受。但愿乔尔会说还好,如果他有这种想法,接着问问他是否愿意再来。你不想逼他答应参加几次面询,因为这往往也是他最害怕的情况。对于是否继续进行咨询,如果他听着还有些摇摆不定,可以接着问他是否愿意再来一次。虽然问题可能出在玛丽亚身上,但他愿意回来继续接受咨询吗?更好地理解玛丽亚的感受,学习怎样在家帮助她,因为事实上他真的很在乎她。

多数情况下乔尔都会同意。如果他不同意,你要看看他们对于玛丽亚自己回来继续接受心理咨询有什么想法,然后在下次面询时转移注意力,帮助玛丽亚成为个体的改变推动者。(我们会在第 13 章详细讨论这个过程。)

没有问题的夫妻

这种情况很像不情愿的配偶的表现，不过这里两个人都不情愿或拒绝。通常情况下这些夫妻都是其他机构介绍来的——比如社会服务机构，他们希望孩子从寄养中心回来之前这对夫妻能先接受心理咨询——或者在家庭纠纷一连串的指控和反指控中再次介入的家事法庭。通常他们的夫妻关系都建立在"你和我对抗整个世界"的立场上。他们可能相处得不怎么样，但觉得自己是对方的后盾。在他们眼中，外面的世界是一种阻碍，危险重重，冷漠无情，他们要团结一心对抗它。

在你的办公室里他们尽量让问题最小化——当然，杰夫不应该把刀拿出来，但他的脑袋已经被平时基本没喝过的伏特加控制，真的不是想用刀伤害谁。桑德拉不应该又把乔纳森锁在门外，但是她知道乔纳森情绪又不好了，她今天已经过得很辛苦，不想再应付他了。社会机构或家事法庭是在小题大做。现在一切都很好，他们相处得还不错。他们实在看不出有什么需要来见你的必要。

在这个案例中，他们把你看成另一个他们不信任的人，认为你在干涉他们的生活。有问题的一方——推荐他们的社会机构、家事法庭——不在这个房间里。首先，你需要邀请律师或社会服务机构中他们这件事的承办人参加下一次面询，解释一下为什么他或她希望这对夫妻先接受心理咨询以及不这样做会产生什么后果。告诉这对夫妻，无论他们想做什么，你都准备好了为他们提供帮助，就算他们只是想让转介机构的工作人员不再烦扰他们都可以。最核心的临床问题就是获取他们的信任。你表现出的任何居于优势地位的立场只会加重他们的抵抗心理。

正如遇到不情愿的配偶一样，你应该进一步探究他们排斥心理咨询的原因，寻找一个能给他们动力的问题，不要全方位无死角地逼迫他们接受治疗。把关注点放在社区优先考虑的事情和目标上：例如，如果他们想接回孩子，必须停止激烈的争论，不要犯错进监狱。让他们明白心理治疗是帮助他们达到这些目标的一种方法，而你还有那些社区工作人员都是敞开胸怀接纳别人的。如果这对夫妻反对心理治疗，那就帮他们想出有创意的替代方案：让他们成为这个体系内的迫害者而不是受害者。要是他们决定不再继续治疗下去，就主动提出写一封信解释一下他们的决定。尽量避免在这个过程中出现权力斗争和过度工作。你只是在提供一种服务，不是维持秩序的警察。时刻牢记治疗是手段，不是结果。

孩子的问题

夫妻问题有时候会隐藏在其他家庭问题的迷雾后面。其中最常见的表现之一就是夫妻两人询问如何让他们的孩子按时上床睡觉或怎样应对家里叛逆的青少年。但是到了第二次面询的时候，他们就把这个关注点抛到九霄云外去了，开始瞄准其中一人的网瘾，或者你多问一些关于他们夫妻关系的话题，你会发现他们直接说出了许多他们存在的问题。

在这些案例中，夫妻二人的做法正是把父母教养孩子的问题当作测试你的治疗效果的手段。他们想看看你的风格与他们的是否一致，他们是否感到足够适应、你看起来是否足够有能力处理他们之间更敏感的问题。如果他们觉得很合适，就会把话题转到他们真正关心的事情上。

平衡又积极的夫妻

当然，这是你的理想，但可能也是很少出现的情况。此时，夫妻双方都承认他们之间存在自己解决不了的问题。每个人都有他关注的事情，而且要为给他人带来的痛苦承担责任。他们甚至能认识到他们之间的功能失调模式，但似乎没有能力打破这种模式。或者他们的夫妻关系还可以，但是想在某些方面微微调整一下：因为觉得他们正在变得疏远，所以想展开更深入的对话或培养更多共同的兴趣爱好。或者他们没法解决最近遇到的一个特别的棘手的问题——关于性生活、孩子或未来的规划——想在外面找一个专业人士为他们提供一个安全的地方，问一些尖锐的问题，帮他们找到解决方法。此时你可以利用他们的优势，帮他们解决问题。

你会发现很多夫妻都符合上面的情况。正如之前我们说的那样，认识这些情况有助于你在治疗过程中明确该寻找什么、避免什么。现在我们把话题转向处理最初的接触。

最初的接触

你与一对夫妻最初的接触方式取决于你的个人风格和工作环境。例如，如果你就职于一家大型机构，你可能会收到评估部门准备的初诊单，安排这对夫妻去接受门诊治疗。从这张表格中你得到的信息也许很少，诸如简单的关于婚姻问题或愤怒问题的列表，也许很多，上面列明了夫妻双方详细的个人历史。而在一家小机构或私人诊所，你可能要亲自接听电话，填写表格。

许多临床医生发现第一次预约之前先与来访者接触一下是个好办法。在他们可能和初诊台的某个人交谈到预约和医生见面这段时间内，这对夫妻很容易就会改变要不要来就诊的决定，因为他们本身就充满了矛盾和焦虑。一通简短的电话可以帮助他们和你建立联系，确保他们后续的跟进。他们不仅有机会问你一些自己心里所想的影响他们做决定的问题——"你怎么收费？""下午 5 点后你能见我们吗？""你介不介意我们带着 3 岁的孩子一起过来？"——而且他们能听到你的声音，感受到你的支持，打消他们对素未谋面的你产生的幻想。

你在电话中要说些什么？介绍一下自己，问问他们见面之前有没有什么想问的问题。有时候他们会询问你的临床方向——你是精神动力学派吗？你会教他们进行沟通练习吗？你会一起见他们吗？或者你可以直接开门见山，简单向他们介绍一下你的治疗方法。他们可能会问需要来几次，多长时间来一次。你可能想问是不是他们的医生或其他什么人介绍他们来你这里，或者通过其他方式知道你的名字（网上的介绍等），这些通常都是了解他们接受治疗的动机水平、他们对你的了解、可能需要进行的协调等方面的线索。

看看这样一个例子，琼斯夫人说她去见了家庭医生，因为她感到很压抑，在和家庭医生聊过她的婚姻状况后，医生建议她接受夫妻治疗。你可以问问她对这次举荐有什么感觉。如果她说她不明白为什么必须来见你，因为在她看来只要家庭医生给她开些口服药就好，你需要快速让她了解心理治疗的作用。你还可以建议她给自己的医生打个电话，和他谈谈这次举荐，这样就能更好地理解为什么家庭医生觉得心理咨询对她有帮助。

有些人总是在接通电话的时候就开始陈述他们的问题——"上周我们俩打了一架……""我妻子说她要离开这个家……""我们关系不好已经有段时间了，我想心理咨询也许能帮我们……"让对方说下去，适时表示你的支持，但不要问太多问题。你可不想在电话上开始治疗，这样做的话会破坏整个治疗系统的平衡。

接着说上面的例子，如果琼斯夫人开始讲述她的丈夫上周发了多大的脾气，你要忍住别问更多的细节或提建议。如果你这样做，当天晚上她一定会忍不住告诉丈夫你说了什么，让她的丈夫觉得他还没走进治疗室，你就已经和他的妻子达成了统一战线。相反，你可以对琼斯夫人说，听起来他们夫妻俩最近的日子很不好过（表达情感上的支持），你很高兴她能打电话给你（强调她的动机），希望下周三能和他们夫妻俩聊一聊，看看你们三个一起努力能不能让事情好转（关注这对夫妻和对话的过程，不要纠结谁对谁错）。

来访者可能会说他们的配偶声称不会来接受心理咨询，或者说他不想和女人说话，又或者说他只会来一次等诸如此类的情况。如果有机会，可以向不情愿的一方提出建议，在讨论预约的问题时，他们双方既要诚实又要实事求是——"我希望你能来，因为我认为这对你们双方都有帮助；你可以先来一次，我们看看效果如何。"这种"只此一次"的回答会减轻治疗过程给不情愿的配偶带来的压力。与不情愿的一方建立联系，劝说他继续参加治疗是你的工作责任，不是他的配偶该做的事。电话的最后，发起接受治疗话题的来访者应该承诺会来，她已经了解了你的个性，焦虑感也会有所减轻。你也可能更好地了解他们的问题，更明确他们的动机或建立联系时可能存在的障碍。

第 1 次预约：过程概述

在我们审视初次面询的过程时，最好从三个部分进行思考。下面是对每个方面的简单概述，还有需要完成的任务。

- 第 1 部分：建立关系 / 定义问题。在第 1 部分中，通过建立融洽的关系、定义现在的问题、明确来访者的期望为治疗打好基础。你这样做是在营造临床治疗的氛围，让来访者觉得安全，收集或确认一些基本信息，好让你继续进行下去。

- 第 2 部分：改变情绪氛围，进行评估。上一章我们提到过，你需要在面询过程中找机会改变情绪氛围，虽然这样的机会通常发生在中途。第 1 部分把来访者带到了治疗的舞台，到了评估阶段就该你出场了。以来访者呈现出的问题为切入点，专注于收集你特别需要知晓的信息，用来指定或确认你的假设和治疗计划。

- 第 3 部分：提出初步治疗计划，寻求达成一致意见，解决反对意见，总结，制订下一步计划。在这个部分你需要将来访者最关心的事情和你得出的评估信息联系起来，提出初步的治疗方法。一旦你的治疗方案被公开，然后你就可以寻找并解决任何可能产生的阻力，阻碍你们达成一致意见的反对声音。一旦来访者对你亮起了绿灯，你就可以开始总结，描述接下来会发生什么，和他们达成协议。

密切跟踪治疗过程、严格控制时间可以帮助你顺利完成这几部分的任务。

　　我们在第 2 章中提到过，跟踪治疗过程是一项核心技能，开展治疗时你需要时刻谨记这一点，不过这项技能在重要的初次面询时尤为重要。每一部分都有各自关注的重点，随着你按顺序展开各个部分，你需要确定你和来访者步调一致；直到每一部分的各项任务都被理解且完成，达到你的满意后你才能继续往下进行。同样这也很有道理，其道理不仅表现在逻辑上——在你清楚理解他们的问题之前不要跳到评估环节——而且表现在情感上——在来访者感到焦虑或看起来不了解你的方法时，不要急于进行评估或改变情绪氛围。这就是密切跟踪过程发挥作用的地方。

　　无论在任何时候，你感觉自己到了一个关键点，例如，你在做你的评估，但是来访者似乎心不在焉，或者你提出治疗方案但是被来访者拒绝了，这时你需要后退。很可能是你在之前的部分错过了什么东西，没能和来访者建立融洽的关系，或者没有清楚地确定他们呈现的问题，或者没有收集到评估需要的信息，或者没能在评估结果和来访者的问题之间建立联系。

　　控制时间是你在初次面询时面对的另一个极其重要的挑战。你经常可以在体育赛事中看到这一点：NBA 季后赛中球员慢慢地在球场上运球，以此来消磨时间。控制时间的人控制着比赛。但是你的家庭医生也会这么做，根据她的计划安排和你的保险报销要求，她知道自己只能给你留出大概 15 分钟的时间。在繁忙的工作日，她不会问你的孩子怎么样了或者周末你是不是也去了那场盛大的音乐会。她会只谈你的问题、她的评估结果还有她的治疗计划。

　　和你的医生不同，你不用受到那么严格的时间约束，初次面询你不只有 15 分钟的时间，你可以安排 50 分钟或者 1 小时。但是拥有更多治疗时间并不是说你可以很悠闲；你也一样有很多事情要做。你不想让来访者一直不停地说话，用 45 分钟的时间同情地摇头，用剩下的 5 分钟安排下一次预约。当然你也不想花掉 20 分钟的时间填写各种表格，只给来访者留下 30 分钟的时间摊开来讲他们的问题。他们可以这样做，不过心里会充满怨恨。再说，他们来的时候都带着一定的期望，通常与他们对行动迅速的医生的期望一样。

　　如前所述，这是一项艰巨的任务，增加了初次面询的难度，尤其是当你刚刚涉足这个领域。你不能表现得被动，任事情顺其自然地发展。如果你这样做，在来访者看来顺其自然就是你的选择，也就是说消极和被动就是你的风格。控制时间看起来相当简单和机械化，但我们说的控制与具体的时间关系不大，更多的是你要担起责任，组织开展面询，把话题引向你认为需要关注和讨论的重点问题上，同时还要敏锐地发现来访者夫妻的需求和期望。我们又回到了领导力的话题上。

　　我们会提供各个部分占用的大概时间范围，现在我们来看一个实例，解释一下如何把概念融合到任务中。我们将使用一个认知—行为和系统—治疗的框架，在使用这个框架时，尽量不要陷入临床问题的泥淖，而是关注面询的流程和进程。

夫妻面询 1：杰克与玛雅

　　玛雅打电话给你留下一条语音信息，说她从朋友那里得知你的名字。她想预约一次夫妻治疗，不知道你有没有时间。她留下了自己的电话号码。

首次接触

　　你给玛雅回电话，她立刻感谢你这么快就回复她。她再次提到自己是从朋友那里知道的你，问你是否有时间，你回答说有。她如释重负地吁了口气，然后立即开始说她相信丈夫杰克在工作中和一个年轻的实习生发生了感情纠缠，杰克不承认，所以两天前他们大吵了一架，这是他们最糟糕的一次争执，杰克怒气冲冲地离开家，几个小时后才回来。从那之后他们就没怎么说过话，不过他说他愿意接受夫妻治疗。你说很遗憾听到他们之间发生的事，他们两个一定都很难过，你愿意见见他们。

　　同样，你故意不去问更多关于这场争论的细节或更多的背景信息。你不想和玛雅在电话里开始这次治疗过程，破坏面询系统的平衡。相反，你故意说这对他们俩来说都很困难，问玛雅有没有什么特别想问的问题，她问这次治疗在不在保险的覆盖范围。你安排第二天见面。

虽然你获取的信息不多，但心里已经对他们有了一些印象——出轨不是解决其他问题的好方法，你怀疑他们的沟通并不顺畅，不能独立解决问题，他们所谓的"最糟糕的一次争执"没有身体暴力或长期分居，你已经制定出了针对他们的治疗方案。你还预测了即将开始的面询中可能出现的挑战——被指责的杰克很可能会为自己辩护，害怕被别人议论。如果你是一个女性治疗师，你知道自己需要更努力地消除他可能产生的任何疑虑，他可能认为你会站在玛雅那边，两个女性会联合起来对付作为男性的他。同理，如果你是一个男性治疗师，你知道需要消除玛雅的所有疑虑，她害怕你会和杰克站在一边，尽量忽视他的错误。

第 1a 部分：开场（5 分钟）

你去了候诊室。你到得很准时，所以这对夫妻从一开始就觉得你是可信任、可依赖的人。你特意穿上套装，使自己看起来很专业。杰克和玛雅看起来都在 35 岁左右。你和他们握手，介绍你自己，把他们领到你的治疗室，告诉他们随便坐，让他们觉得在这里很舒服。他们在沙发上挨着坐下（比起两个人分别坐在分开的椅子上，这是一个好征兆）。杰克刚下班，穿着夹克衫打着领带；玛雅从健身房过来，穿着一身休闲服。玛雅身体前倾，杰克似乎是蜷在了沙发的角落里。

房间里的氛围怎么样？拘谨、尴尬？过度友好、焦虑？场面紧张，一触即发？通常情况下两个人的性格都是互补的：一个人像玛雅一样渴望交谈，另一个人像杰克一样比较内敛，眼睛盯着自己的鞋。

为了让事情连贯起来，开始的时候你可以重提你们最初的接触或打的那通电话。

"玛雅，咱们两个昨天通过电话，在电话中我告诉你了一些关于我的背景和治疗方向。杰克，我把告诉玛雅的再跟你说一遍……"再次谈谈你的背景和治疗方向。你要坦诚，不要让杰克猜测你说了什么，甚至不知道你和玛雅已经交谈过。

如果有其他人已经事先和他们接触过，你可能要这样说："我知道你们上周来这里进行了初诊预约。我收到的是工作人员填好的表格的复印件，这上面说你们的婚姻出了些状况。我先来介绍一下自己吧。"然后简要介绍一下你的背景、你在夫妻治疗领域的经验，还有你的治疗方向。

"让我来快速了解一下你们的情况。"你说。你发现他们刚好步入结婚的第 7 个年头，生育了两个孩子，一个 6 岁，一个 4 岁。玛雅说她在家做网页设计，这是一份兼职工作。杰克呢？他是一家软件开发公司的经理。你问他们以前是否接受过心理咨询（期望），玛雅说他们只有结婚前在教堂里接受过婚前咨询。这些问题既有用又简单，能给你提供更多信息，打破沉默的僵局，推动整个过程运转起来。你问杰克的问题大多是关于他的工作，因为他看起来安静、疏离——他是怎样进入这个领域的，他每天都做些什么——把他拉出来，最好能带动他的情绪。几分钟后他活跃起来，他说话的声音更大了，看起来也更放松。你也注意到他们 7 年的婚姻生活散发出的危险信号——可能就是七年之痒。

第 1b 部分：来访者讲故事（15 分钟）

告诉我是什么原因促使你们来这里，你说，不出所料玛雅先开口，"这段时间我感觉我们的关系很疏远。杰克总是工作到很晚，我被孩子们的各种事情缠得脱不开身——他们放学后的课外活动、里里外外的家务事还有我自己的工作。但是有天晚上我在咖啡桌上看到了杰克的手机，他上周刚买的。我拿起来看了看，想看看这个和以前的手机有什么区别，谁知道打开了他的短信。我看到他和公司一个叫阿什莉的女孩来来回回发了一长串信息，他们明显不是在讨论工作——他说有时候他也觉得被困住了，觉得和我说话很困难……"说到这里她哭了起来。

杰克这时候插进来："瞧，"他说，"我没打算要伤害你，但是你总是无中生有、小题大做。"他把手搭在玛雅的肩膀，她也没有推开，这是个好现象；他的声音听起来与其说是生气，不如说是恼怒。"她在和我聊与男朋友之间遇到的困难。她把我当成良师益友，我只是想表示对她的同情，说我有时候也有这种感觉。"

"可是，你们的对话太亲密了，"玛雅迅速反驳，"你跟她说的事情从来都没对我说过——这才是让我受伤的地方。"她的眼泪又止不住流下来，抽出一张纸巾擦眼泪。

那么现在你们进行到什么程度了？面询刚刚开始 10 分钟。就时间来说，你们没什么问题。你注意到他们的情绪没有迅速升级，他们好像扮演审判游戏，希望你当个评判的法官。玛雅能识别自己的感觉，并把这些感觉当作信息传达出去，很快就找到了隐藏的问题，而不是一直纠结于杰克的行为。你想让玛雅感觉到你对她的同情，但提出的问题又不能惹得她一直哭下去，让她的眼泪主宰房间里的情绪氛围和时间。

而且杰克也开口说话了，所以你不再需要努力把他从封闭的世界里拉出来。杰克承认玛雅受到的伤害，他不是完全处于防守状态，为自己的行为找借口。房间里的沟通状态总体来说还不错。玛雅能用眼泪释放自己的情绪，所以他们没有在这里重复上演电话中提到的激烈的争吵。

从临床角度来说，玛雅的评论正中要害——为什么杰克不能直接告诉她他感觉被困住了？玛雅试过谈谈她觉得日渐疏远的夫妻关系吗？杰克也有同样的感受吗？如果把这些感受讲给阿什莉听是错误的选择，那么他们之间的关系存在什么问题？或者他们每个人又有什么问题？

"这样，"你轻声问玛雅，"你说让你受伤最深的是他们交谈的语气很亲密。关于这一点你能多讲讲吗？"试着加深他们的对话。在开始和杰克交谈之前，你不想激起玛雅的情绪，但要让她对杰克说清楚她最难过的事情和原因。

"之前我就说过，我觉得我们之间的关系变得疏远了。我的全部心力都在孩子身上，杰克只关心他的工作；我们俩好像生活在两个世界里。我们没有两个人的亲密时间，也没有腾出这样的时间，我们不怎么交谈，但是他现在却开始和别人交流了。"（没再流泪，不错。）

"你有没有试过告诉杰克你的感受？"

"没有。"

"我想知道为什么？"

"不知道。我想可能是他看起来总是很忙吧。"显然玛雅对疏远的关系很敏感，也许这是她以前受过的创伤，面对这种情况她的应对方法是沉默而不是大声说出来。现在你知晓了他们夫妻问题的一个方面和消极模式。该把时间让给杰克了。

"那么杰克，"你轻声说，"你怎么看玛雅刚才说的？"

"我想说这不是感情出轨。阿什莉就是个崇拜我的年轻实习生。我们的关系一直都仅限于工作，不过我们上次例行监管对话时，我问她最近看起来怎么这么低迷，她提到和男朋友之间出了点问题。我就是在那儿听着。是的，我们确实会发信息讨论工作。所以第二天她在短信中又提到了男朋友的事，就像我说的我只是想表示我的支持。仅此而已，这不是什么大不了的长期关系。好吧，也许我不应该和她说那么多私事，但除此之外我没想表达什么。"

玛雅没有反驳杰克说的话——情况不错；他听起来也没那么沮丧了。他在努力澄清问题，不过没有回答你提出的问题。

"我想我需要知道，"你说，"你是否理解玛雅的感受？"

"当然，我很忙，她也很忙。欢迎来到21世纪的新世界。"嗯，现在他的情绪听着又变低落了。

"你说这些的时候听起来不太开心。现在感觉怎么样？"房间里的情绪氛围在改变。

"说不清楚……我想生活到了这个阶段我们会有所不同。我想我也感到我们之间的联系没那么紧密了。她可能说得对，我工作太忙了。不过她也总是被孩子的琐事缠身。"

"你有没有试着提起过你的感受？"

"没有，我想我没提过。"

"为什么不说？"

"她有时候会感到不安。"

"不安？什么意思？"——语言表述更直白一些。

"如果她心情不好，很容易就会生气或假装听不到我说话。"

"发生这样的情况时你会怎么做？"

"什么也不做。我会退一步，试着让事情就这样过去。"

你在追踪他们的模式。杰克也有同样的感受，不过他的选择是退缩，因为他害怕玛雅的强烈反应和不理不睬，可能这就是他曾有过的旧创伤和应对方式。你已经了解了这个过程，有哪些事情他们处理得不好，从而影响了问题的解决。他们都不开心，但是都选择退缩而不是说出来。他们的感情位置一样，同时都有一个共同的问题——彼此渐行渐远。

第 2 部分：评估（20 分钟）

是时候转变关注点了，且根据你的临床方向提出需要问的问题，把前面提到的点联系起来，提出并确认你的假设。为了追踪他们过山车式关系的发展过程，你询问他们结婚七年来每个人都发生了什么样的变化。你问到他们曾有过的欢乐时光，他们曾有过的美好回忆，以此改变当前的情绪氛围，还要问问关于他们的父母和他们的婚姻的情况。在每个人都说了这么多之后，现在你是在追踪他们的对话是否变得更开放。你在寻找他们的非语言表现和语言表达之间的匹配及不匹配的地方——犹豫之后的同意、叹气、怒视或身体蜷缩，对于这些问题你要予以解决——"杰克，我听到你刚刚叹了声气，为什么？""我注意到你把身体蜷了回去，玛雅——刚刚发生了什么事？"你试图让他们用语言表达这些非语言行为，以帮助他们充实对话；你提的问题是为了让他们的对话更深入、更亲密。

在这个过程中，你要警惕可能出现的移情线索。玛雅说她的父亲很严苛，所以她总是退缩；杰克能清楚地说出他觉得玛雅总是在质问他，怀疑他做了什么，和他的母亲不一样，玛雅会突然发怒。你心里已经计划好什么不能做，以免触发他们的这些反应——对玛雅说话时不要太苛责；不要质问、从细节上管控杰克，和他分离。

你问他们一般怎样做决定，例如在遇到有关孩子和抚养问题时。看起来玛雅是那个起带头作用的人，杰克一般都是跟着她的决定走。在他们的夫妻关系中，玛雅是拯救者，杰克是受害者吗？

"玛雅，"你说，"杰克说他在大部分事情上都和你保持一致。你觉得是这样吗？"

"不，我不知道。我以为我们是一致同意。我确实觉得大多数时候事情都需要我负责，有时我真希望他能主动承担一些。"

"那还是老问题，你曾经提出这个想法了吗？"

"不，我想我没有。"

"另外，杰克，如果你真的不同意玛雅的意见，你会说出来吗？"

"不，我想不会。我不认为说了会改变什么。"

玛雅发怒了："杰克，你真的这么看我，我就那么喜欢控制人、那么固执吗？我没有。我希望你能说出来。我从来不知道你的脑子里想些什么。我早就厌烦了事事都要操心。"

这样很好。玛雅把心里的想法说了出来，打破了退缩的旧模式，不过因为她听起来生气了，所以可能会引发他们的争论。我们需要看看杰克是否也会说出心里的想法，而不是被玛雅的怒气吓到。

"杰克，玛雅不明白为什么你看起来这么害怕。"

"就是因为这个呀，因为她现在正在做的事，生气发怒。"

"杰克，现在你能告诉玛雅需要她做些什么，你才能觉得更安全，才敢说出你想说的话吗？"

"是的，我想让你（他转向玛雅，好兆头）问我在想什么，如果我告诉你，你别生气。"

"但是我没生气啊！"玛雅厉声厉色地说。

"等一下，玛雅，"你温柔地说，"我不是想为难你，不过我觉得杰克说的那件事现在正发生着呢。"

"好吧，你说得对，我很抱歉。是的，我可以尽最大努力控制我的脾气，但是我真的想让你有什么事都告诉我，而不是沉浸在自己的世界里。这就是我为什么看到那些信息会这么生气。我想你有什么事能对我说，而不是对阿什莉说。"

"你理解玛雅的意思吗，杰克？你能做到吗？"

"我可以试试。"

不错的进展。他们在这里展开了在家里无法进行的对话。他们的创伤、相处模式和遇到的问题更加清晰。但是你看了看表，只剩下 10 分钟了。该进行下一步了。

第 3a 部分：提出治疗方案（10 分钟）

"我看了看时间，"你说，"发现我们就剩下几分钟了。谢谢你们两个今天的到来。开始我们谈了发给阿什莉的短信。杰克，你现在明白为什么玛雅看到那些短信那么生气了吗？"

"是的，我明白了。还是我刚才说的，我发给阿什莉的短信没有其他意思。我不想让玛雅觉得我和阿什莉之间存在某种关系。"

"我相信你，"玛雅的声音现在听起来更平静了，"我只是很担心我们俩的关系。"

"在我看来，"你说，"我倾向于认为大部分问题都不是解决其他深层次问题的好办法。任何形式的绯闻都是这样，是处理夫妻关系中出现的问题、个人问题或者两种问题的错误方法。刚才在讨论关于潜在问题的时候，你们两个都表现得很好。玛雅，你说不知道杰克在想什么，感觉和他的关系疏远了，还觉得总是在为所有的事情负责。杰克，你也觉得你们夫妻两个变得疏离，还觉得如果你开口说话，玛雅会生气，或者根本不听你说了什么。"

"我还在思考夫妻两人在独立解决遇到的问题时一般会被困在什么地方，这也是你们两个挣扎的地方。你们都喜欢把事情闷在心里，玛雅，因为你觉得杰克心里只有工作，杰克，因为你害怕看到玛雅的反应。今天你们都做得很好，敢开口说出心里想的，让对方知道你们各自的感受和需要。"

"现在你们要处理的是每对夫妻在某种程度上都要解决的情感创伤。我快速向你们解释一下情感创伤的影响吧……"（然后你总结了附录 A "阐释情绪创伤"中的信息，为他们提供纸质版作为文字材料。）

"我说得有道理吗？"你问他们。你在密切追踪整个过程。他们两个点点头。"我觉得这是你们还有我最需要努力解决的事情。你们需要找一些方法，把遇到的问题摊开，感到足够安全和清楚地让对方知道自己需要什么，然后制订一个对你们彼此都有用的计划。因为你们俩都很忙，所以你们还需要找到把你们的关系从次要位置挪到主要位置的方法。同样，你们觉得这些有道理吗？"这时你在做的是用教育和制定清晰目标的手段使他们的经历正常化。

他们两个点了点头。两个人看起来都支持你的说法，没有反对意见。

第 3b 部分：家庭作业和下一步安排（5 分钟）

你要求他们下周找个两个人都方便的时间计划召开一次商务会议。你解释说两个人都要制定一个日程表，假装这就是工作场合，让自己保持成年人该有的样子，时间不要超过 30 分钟。当然，玛雅面临的挑战是不要表现得情绪化，杰克面临的挑战是要向前一步，多发出声音。这项练习的目的是帮助他们两个主动说话，不要再退缩、沉默，最好给他们都留下安全、积极的体验。他们都说自己能做到。你安排下次的预约。

因为玛雅和杰克都表现出自我意识、自我表露的意愿、调节情绪和避免过度纠结对话内容的能力，所以这次面询进展顺利。不过你也能做到这些——不让玛雅一直泪流不止，不让她在面询中反复说自己受到的伤害，让杰克拥有足够的安全感，没有觉得被玛雅和你孤立，让他敢为自己发声。

如果面询以其他方式展开——假设这个过程中出现了争论升级、否定和责备——你就得站出来，控制这个过程，让他们进行独白以免被对方插话打断，追求更温和的情绪，或者可能要把他们分开。你在控制时间方面可能会遇到困难，如果你觉得面询现场失去了平衡，你可能不得不跟进其中一个人。你也可以向他们展示三角式关系，多谈一些关于过山车式关系的内容，从你的临床模式中选取另外一种框架，把他们的问题放到更大的背景下去讨论。但不管我们选择了哪一种具体的方法，多亏在你的领导下，这对夫妻离开时感觉比进来时好多了，两个人面对问题又有了新的看法，都愿意再回来继续治疗。这是一次成功的面询。

夫妻面询 2

他们回来了。这次你有好几种利用时间的方法。第二次面询通常都是收集第一次面询没能了解到的情感疏漏和信息的时候。你可能想借助这次面询完成你对这对夫妻的评估，或者和不情愿的配偶一起建立更牢固的基础。（当然，如果第一次面询时发生了更严重的事情，譬如有个来访者中途离开，或者一个人强烈地感觉被孤立了，你要在面询结束后打电话修复这些损伤。）如果你给他们留有家庭作业，记得要跟进一下，看看他们是否坚持完成了作业，他们对作业有什么印象，还有他们对上次面询和你提出的治疗计划的进一步反馈。

　　第二次面询也是把时间一分为二，与夫妻两人分别见面的好时候。（实际上有的临床医生会为每个人安排一次专门的面询。）这应该以这对夫妻的日程安排为主。你可以在第一次面询结束或第二次面询开始的时候询问他们觉得分别单独和你见一面怎么样，这样的安排还基于一个原因，那就是给你提供一个机会，让你在脑海中更好地把他们的个人问题从关系模式中分离出来。

　　大多数夫妻都非常愿意来一次个人面询，但有时也会说他们很想利用这个时间好好说一下上周发生的争论或问题。你应遵从他们的安排。他们想掌握主动权，负责面询时间的规划，而你要做的就是支持他们的决定。你可以下周再把面询时间分成两部分。

　　假如你决定进行个体面询，开场的时候你可以把话题带回第一次的面询——"对上周的面询你有什么问题或反应吗？"通常情况下都没有或只得到他们模糊的回答——"没有，没什么特别要说的，我觉得上次面询对我们很有帮助。"有时候他们的回答更具体一些："我真的很喜欢你展示给我们的三角式关系，这一周我都在想这件事""我记得你问过我是否曾经觉得自己犹豫不前，有话不敢直说——这个礼拜我特别留意这一点，真的发现自己会这样。"这样的评价能让你发现来访者对什么样的问题比较敏感，以及对你产生的影响的反馈。此外，如果你担心第一次面询后你和来访者之间建立的情感联系很弱，或者来访者仍然迟疑不决，这次正是补救的好时候。第一次面询时你可能对不善言辞的丈夫说："是这样的，约翰，我发现除了你的婚姻，我真的没有机会多了解你一些。你说过你是一个机械师，你是怎么进入这个工作领域的？"或者"上周你从这里离开的时候，我还不知道你的真实想法呢。对于接受心理咨询，你有什么看法？这是你妻子的主意吗？"

　　告诉他们这次面询你的目标是什么："我想更具体地了解你想通过治疗解决什么问题""我想了解一些关于你和你的父母的个人经历""我想给你提供一个机会，谈一谈你不想当着你丈夫的面说的事情"。

　　最后一句话打开了通往隐私甚至可能是秘密信息的大门。这个时候你会发现虽然来访者愿意来接受治疗，其实他并不相信这有什么用，或者她已经下定决心结束这段感情，但是考虑到丈夫的感受，她愿意再试一试。这个时候你可以了解她对丈夫酗酒的看法，她的抑郁程度，或者他的网络色情成瘾。你还可以了解过去他们曾有过的身体虐待，现在的情感虐待，或者 10 年前来访者曾有过的婚外情。

你要怎样处理这些信息？有些治疗师认为对这些信息要采取明确坚定的立场，也就是说他们不会保守秘密。他们觉得秘密会破坏他们与来访者之间的关系。这对夫妻透漏的任何事情都应该共享，譬如婚外情，他们可能会在第一次面询或个人面询开始的时候说出这些秘密，甚至可能写在他们签过的公开声明中。

其他治疗师的立场不那么严格。问题不在信息本身，在于它出现的背景。为什么来访者会提起这件事？她是不是因为害怕看到丈夫的反应所以不敢在他面前提酗酒的事？他不敢谈论妻子的抑郁是因为害怕这样会使事情变得更糟吗？如果这是有关他们的焦虑的问题，你可以从精神上引导他们，或者为他们提供支持，使其可以在两个人都参加的面询中提出这些信息。

有时候原因出在个人身上，与另一半无关——"我提起出轨这件事是因为虽然事情已经过去很久了，但我偶尔还是会感到内疚。"或者"我告诉你小时候受到的性虐待，因为我知道那次经历影响了我们的性生活，而汤姆真的不理解这是为什么。"或者"我说出父亲酗酒的事情，因为我发现我还是会想起成长过程中他做过的一些事。"了解语言背景有助于你决定下一步采取什么行动——与来访者进一步交谈，看看他认为怎样能帮他摆脱愧疚感；帮助来访者换一种方式讨论她受到过的性虐待，以便让她的丈夫理解她，使他们两个都能在性生活方面感到满意；或者探索创伤后应激障碍产生的可能性，看看能否把个体治疗当作一种重要的辅助治疗手段。

如果你坚信这些信息与他们夫妻关系中当前出现的问题有关，你可以这样对他们说——"这让我明白了你上周的反应，也许你妻子听到这些会对她有帮助。"或"汤姆刚刚说上周因为你们性生活不和谐而觉得不开心，也许他需要你换种方法告诉他这件事，这样他就能更好地理解你的感受并支持你。"然后你就可以和来访者讨论用什么样的方法把这个信息放到治疗中比较容易让人接受。

然而，如果来访者坚决不同意这个时候冒险公开这些信息，你还有两种方法可以选择。一种方法是把他们提到的事情放到现在："回头看看，"你问马克，"你觉得 10 年前为什么自己会出轨？这个错误如何代表了那些可能至今还没得到满足的需求？我们能在治疗中解决那些问题吗？"另一种方法是仔细查看过程中出现的问题，也就是说为什么要保密呢？如果隐瞒可以解决一切，那么他们现在的关系中出现的问题是什么？

这个问题的答案通常比透漏任何具体事情更重要。隐瞒通常与亲密、冒险、自我责任感和恐惧这些心理因素有关。现在的问题不是马克 10 年前犯下的这个错误，而是如今他们之间的关系让他缺乏勇敢承认错误的勇气。修复这些深层次的问题和理解关系过程中的失败之处才是问题的关键。

这些隐私和秘密信息除了上面更具理论性的一面，还有实际的一面。例如，如果夫妻当中的一方承认自己现在出轨了，那么一个关于夫妻治疗的目的和目标的真正问题就被摆在了桌面上。当一个人脚踏两条船时，你无法展开夫妻咨询，而你要面对的临床问题变成了帮助个体确定他的优先考虑事项、需求和选择。同样，如果夫妻当中的一方担心对方成瘾，那么就产生了两个问题，一是在咨询中提出他担心的事情，二是如果对方没有意识到他的成瘾行为有什么不妥，你需要帮助他决定他想做什么。

如果他们担心存在真正的危险——其中一个人因为害怕被报复和虐待，所以在两人都参加的面询中不敢说出心里的想法——那么问题就是来访者最需要得到什么帮助。当然，如果丈夫承认他有爱生气的毛病，那么所有人都达成了一致意见，这个问题就可以解决。但是如果他否认自己的毛病，那你就需要帮助妻子考虑一下她的选择。来访者把他的问题告诉你通常表明他是在寻求帮助，你可以核查真实情况。这时的重点转向从情感和实际上帮助受虐待的一方走出受害者的角色，而不是继续沉浸在白日梦里，以为只要她可以"做到更好"，有虐待倾向的伴侣就会改变。此时夫妻咨询变成了个别咨询。

然而，一般来说这些针对个体的面询不会出现如此戏剧化的情况。它们就是为治疗师提供了一个机会，填补评估项目的空缺部分（心理发展过程、服药情况、洞察原生家庭产生的影响），巩固治疗关系，明确个体目标和夫妻关系的目标。当你再和这对夫妻凑在一起时，可以总结一下你们的对话，或者能让每个人为对方总结更好。这时你和他们应该清楚地了解夫妻关系的各部分是如何组合在一起的，每个人都应该对治疗最初的重点达成一致意见。

这就完成了我们对开场动作和坚实基础的讨论。下一章我们将讨论治疗的中间阶段和结束阶段。

深度观察：第6章练习

1. 什么类型的问题对你来说最难应对——例如，那些怒不可遏的？那些有关婚外情的话题？是什么让你对这些情绪或问题如此敏感？什么样的技能或支持有助于你学会更好地处理这些情况？

2. 你能在多大程度上谈论自己的个人生活？当你烦躁不安时，你能让自己好好平静下来吗？当你在做这件事时，什么样的触发点或情况会给你增加困难？

3. 尝试一下简单的引导想象：舒服地坐下，闭上眼睛，深吸几口气，开始放松自己。看看你是否能想象自己是个孩子。你遇到了问题，你感到情绪不安——哭泣、担忧；也许是身体上受了伤。在你身边的是你的爸爸/妈妈或者他们两个。看看接下来会发生什么。你的父亲或母亲会怎么说、怎么做？观察你自己的反应。

   我们在童年时期都有自己对帮助和信任的理解。这个场景可能告诉你关于信任别人的帮助，关于请求帮助而不是觉得什么事都要自己来扛，你学到了什么？现在身为一个成年人，你能依靠别人，让他们知道你的需要吗？

   这些态度如何影响你对来访者做出的反应？你觉得他们应该和你更像吗？在适当地寻求帮助和让别人觉得太黏人、太多牢骚和不够独立之间，你该在哪里画下分界线？

4. 思考为来访者创建属于你自己的介绍指南。你希望这里面包含哪些信息？关于你的工作风格、价值取向、能力范围，你想让他们知道什么？对于挑破秘密你的立场是什么？

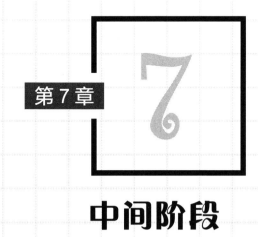

第7章

中间阶段

你已经完成了开场面询，为治疗打下了基础。是的，这对夫妻可能仍旧处在危机中，但他们对自己的问题有了新的看法，知道自己该怎么努力。通过你提的问题、面询过程中你关注的事情以及布置的家庭作业，他们还对你的治疗方向有了更清晰的了解。他们相信你的领导力。

这一章我们准备讨论治疗过程中间阶段的特点和重点，阻力，个体面询和夫妻面询的不同组合形式，还有推荐其中一个人接受个体治疗的指导方针。不过，首先让我们把中间阶段放在夫妻治疗的大背景中了解一下，并且将其与治疗的初始阶段和结束阶段进行对比。

夫妻治疗的不同阶段

虽然事情的进展是连续发生的，不过把治疗分成特定的阶段会给我们提供很大的帮助，每个阶段都有自己的特点。知晓各个阶段的内容能让你提前预测将要发生的变化，给你提供一些衡量治疗进展的标准。你的理解和看法可以传达给来访者夫妻，指出你看到的他们可能没有意识到的正常但有时循序渐进产生的变化。

开始阶段的特点

我们在前面的章节里讨论过这个阶段，不过下面对它的常见特点进行了总结：

- 扮演审判游戏——为事实 / 对话内容而争吵
- 争论对错
- 利用内容助燃情绪
- 容易陷入权力争夺
- 喜欢用第二人称："只有当你做出改变时，我才能感觉更好"
- 过程 / 模式意识薄弱

对关系不稳定或处于危机中的夫妻来说，这个过程要经历几次面询。而有些夫妻关系不太动荡、情况不太危急，以前有过心理治疗的经历，或者自我意识明确，只有上述特征中的很少几个，对于这些夫妻来说，这个阶段会短一些。不管遇到哪种情况，这个阶段你的关注点是塑造他们的对话，制止功能失调模式，传授沟通和自我调节的技巧，揭开情感创伤，帮助他们对过程产生意识，助力他们解决问题。在整个面询过程中，你都将扮演一个积极的角色。

中间阶段的特点

治疗的中间阶段的特点可以概括为以下几点：

- 应用新技能不协调
- 为了方法和手段而争论，而不是持续关注结果
- 情感上的自我调节和倾听"热门"话题感到困难
- 看起来恶化的问题和 / 或对个人问题的意识更清晰

- 更加注意模式 / 过程
- 越来越多地使用第一人称表达

下面依次来解释一下每个特点。

不协调的新技能

仔细想想，这种不协调是有一定道理的。因为这些依然是新技能，还没有融入这对夫妻的日常生活，他们得到的技能还很脆弱，很容易四分五裂。风平浪静的日子里压力较小，杰克和玛雅还能留心使用技巧，玛雅不会疾言厉色，杰克不会表现得小心翼翼。压力大的时候两个人又回到了原来的模式。

方法与结果

这一点指的是这对夫妻在争吵或讨论中会陷入杂乱的方法中——每个人都试图说服对方用自己的方法解决问题。随着这对夫妻在沟通和了解过程方面越来越擅长，他们自己就能知道什么时候他们的对话偏离了正轨，也能更好地专于最终的目标，即解决问题。

热门话题

就像使用新技能一样，这对夫妻到了治疗的中间阶段反应不再那么激烈，这时他们能更加平静自己、调节情绪。尽管如此，有些话题还是能让他们的情绪一触即发，当这些话题被提出时，他们学到的技能就不再管用了。

恶化的问题

这就是你以为一切进展顺利的地方，现在这对夫妻又旧事重提，公开在面询中发生争吵，以前他们从不这样做，甚至可能出现更糟的情况，提出了你从未听到过的新问题——其中一个人酗酒很严重，或者另一个人说童年时受到过可怕的虐待，现在自己正在和创伤后应激障碍做斗争。

这种情况下很容易出现恐慌——你错过了什么，哪里出了问题？可能什么问题也没有。这些问题的出现其实是个好现象。开始的面询是让这对夫妻能走进你的治疗室，核实你的情况。现在两个人都向前跨了一步，谈论他们的秘密和隐藏的问题，因为他们觉得这里很安全，你是可以信任的人。你做得很好。

这个阶段你依然很积极，但是你的干预变少了，一步步地帮助这对夫妻更加了解过程、控制过程。你指出什么时候他们的对话偏离了目的，你鼓励他们回到正确的道路上，朝着解决方案前进，而不是在方法和手段上争论不休，你帮助他们看到眼睛转动或"是的，但是"这样的表达。

结束阶段的特点

最终我们到了治疗的结束阶段，也是我们下一章要讨论的话题。不过首先我们快速总结一下这个阶段的特点。

- 关注结果的能力，不要纠结于方法
- 积极倾听的能力，即使是困难的话题
- 自我调节情绪的能力
- 妥协的能力
- 对过程和模式的认识以及重新调整方向的能力
- 更灵活地应对自然倾向，接近而不是避免焦虑

显然实现这些目标是一种理想状态，有些夫妻只是比其他夫妻更接近目标而已。这取决于他们的出发点，他们对治疗的期望，他们在治疗上付出的时间，还有你的技能和方法。

此时你不再表现得那么活跃，治疗已经变成了一个安全的地方，他们可

以谈论非常敏感的话题，获得你对特定问题的专业见解，例如养育子女或与大家庭打交道，家里的情绪氛围也能一直保持积极的状态。

此外，这只是一种指导，而不是你面临的真实情况——实际展开过程中每对夫妻的情况都不一样。不过你可以看到他们在两个方面都取得了长足的进展：从关注内容到关注过程，在自己的情绪和行为以及有效地展开面询方面，他们的自我责任感也由弱变强了。

中间阶段的关注点和任务

夫妻治疗的中间阶段和其他心理治疗的中间阶段一样，都是围绕着关键信息和技能打转，深入挖掘这对夫妻的过去或问题的层次，前进两步后退一步。虽然你的关注点会受到你自己的理论方法的影响，但基于我们对关键概念和障碍的讨论，下面我们列举了一些可能的目标和任务。

走向成年人的角色

关于这一点，我们或者可能会说是帮助这对夫妻走出拯救者、受害者和迫害者的角色。这正是你帮助埃伦的地方，让她不要觉得确保家里所有事都完成是自己的责任，或者给她的丈夫留出一些空间，让他自己解决和工作主管之间的问题，而不是为此感到焦虑不安，事无巨细地替丈夫做好她认为他需要做的事。你提醒她这样会失去一些控制权，不过有希望收获一个更有责任心的伴侣作为前行中的队友，帮助她避免出现倦怠或暴怒。向她发起挑战，让她看看自己想要什么，而不要总是关注她应该做什么，帮助她从心理上击退任何自责或内疚。

同样，你要帮助那些更被动/反应型的受害者站出来。鼓励杰伊让埃伦知道他想要什么，当他感觉埃伦提出的建议让他透不过气时，把她的建议推回去。面询时鼓励他主动提出他想讨论的话题，不要跟在埃伦的后面，当你感觉他有不同意见时，鼓励他说出来。

关注具体的事情很重要，这样接受治疗的夫妻就能明白哪些日常行为需要改变。布置的家庭作业要紧扣面询的主题：埃伦要体验一下"放手"的感觉，让杰伊去计划下周末的活动。杰伊和主管谈谈，或者给主管发一封邮件，说说他的担忧，提出解决方案，而不是不知所措、一言不发。

修复情感创伤

无论你是否花时间更多地去了解来访者夫妻的过去，这一点都是治疗的重头戏。作为这种更注重行为方式的治疗方法，你要帮助遇事喜欢退缩的人站出来，大声说出自己的想法，帮助易怒的人把愤怒当作表达需求的信息进行自我调节，帮助表现良好的人不再小心翼翼，相反对自己的需求要特别自信。每个人都要违背他或她的意愿行事，在敏感地不去触碰对方的创伤的前提下，现在说出他们无法对父母说出的事。

你需要在头脑中勾勒出并与这对夫妻沟通采用小而成功的婴儿步，逐渐改变他们的模式。尽管他们可能会感到焦虑，你也要鼓励他们采取行动。在这个阶段你会看到前后矛盾的地方——有时候杰伊可以大声地告诉埃伦他的想法，在其他有压力的时候，他又会退回默认的行为。

因为情感创伤通常会影响其他关系，所以家庭作业会帮助这对夫妻把焦点放在这些关系上——例如，当来访者在星巴克被找错钱时，果断地说出来，不要一声不吭地走掉，或者改变和父母谈话的内容，而不是听之任之，继续老生常谈。

继续推动良好的沟通

这是另外一个核心的关注点。你要不断地向这对夫妻指出什么时候他们的对话偏离了方向，什么时候他们被过去的琐事绊住了，什么时候他们在堆砌内容，他们的情绪在上升。你要挑战他们，让他们明确自己的情绪，讨论更柔和的情绪，向对方解释矛盾下面掩盖的问题是什么。在他们进步的时候，他们会更注意听你的声音，他们将学会更快速地自我修正。

更新关系契约

对那些可能正在经历七年之痒的夫妻来说，更新关系契约是对夫妻面询的充分利用。你鼓励他们谈一谈想要改变的事情——更多的个人时间，少提建议，多帮忙照顾孩子等。同样，你想要帮助他们把这些事情表述得越具体越好，这样对方就能准确地知道该关注什么，让新的契约更加平衡，这样不只强势的一方而是两个人都能得到自己想要的东西。

明确、更新他们的愿景

汤姆想在工作单位里申请经理的职位；苏想辞职，这样她就有更多的时间照顾孩子。此时你要帮助这对夫妻了解一下他们自己的需求以及个人优先考虑的事情。汤姆认为新职位对他来说既是挑战，又开启了他职业生涯的新篇章，不过以后他就要经常出差，不能分出太多的时间给家里。苏将要承担起照顾孩子的大部分责任，但她还想有一些属于自己的时间，或者少了她的这份收入可能要求他们放弃之前考虑好的未来计划。

你的面询重点是帮助他们尽可能把事情弄清楚。你会提一些尖锐的问题，帮他们梳理保留意见和潜在的担忧。你要帮助他们通过沟通达到需求平衡——汤姆出差的时候，为了得到自己想要的自由时间，苏可能会更加依赖保姆——或者他们会用汤姆增加的薪资请人来家里做保洁。你的关注点在这个过程上。你不希望带着解决办法加入他们的对话，而是帮助他们看到自己的停滞点和妥协的必要性，鼓励他们找到共同的路。

我们很容易看到这些地方的重点和任务的交叉点——拯救者和受害者的角色中夹杂着情感创伤，情感创伤影响着关于观点和契约的沟通。在这些千差万别的对话中，你真正要做的是帮助他们保持个性，让他们更清楚地表达自己，靠近而不是逃避自己的焦虑，谈谈他们隐瞒了很久的事，重新协商现在已经发挥不了作用的旧模式和旧习惯。你在鼓励他们从不愿意去看的漏洞中找到解决办法。

接受治疗的夫妻在中间阶段的关注点

上面讨论的任务都在你的日程表上。而来你这里接受治疗的夫妻可能要关注完全不同的事。下面是他们需要注意的地方。

重现家里发生的争吵

上一章我们看到杰克和玛雅在初次面询时的表现，基本上都是在重现几天前他们在家里因为短信产生的争执。许多夫妻初次面询时都会这样做，这一点可以理解，但到了治疗的中间阶段他们可能还会这样做，直到他们掌握了监控自己的对话过程的技能。

随着他们在治疗中取得进步，你也要期待他们发生转变。他们不会为了让你当裁判而重现之前的争吵，而是因为他们希望你能帮助他们保持正确的前进方向，让每个人都感觉自己说的话有人在听，帮助他们确认问题下面隐藏的问题，或者帮助他们理解为什么在家里进行的对话会陷入僵局。而这就是你在监管对话过程的时候要做的事，提出一些尖锐的问题帮助他们确认问题下面隐藏的问题，当他们自己解决这个问题时，帮助他们分析之前失败的原因。

你不想让他们的这次重演持续太长时间，或者更糟糕的是让他们积攒了一个礼拜的牢骚在你的办公室里演变成"一周之战"。来访者夫妻的问题重演可能让你和他们之间保持长时间的互动，这样的话你会创造出一种依赖关系，近似形成不道德的行为，不能帮助他们整合技巧，变得更自立。

重提旧事

这个问题就是让你觉得，到了治疗的中间阶段一切都在恶化，而不是向更好的方向发展的原因。阿普利尔突然说起去年丈夫在她妹妹的婚礼上醉得倒地不起让她很尴尬，或者卡尔觉得他在讨论换工作时得不到她的一点儿支持。现在的情况是夫妻两人提起这些旧伤痛都觉得很安全，而且觉得能更自由地大声说出、清理出心中掩藏已久的感受。

你让他们这么做。不过即便如此，你要小心的是不要让抱怨的一方说个不停——接二连三地说出一个又一个自己受到的伤害，压垮了另一个人。合理地控制时间和内容，这时你也要发声——虽然你有一大堆心事要倾诉，不过我有点担心你说的这些快把你丈夫压垮了。你也要观察另一个人，不要让他落入充满防御和事实比较的一场大会。你要让阿普利尔和卡尔说出提起这件事不是为了报复，而是让对方理解是什么事情让她烦忧了这么长时间。另一方只需要倾听，为对方受到的痛苦道歉就可以了。

提起敏感话题

在这种情况下特里第一次告诉丈夫她小时候受过性虐待，或者罗伯特公开说出他越来越失控地依赖色情产品。或者这对夫妻又从另外一个角度重温了孩子去世之前的那几个月或几个星期。这就是把治疗当成一个提起这样微妙话题的安全场所。你的存在让他们受到了鼓励和帮助，让他们有勇气说出想说的话，而且知道有你在那里帮忙控制对方的反应。这些都是非常亲密的时刻。

提及：是否，何时以及何人

罗伯特喜欢看色情产品的习惯引出了中间阶段常常会出现的另外一个问题，即觉得什么时候、是否推荐夫妻中的一个人接受个体治疗。这里我们将要讨论一下这样的情况，没有接受治疗的一方要么在夫妻面询中表现出个人精神健康方面的问题，或者你猜测存在需要解决的个人问题。在第13章我们将会讨论个体因为某些问题接受治疗的案例，以及怎样将夫妻治疗融入这个过程。

与罗伯特在中间阶段暴露的问题相比，有时候个体的问题会在开始阶段就出现。第一次面询的时候梅琳达就说她一直都在与焦虑和抑郁抗争，她想过接受心理治疗，但从没坚持下来。或者埃里克提到他长期与暴饮暴食做斗争，但是直到和你单独见面后，你才发现他的心理障碍的程度。

显然，如果夫妻一方表现出对个体治疗的兴趣——埃里克说他真的很想解决自己的问题，但是他一个专家也不认识，不知道你能不能推荐一个——你的任务很明确，就是做好举荐工作。一旦他开始了个体治疗，然后你就可以和个体治疗师展开配合，特别是要一起决定这时候埃里克是否能同时解决他的饮食失调问题和夫妻关系问题，或者他最好先空出一段时间集中精力解决饮食失调的问题，然后再回到治疗中解决夫妻关系问题，或者定期接受夫妻治疗以便更新他的关系状态，或者找到他的配偶能为他的治疗提供帮助的方法。

需要接受个体治疗的另一个宽泛的指标是你认为个体身上的问题将会影响夫妻前进的能力。这可能就是埃里克面对的情况，尤其是如果他的配偶接受夫妻治疗的动力之一就是为了表达她对埃里克暴饮暴食问题的担忧以及希望他能接受治疗。另一方面，露西渴望接受夫妻治疗，但是她又不知道能不能分开解决她的焦虑和抑郁问题。

下面是你在为个体举荐时可能要考虑的关键问题。

愤怒管理问题

周末吵架的时候萨尔把珍妮特推倒在地，之后他们来你这里接受治疗，很快你就发现萨尔一直都有易怒的问题；发生变化的只是他对妻子从精神虐待忽然升级到了身体上的虐待。像萨尔这样的来访者，他们有间歇性爆发障碍，是霸凌的一方，总是用愤怒控制别人，需要被推荐接受个体治疗的原因有两个：（1）因为你不想把大量的时间都用来教易怒的一方自我调节，破坏面询过程的平衡；（2）更重要的是也许你想采取明确、坚定的立场，对抗易怒的一方把生气的原因归咎于对方而自己逃避责任的倾向——"如果你没有做/说＿＿，我就不会这么生气了。"你同情的是他的情绪，不是他不负责任的行为。

当易怒的一方在接受个体治疗或愤怒管理课程时，你是否要继续夫妻治疗显然有一部分取决于个体愤怒问题的严重程度——也就是说这个问题对面询过程和夫妻之间日常沟通的破坏程度。但同时更重要的标准是个体想要解决这个问题的意愿。如果萨尔很难走出他的指责心态，继续为他的怒气找借口，你为改变这对夫妻的问题所做的努力将会大打折扣。回避或者弱化他的问题不是要忽视房间里的大象（指那些显而易见又容易被忽略的事），而你不坚定的立场会被认为是在宽恕他的行为，导致功能失调的模式被复制而不是改变。

成瘾

这里我们不仅要讨论药物和酗酒，还有罗伯特对色情作品的依赖，埃里克的暴饮暴食，以及性、赌博、购物还有其他被个体视为重于一切的类似的成瘾行为。就像控制怒气一样，有些人会合理化自己的行为并且责怪对方——罗伯特说，你要是更愿意和我有性生活，我也不会去看色情作品；埃里克说，如果你不是总唠叨我，给我太大的压力，那我也不会觉得非要靠食物才能冷静。虽然压抑或压力可能助长个体的上瘾行为这种想法很真实，但你要应对的是把个人的责任明确地说清楚，并采取坚定的立场支持它。其他人可能承认自己有成瘾行为并对其产生了依赖，但他们会尽量弱化这些成瘾行为对夫妻问题产生的影响。

　　除非你是戒瘾专家，否则你需要经过专业人士的评估，确保你有坚实的诊断基础。明确这一立场还要回避夫妻两人来来回回地争论谁是正确的、成瘾的严重程度、一个人有能力与否等这些问题。简单地告诉他你很关心他的情况，希望他能接受评估，这样你就停止了毫无价值的循环，使评估者成为推荐治疗中的"重要人物"。这样能让你和这对夫妻之间保持平衡。你希望能有一个和专业评估人士交谈的机会，这样他就能在评估中更好地理解你的关注点是什么，更完整地掌握这个人的问题是怎么引发的，怎样弱化他的行为。

　　无论来访者承认与否，如果能明显地看出他的成瘾行为已经很严重——尤其是关于药物、酒精和性——那么在进行亲密的夫妻治疗之前，就像前面埃里克遇到的情况一样，最好先让来访者接受个体治疗。原因是成瘾行为会破坏夫妻治疗的效果，因为上瘾的人最在乎的不是夫妻关系，而是让他上瘾的东西，通常他们需要强化的门诊治疗和住院治疗项目。一般来说，可以把定期的夫妻面询和家庭面询作为这些治疗的一部分，当个体的情况稳定以及医院的治疗计划完成后，你可以继续展开夫妻治疗。

　　实际上，如果成瘾行为还未发展到严重阶段——蒂娜对大麻属于"中度依赖"，这个问题一旦被提出，就可以通过门诊治疗得到控制，有些人对赌博、购物的成瘾或和其他人发生不正当关系更多的是对夫妻关系中出现了问题的一种发泄。同样，你需要和个体治疗师协作，确保你们意见统一，形成联合战线，这样就不会存在困惑，也不会出现一个治疗师反对另一个治疗师的情况。

自残行为

　　这时会出现用刀割伤自己或用火烧伤自己的行为，不过也可能看到像厌食这样的饮食失调现象，因为它们的情感／行为循环都是一样的。正如对待疑似上瘾行为一样，你要评估自残行为的严重程度。一个来访者在高中时期有过割伤自己的经历，然后在遭遇母亲突然去世的噩耗时再度重现这种行为，与另一个来访者在生活中一直依赖自残行为作为处理问题的方式之间存在很大的区别。

在夫妻治疗取得成功之前，这种一直存在的行为显然需要我们格外关注。对厌食症来说尤其如此，厌食症产生的电解质紊乱和心脏病发作的风险会构成重大的医疗风险，体重过轻会削弱大脑功能、降低药物治疗效果。有自残行为的个体和大部分有成瘾行为的个体一样，通常需要接受住院治疗，在个体的情况稳定之前，可以先暂停夫妻治疗。

对于最近出现的、因情境引发产生的自残行为，你可能决定要告诉这对夫妻，明确情感触发点——例如，生完最后一个孩子后，布列塔尼的情绪被压垮了——帮助来访者和夫妻以更积极主动的方式解决问题，看看这样是否会改变他们的行为。如果他们的行为没有发生变化，或者你觉得重点太过转向个体治疗，从而导致夫妻面询变得失衡，那就在继续展开夫妻治疗的前提下，建议来访者接受个体治疗。面对这些情况，你要坚守的底线就是当产生疑虑时，明确地指出来。

注意缺陷／多动障碍

虽然只有 5% 的人口被诊断出患有注意缺陷／多动障碍（Attention-deficit/Hyperactivity disorder，简称 ADHD），但是如果没有得到有效治疗，这种问题对成年人（以及孩子）产生的影响非常大。患有 ADHD 但未被确诊或没有得到治疗的成年人会觉得自己是失败者，因为当他们回看自己走过的路时，只看到一堆杂乱的没完成的项目和没实现的梦想。他们通常也遭受着焦虑和抑郁的折磨，因为拖延症会导致他们在工作中经常处于压力状态，所以他们常常会自我治疗，借助酒精或药物减缓散乱的思想。他们的另一半经常抱怨他们靠不住——忘了付账单，没有完成任务，因为工作问题和拖延症不断制造压力。他们束手无策，通常把这些症状表现成问题。

如果你怀疑夫妻中有一个患有 ADHD，而你又不喜欢自己诊断，那就推荐这个人到专业人士那里接受进一步的评估。这类来访者需要接受药物使用评估以及对组织技能的个体辅导。

焦虑和抑郁

关于这个问题我们再回到露西的案例。焦虑和抑郁被放在一起，因为通常这两种情绪会同时发生。你建议露西可以考虑同时进行个体治疗和药物治疗。虽然你向她解释了这么建议的原因还有研究结果，但她还是不情愿，对你的建议不置可否。你决定接下来做什么取决于几个事实情况。你可能会继续进行夫妻治疗，衡量露西的症状会对治疗的成功产生多大程度的影响。你还可能发现，尽管她在挣扎反对，尽管你认为个体治疗对她很有帮助，但这对夫妻有能力按照目前的情况进行夫妻治疗，成功地完成作业，打破功能失调模式，改变情绪氛围。

或者你发现他们被困住了。虽然你试着慢慢地前进或者把你的治疗计划分解成更小的步骤来解决露西的症状，但你很清楚这时候治疗不会取得进展，或者夫妻治疗其实已经变成了个体治疗，面询过程也逐渐失去平衡。

下一步应该做什么可能取决于你的临床方向。如果你决定做夫妻治疗，那就建议露西接受个体治疗，考虑是否以及怎样把个体治疗与夫妻治疗结合起来。如果你用尽所有办法说服露西，但她还是拒绝接受个体治疗，那你可能决定继续进行一段时间的夫妻治疗，看看是否有任何进展，或者单方面决定终止夫妻治疗。

或者你可能觉得转移治疗重点也没什么，单独解决露西的焦虑和抑郁，让她的丈夫偶尔来参加——只要你在临床方面清楚和意识到这样做可能对夫妻关系的平衡产生的影响，那就没问题。之前我们提到过，你要避免让露西的丈夫觉得任何或所有的夫妻关系问题显然都是源于露西，他对将来可能出现的任何夫妻关系问题都没有责任。在处理这种情况时，你要诚实面对，说明这样做是因为你考虑对露西进行个体治疗。

虽然这些个人障碍可能是你经常遇到的情况，但是我们也可以讨论其他情况——躁郁症、人格障碍和创伤后应激障碍，还有医疗状况对心情产生的影响、性方面的事情和承受压力的能力。其中一些疾病可能只是出于怀疑阶段，没有完全浮到表面。因为夫妻双方当时的注意力都在危机上，一旦危机过去，他们很快会终止这些表现。对于其他疾病而言，你要围绕它们展开治疗——诸如许多疑似的人格障碍问题——时刻关注当前存在的问题。还有一些，例如医疗问题或创伤后应激障碍，需要你做进一步的简单调查，提出建议，在治疗过程中评估个人问题会在多大程度上破坏夫妻治疗的过程，需要直接治疗。

选择你的方式

再回到露西的例子上，现在正是讨论不同类型面询方式的优缺点的好时候，即一起面询夫妻双方与通过单独展开个体面询的方式进行夫妻治疗相比。我们先从这两种方式的极端表现来看，即总是要求夫妻共同参加面询，或总是只让夫妻一方参加面询，然后再看一些组合方式。

仅限夫妻双方

优点

只在夫妻同时来到治疗室的时候才展开治疗的优点在于让一切都保持公开。当他们展开对话时，你很容易就能看到他们的相处模式，随时都能制止和改变他们。因为夫妻两人把他们的互动沟通方式全部展现在你面前，所以你有一个理想的传授技巧给他们的场合。你不需要担心还要动脑筋把一个故事的两个不同方面拼凑起来。也许最重要的是这种方式强化了夫妻双方在一起的感觉，你在帮助他们作为一个整体来更好地了解彼此、携手共进。

缺点

你总是在面对一个三角式关系。你要一直留心治疗室里的平衡，你要确保和夫妻双方都建立了稳固融洽的关系。你要非常注意性别产生的影响：两个女性和他共处一个房间，他会因为这种简单的动态而觉得被排除在外吗？妻子会觉得自己可能被两个男人联合起来对抗吗？想想这些可能出现的情况，寻找面询过程中出现的犹豫不决或紧张局面，解决它们。如果你觉得你与其中某个人的治疗关系出现了不平衡和未说出口的问题，那就在他们两个人都能共享的面询时或通过后续记录提出来——"约翰，上周你看起来很安静。我想你是不是觉得我站在了埃米莉这边，和她一起对抗你。"

管理夫妻之间的沟通过程很费力，尤其是在最开始当夫妻双方正面临危机的时候。如果你的临床经验不足，可能会觉得害怕；这时大量的指导和支持变得很重要。夫妻治疗不如个体治疗那样能够建立亲密的治疗关系这一事实可能会干扰你的方向，直到你对夫妻治疗更加适应。

如果你只和夫妻双方同时见面，还有一种危险情况可能出现，那就是一些重要问题可能会一直处于隐藏状态——例如，汤姆对妻子离开教堂的行为确实有些不满，但他不敢说出来，因为他不知道你会采取什么立场。你可以通过提问的方式避免发生这样的情况——"还有什么我们可以拿来讨论的一直困扰你们的问题吗？任何你觉得很重要但还在犹豫要不要说的问题？"这些问题让他们知道我们的治疗范围很广。如果他们觉得你安全可靠，最终他们会说出这些问题的。

最后，由于三角式关系的问题，总是会出现夫妻双方联合起来对抗治疗师的危险。警察一般都很熟悉这种动态，邻居打电话报警说谁家发生了家庭暴力——一旦警察开始介入，结束他们的争吵，这对夫妻就会把矛头对准警察，觉得他们不应该出现在这里。如果一对夫妻联合起来对抗你，你要问自己一个问题："为什么？"就像警察遇到的情况一样，一般都和你使用自己的权力有关。你逼得太紧了，给他们施加了太大压力，也可能你对他们的问题过度负责，所以这对夫妻联合起来对抗你。正如治疗道路上出现的其他碰撞一样，问题都是在治疗过程中发现的。你需要听他们把话说完，找出是什么问题驱使他们做出这样的反应，修补他们的关系，明确他们的期望。

仅限夫妻一方

优点

你可以和夫妻一方展开治疗，但是关注点仍放在夫妻关系上。有的治疗师把一次面询时间分给两个人，有的治疗师每周面询夫妻当中的一个，有些治疗师比较适应个体治疗，每周和夫妻双方分别见一次面。你可以向每个人传授技能，指导他们采用一些方法走出功能失调模式，而且探寻情感触发点，揭开他们过去的经历。你可以给每个人全部的注意力，在过去和现在之间转换也更容易。你不必担心在面询结束时要保持整个过程的平衡，因为每个人从你这里得到的关注都是平等的。对于那些受过个体治疗训练或在夫妻治疗方面技术不够娴熟的治疗师来说，这样管理面询过程似乎更容易；你会觉得自己有了更大的控制权。

缺点

如果你侧重心理动力取向，更关注跟踪个体过去的动态和发展洞察力，那么这个方式对你来说没什么问题。但如果你遵照的是行为系统取向的模式，这种表面上的优势可能会演变成潜在的劣势。你无法直接看到夫妻之间的沟通表现；你需要依赖夫妻双方详细描述家里发生的一切，然后把这些故事拼凑起来。你可以传授他们新技能，或者建议他们尝试新行为，但是你缺少获得即时反馈和细微调整你的努力方向的机会。

如前所述，你要保持对自己使用的治疗模式的清晰认识，让接受治疗的夫妻明确你的临床目标，这样你才不会迷失方向，把个体治疗当作避免他们或你出现焦虑的方法。然而还有一个更大的危险可能出现，这对夫妻取得的进展可能是人为的，即便不是有意为之，也要靠他们和你之间活跃的三角关系支撑。因为治疗过程的焦点没有直接放在夫妻之间的互动上，而是以你为连接纽带在他们之间建立的互动，危险就在于你成了夫妻之间维持稳定的力量。他们的争端变少了，因为每个人都知道可以在你这里发泄一周的抱怨；他们感觉好多了，因为你成了一个理想的替代伴侣，给他们提供支持和黄金时光。你已经成了一股稳定力量，虽然他们看起来好了很多，但其实他们的夫妻关系几乎没有发生任何变化。

如果你不够警觉，很容易就会成为这个过程里危险发生的帮凶。接受治疗的夫妻喜欢来你这里，而且因为他们喜欢，所以你也喜欢见他们。每个人都告诉你见过你之后事情出现了转变，再加上面询过程中建立的舒适的亲密关系，让你愿意继续这样展开治疗。这种方式变成了长期工作，你认为治疗在深入，而实际上每个人都在裹足不前。

当然，避免这个问题出现的方法就是寻找它，跟踪了解模式、行为和技能应用方面是否在家里发生了真正的变化。确定这对夫妻是否承担了真正的情感风险，和对方一起实现了新的突破，把他们和你讨论的事情说给他们的另一半听。明确你的临床目标，确保每个人都在朝着同样的方向努力。

夫妻—个体面询的结合

优点

把个体面询和夫妻面询结合在一起，看起来可能就像金发姑娘所谓的"不太凉""不太烫""刚刚好"的选择。你更支持哪一种取决于你的治疗导向（例如，心理动力导向对系统导向或沟通导向）和个人风格。在使用我们提出的模式时，真正的临床问题在于明了什么时候以及为什么加入个体面询。下面我们列举了一下临床的可能性。

- **为了建立或修复融洽的关系**。如果你很难与夫妻中的一方建立联系，如果你担心他或她认为你站在了对方那一边，如果你觉得自己可能说了不该说的话或对一方造成了感情伤害但在面询中没有进行处理，那就把这个人带到一边，讲清楚问题并纠正这个问题。当你感到心里踏实后，再回到夫妻治疗中。

- **为了发现隐藏的问题**。有些治疗师会定期与接受治疗的个体见面，看看每个人对治疗有什么感觉，看看是否有什么问题被引发了但在夫妻面询时没有得到充分解决。如果有个问题没有被发现（"这个问题我们没谈那么多，但我比之前说的更担心哈里的抑郁"），谈谈接下来在下次的夫妻面询时提出这个问题。这种方法可以避免治疗停滞不前或只是维持表面进步。

- **为了满足个体的要求**。为了把你争取到他或她那一边，或者通过和你建立更深的关系来减轻夫妻互动时的紧张局面，有时个体会要求进行独立的面询。如果是这种情况，那么你面临的危险有：破坏关系平衡，充当维持三人稳定关系的一条腿，或者疏远另一个人。听一听个体都关注什么，重申你的重点是帮助改进夫妻之间的交流和关系，然后鼓励他或她在夫妻面询时提出任何疑问或担忧。

　　但是有时候请求单独面询的理由是一些不相关的问题——桃瑞丝想和你聊聊她上了年纪的母亲，以及母亲发脾气时怎样应对；马特和老板之间产生了不愉快，想从你这里得到一些不同的处理方法的建议。展开独立面询有助于减轻压力，对夫妻关系也有好处。尽管如此，没有参加的一方也需要知道你们单独面询时讨论的话题，这样他或她就不会变得偏执，猜想这次面询有关夫妻关系的秘密。同样，这些看起来次要的问题也不应该分散夫妻治疗的注意力。举例来说，如果桃瑞丝提出的问题比你想象的更复杂，需要你利用好几次面询才能解决，那就考虑建议她到其他人那里讨论这件事，或者和这对夫妻谈谈他们现在最需要解决什么问题。

缺点

在夫妻治疗和个体治疗之间来回转换的唯一缺点就是这个过程在接受治疗的夫妻看来很随意、很困惑。防止这种情况发生的最简单的方法就是在治疗开始的时候明确你的选择，并把你的决定清楚地告诉这对夫妻（"作为一种检查治疗进展的方式，我偶尔会和你们单独见面"或"如果你……随时都可以向我提出进行单独面询"）。关于家庭治疗，你也可以提出相同的设定（"如果你们想带孩子参加面询，和他们一起敲定你们一直在讨论的父母教育子女的问题，尽管提出来。"）

贯穿我们对治疗方式的讨论过程的主题是明确的临床目标和沟通。为你自己挑选适合的风格和框架，决定你最希望帮助接受治疗的夫妻达到什么目标，关注哪些重点，以及什么样的环境最有效率。在治疗开始的时候，还有当出现需要改变的情况时，把你的决定告诉这对夫妻。

中间阶段的阻力

梅勒妮和艾伦开始的时候雄心勃勃，但过去几次面询时他们都没能坚持完成家庭作业，他们解释说因为太忙所以忘了。如果不做作业是一种糟糕的解决办法，那么问题是什么呢？这里我们就来讨论一下治疗过程中可能遇到的阻力。

当然，关于这些阻力人们已经发表过很多文章。从心理动力学的角度来看，基本上假设阻力是临床过程中不可或缺的一部分，许多长期的努力就是要解除遇到的阻力。如果我们从实践的角度来看，阻力的产生有四个相互联系的常见来源（Taibbi，2016）。

对问题没有达成一致意见

意见不统一有两种表现形式。第一种就是我们前面讨论过的没有问题的夫妻。一对夫妻因为家庭暴力而被捕，法院已经将他们转介。而这对夫妻认为这是无关紧要的小事，觉得法院过于干涉和独断，告知治疗师他们真的没什么要解决的问题。

另一种表现形式是你和来访者对问题的意见不一致，例如埃里克的案例，他承认自己偶尔会暴饮暴食，但坚持相信是妻子无休止的批评和控制诱发了这些问题。你说你担心埃里克事实上有更严重的饮食失调问题。你基于这样的评估制订了治疗计划，但埃里克不接受，他说他要再好好想想。

这些反对意见我们之前都讨论过，它们通常会在第一次面询时出现。如果你密切追踪治疗过程，与来访者保持一致步调，那你可以很快在开始的几次面询中解决这些问题。但是当新问题浮出水面时，同样的反对情况也可能出现。你担心爱丽丝的抑郁症比你一开始认为的还要严重，建议她接受药物咨询，但是她拒绝了，因为她觉得她服用的草药补充剂就已经足够了。从你的角度来看，这就是需要你解决的反对意见。

对治疗过程的错误预期

这个问题通常也出现在初次面询中。你说先进行三次面询评估，然后再提出治疗建议，而这对夫妻期望初次面询后就得到具体的反馈，所以他们不回来。或者你明确介绍取消面询的规定以及错过预约的收费标准，而他们觉得对自己不公平，所以中途退出。

就像没有一致同意问题是什么，对治疗过程的错误预期是因为没有在过程中达成共识。在这个问题上你的处理方法也是一样的，即明确他们的期望还有初次面询时你的方法，涵盖细小但重要的问题，例如取消预约、密切追踪过程、在出现反对意见时及时处理。

节奏错乱

节奏错乱正如字面上的意思——要么太快，要么太慢——常常也是错误预期的一种表现。"太慢"就是期望第一次面询结束后就得到治疗建议的来访者却要忍耐三次面询。"太快"就是说在初次面询刚开始时就做经验练习，或者留下的家庭作业让他们在情感上难以接受——"你和你父亲 20 年没联系过了，为什么这周不找个时间给他打个电话呢？"来访者在接受过两次评估面询后退出，在实验性的练习后没再回来，说他没时间给父亲打电话。

这些节奏问题不止会出现在最开始的时候，而且在治疗的全过程中都会出现。治疗开始一个月后，你决定进行一次经验练习，但是没在面询时留出足够的时间向他们说明练习结果。接受治疗的夫妻结束面询后觉得被汹涌的情绪吞没了，担心再来接受面询会出现更坏的情况。或者你要求接受治疗的夫妻召开一场商务会议，虽然他们表面同意了，但内心没准备好独自进行这样的对话，于是找各种理由开脱。另外，你要密切地跟踪过程，说出他们可能出现的想法，比如"这次练习是不是让你们太有压力了"，找出隐藏的问题。

引发旧创伤

你问埃伦上周为什么没坚持完成作业——给她的姐姐打电话，她从你的疑问里听出了父亲责备她的语气；她的情绪变成了 6 岁的孩子，变得安静乖巧，眼睛盯着鞋子。一次个体面询结束后，在送来访者走出办公室的时候，你随手轻轻拍了拍来访者的肩膀，这个来访者曾经历过性虐待，她当时身体就僵住了，然后取消了下次的预约。一位遇到危机的来访者在电话上给你留了一条很长的情感强烈的语音信息，但是你的电话停机了，直到第二天才听到信息；她觉得被抛弃了，自己根本不重要，再也没回过你的电话。旧的情感创伤被引发，破坏了你和来访者之间建立的关系以及治疗过程的安全感。

你要在开始的时候寻找来访者移情的线索和情感创伤，不过在治疗取得进展前，通常你没法完全了解它们的影响、它们的微妙之处以及它们的触发点。你需要尽可能地留意，但很多时候它其实和及时处理有关——在面询中及时制止并解决艾伦的反应，更努力地给遭受过性虐待的来访者回电话，说你害怕你的触摸会引发她的旧创伤，或者当你没能立刻回复她的信息时，一定要给那个感觉被遗弃的来访者回电话。

来访者的抵抗有许多表现形式——取消或退出治疗，不按要求完成作业，反驳，或关闭沟通的心门。不管源头是什么，你看到的抵抗对来访者来说就是另一个问题的糟糕解决方案，而这另一个问题通常都是从你开始。

这项工作的核心：总结

中间阶段完成了治疗工作的大部分任务。在这个阶段，你将穿越层层问题和模式，首先要阐明夫妻双方之间的沟通，使他们的对话更诚实、更具体，然后把夫妻两人分开，进一步探究每个人的情感创伤的影响和动态。在这个过程中，有些夫妻的关系会得到改善，然后结束治疗，庆幸他们的危机已经解决，表面的紧张局势有所缓解。其他夫妻会继续接受治疗，当他们觉得更安全，和你还有另一半之间的相处更舒适时，他们就会放弃防御，展开更密切的交流。另外，你要避免无休止的"一周之战"，在这样的环境中你其实是在向接受治疗的夫妻提供调节或仲裁的帮助，他们没法改变自己的互动模式，也不能把学到的技巧应用到沟通和解决问题的实践中。如果出现这样的情况，那就问问你自己、问问他们，为什么会这样，然后把注意力放在隐藏的问题上。

很遗憾，没有可以引导你走直线的秘诀。你要翻耕、敦促，持续不断地回到重复多次的主题，指出重复出现的模式，明确引发重复伤害过程的情感触发点。这就是中间阶段的本质特征。帮助接受治疗的夫妻理解这一点可以防止他们变得气馁，觉得自己改善的速度不够快。有些夫妻刚开始的几周做得很好，但是当外地的同伴来访且待了很长一段时间，或者其中一方被工作压力缠得无暇分心，使得另一个人感到被抛弃或无助时，他们会突然退出治疗，这些伤痛会引发旧创伤。有些夫妻认为每周的作业是一种让他们保持专注和动力的方式；其他夫妻认为面询本身能让他们承担起应用所学技能的责任。

但是如果你的工作开展得非常好，他们就会达到一种稳定的舒适状态。危机和退出也会少见，他们能够很快地自行恢复。这时你不再是传授和引导他们，而是评价他们积极的表现、强调主题的变化。你希望他们能拥有更多属于夫妻二人的时间或者让丈夫感觉整体上更有权力，你说出你的希望，他们虽然点头，但对你说的这些不予理睬。你提出了重新明确目标的问题，收效甚微。你察觉到他们虽然没有解决或避免焦虑，但一切都进展得不错。

是时候结束了。

深度观察：第 7 章练习

1. 你在思索如何把个体面询和夫妻面询结合应用时，哪种方式让你感觉最舒适？在做出这些转变时，你的标准是什么？

2. 有没有哪些你想主动引用的个人问题？从培训或支持的角度来说，为了更好地处理这些问题，你需要什么？

3. 学会更好地处理不同意见就像其他许多临床技能一样，你可以在临床环境外练习。当日常生活中出现这样的情况时——和朋友之间，和配偶之间，和同事之间——注意反对/抵抗的过程，锻炼你的反应还有发掘问题背后隐藏的问题的能力。

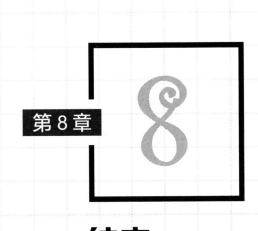

第8章

结束

终于到了最后——治疗的结束阶段。这一章总结了治疗过程的总体结构，我们将在本章讨论治疗结束时常见的一些场景，怎样处理出现的问题，以及探索一些可能破坏治疗过程的反移情问题。

为什么停下来?

终止治疗的原因有很多。可能是来访者提出的，或者是你们共同的决定，也可能是你自己的想法。有时候接受治疗的夫妻会因为交通出行的原因突然结束治疗——妻子忽然换了工作，一对夫妻需要在两周内卖掉房子搬到科罗拉多州；奶奶的髋骨受了伤，接下来的几个月丈夫要搬过去和她住在一起，直到她的情况稳定；他们的孩子遭遇了严重事故，他们所有的精力和钱都要用来救助孩子。其他时候他们就这样不出现了——他们取消预约，因为车坏了，然后又因为孩子生病了，他们留下一条信息说会给你打电话，但他们再也没打过电话，似乎就此消失了。

你给他们打电话并留言——祝他们在科罗拉多州一切都好，告诉他们如果他们决定重新接受治疗、签署协议，你很乐意向新的治疗师介绍你对他们的印象；听到奶奶或他们的孩子发生的事，你很难过，希望这些事情能顺利解决，告诉他们如果什么时候他们想再次接受治疗或仅仅是需要一些支持，随时可以联系你；你让他们知道已经几个星期没见过他们了，这段时间他们似乎经历了很多事，你好像失去了和他们的联系，鼓励他们准备好重新开始时给你打个电话。这种类型的跟进了解只是出于礼貌和表现出你的支持，不过通常会让他们对你和治疗留下好感。

如果你想知道他们的退出是不是因为某次面询节奏不对，因为最后一次面询让他们动摇、震惊或让他们灰心，那就给他们打个电话或写一张便条，明确地表达你的想法——"不知道是不是上次面询后你们觉得灰心丧气了"或者"我意识到上次面询的情感难度太大了，希望你们一切都好，我也非常愿意就上次的面询内容和你们多谈谈，请给我回个电话。"也许他们会回电话，也许不会，但至少你真诚地尝试过，为这件事画上了句号。

不再跟进他们的情况，就让他们这样退出治疗也很容易。你对自己说你太忙了，他们肯定也都很好；你曾接受过的临床训练可能告诉你这样的跟进太有侵略性或是过度负责的表现。不情愿的背后通常隐藏的是你复杂的感情和焦虑——放手，承认你可能让他们有些失望的事实，害怕他们会打来电话明确地说出他们的想法，你会体会到被拒绝的伤痛。

尽管如此，治疗的终结通常都由临床因素决定。下面是一些常见的结束治疗的原因，既有突然出现的，也有计划好的。

不合适

赫克托和特蕾莎参加了三次面询，然后退出了。你很吃惊。你以为他们有动力、有决心，每个人的期望都很明确，但他们还是消失了。问题就在于参与治疗本身。这可能是他们第一次接受心理治疗，结果却发现一切太难了——关注过程的细节，关于过去的一些事情留下的问题，尽管你竭尽全力保持清醒和敏感，但激动的情绪让他们觉得自己被吞噬了或看起来毫不相关。有一天夜里他们推心置腹地交谈了一番，然后决定他们的治疗到此为止。他们意识到，毕竟彼此忠诚于对方，过去几周相处得很好，他们可以用自己支付的这部分就诊费给孩子们买几双新鞋或出去吃几顿晚餐。

但有时候问题出在你这里。在他们的印象中，你应该倾听他们的问题，告诉他们应该怎么做，然后很快结束治疗。没错，你告诉他们你要采用什么方法，尝试着明确他们的预期，但是经过三次面询后他们觉得很失望。或者，也许那位丈夫对你还有你的风格很满意，但到了妻子这里不行。她很想谈谈关于性生活方面的问题（但还没来得及提出来），但又觉得和你这样一个男士聊这个话题很别扭。她更希望能有一位女性治疗师。

有时候你无法掌控这些误解——你询问妻子她觉得和男性治疗师聊天怎么样，她看起来很诚实地说她能适应；你解释了为什么需要经过几次面询才能更好地了解他们的问题所在，但这对夫妻坚持一两次面询之后得到了他们期望的效果。其他时候出现这些误解更多的责任在你——你以为把自己的期望表达得很明确，但其实并没有；你以为一对夫妻已经参与到了治疗中，但你没看到他们焦躁不安或灰心丧气的表现；你意识到最后一次面询的情感冲击太大了，但你没有留下足够的时间询问他们的情况，后续也没有跟进了解。你不必为这些失误而自责，反之，你应该把突然的退出当作一次自我反省的机会。

危机结束

许多来访者都在寻求——大部分的门诊治疗通常都是关于这一点——减少危机。有些夫妻特别重视危机的产生，他们随时准备好在触碰到情绪底线时叫停。其他夫妻没有足够的精力深入挖掘，或看到更进一步的价值——学习新技能或探索新模式。他们讨论现在出现的问题，把你当成一个调停者，互相之间达成理解，觉得他们这样就完成了治疗任务。还有一些人永远都处在持续状态中，在一个接一个的危机中挣扎。最近的一次——关掉电源，孩子在学校出现的问题，生病的亲戚——占据了争论的中心，把夫妻关系的问题推到了一边。

与这些夫妻一起研究他们的危机思维本身导致问题产生的方式（潜在的动态从未得到解决），或者向他们展示培养解决问题的技能和理解夫妻相处的模式如何能让他们之间的关系更有弹性，虽然这样做对他们很有帮助，但批评他们停止治疗的决定或吓唬他们使其继续接受治疗并没有什么意义。给他们留下好印象，然后让他们愉快地离开，不要让他们仓皇逃离。告诉他们只要他们有需要，随时欢迎他们回来。你云淡风轻的表现有助于确保他们继续接受治疗。

他们跨越了发展障碍

正如下一章将要探究的，以及我们在讲述过山车式关系时讨论过的，夫妻来接受心理治疗通常是因为他们遇到了发展障碍——第一个或第二个孩子出生后带来的变化，父亲或母亲离世，严重的心理或生理疾病，抚养青春期孩子时遇到的困难，或者搬到了一个新地方，感到孤独和压抑。这些压力会导致一对夫妻走到黔驴技穷的境地（他们知道怎样教育年幼的孩子，却对青春期的少年束手无策），揭开夫妻关系脆弱的一面（这对夫妻不知道如何分解问题，一起讨论解决问题），或者引发已被搁置的个人问题（丈夫一直都有轻度的抑郁症，当他的母亲去世或他丢了工作后，他的症状加深了）。

你的工作就是帮助他们克服障碍——习得新的育儿技巧，提升他们的沟通技能，或者帮助丈夫哀悼他的伤痛，借助药物缓解他的抑郁。与其说这是在彻底改变他们的夫妻关系，不如说是在心理上推动他们克服夫妻共同生活前行道路上的阻碍。一旦他们克服了障碍——抑郁症表现消退了，他们为14 岁的孩子制定了清晰明确的规则，他们广交朋友，觉得不那么孤独了，也不再轻易互相发脾气——你的工作完成了，他们准备停止治疗。当下次挑战出现时，他们可能还会回来。

他们的思维变得更加清晰

比尔被发现和同事出轨后，他和温迪一起来接受治疗。这对夫妻已经结婚20多年，大约6年前短暂分开过几个月，但当时他们没有寻求任何心理咨询的帮助，从那之后他们的夫妻关系一直存在问题。他们两个人都承认彼此之间的关系感觉疏远了。温迪抱怨比尔很少和她说话，虽然和其他夫妻一起聚会时，他们相处得非常和谐，但他们两人很少单独外出。

对于比尔来说，他觉得自己工作那么努力却得不到应有的感激和欣赏，妻子根本不关心他的工作，他发现自己大部分时间都在做温迪想让他做的事。他认为这一切都是导致他出轨的原因——他找到了一个对他感兴趣又崇拜他的人，还能理解他平常在工作中受到的折磨。不过他说这段关系已经成为过去时，现在他正努力解决他和妻子无话可说的问题。

他们做了这方面的努力。你鼓励他们规划独属于夫妻两人的时间，而不是继续过着两条平行线一样的生活。你鼓励比尔毫无保留地说出自己心中的想法——关于他的工作、他的欲望——不要沉默应对，陷入消极状态。他们做出了改变，你觉得他们表现得很好。原本避而不谈的冲突现在重新出现，夫妻两人在倾听和表达方面都做得很好。但是他们突然决定终止治疗，打算结束这段婚姻。到底发生了什么事？

事实就是在治疗过程中他们的思维变得更加清晰。许多夫妻在接受治疗之前都有强烈的矛盾心理。基本上他们就处于观望的状态，不确定自己的动机是什么，不知道他们当前的情况是否已经覆水难收，对其中某个人是否能真正改变持悲观态度。经过治疗，他们的问题和情绪变得更明显。

例如，经过治疗比尔觉得自己获得了更多权力，矛盾的是因为他的这种感觉，他认为自己可以走出这段婚姻，不再像过去这些年失意落寞地随波逐流。对自己的想法更清楚的不只是比尔，还有温迪。正如比尔更坦率地表达他的需求和欲望，温迪也意识到她不想做什么，还有这些年来他们改变了多少。他们并不惧怕那些浮到表面的情绪，而是意识到无论是作为个体还是夫妻整体，他们只是不愿努力解决这些情绪。

当然，如果他们继续施压也说得过去。既然现在他们已经能够认识到他们之间存在的显而易见的问题，下一步就是齐心协力地解决这些问题。然而有些夫妻不愿这样做。对于那些关注危机的夫妻来说，你可以列举一些选项，帮助他们把现在发生的问题放在更大的环境中去思考，但是否继续接受治疗是他们自己要做的决定。

这种情况的另一种常见表现更多是单方面的。温迪愿意静待改变的过程，但是比尔准备好了退出。也许他比你想象中更犹豫不定。虽然他看起来态度坚定，但只是做做样子，他在内心深处已经思索了很长时间，确定他离开之后你会收拾残局，照顾好温迪的情绪。又或者他嘴上说着已经结束了和同事的不正当关系，但实际上没有；婚姻中看似艰难缓慢的进展根本比不上一段新感情最初带来的刺激。

同样，你也可以尝试换一个角度讨论比尔的行为，把这次出轨仅仅看作是解决更深层次的个人问题的一种方法，但可能这样做没什么效果。当你把全部的精力投入这段关系中，努力改变他们的状况时，你其实是在塑造过程，而不是控制结果。结果最终取决于每一个人。

随着夫妻治疗工作的结束，焦点可能会转向个体治疗或家庭治疗。比尔退出了，但温迪仍旧和你预约见面。安和萨拉最初接受治疗是因为他们对继父母和父母的角色理解不统一，但经过几次面询后，你们三人都同意带着她们的女儿一起接受治疗，家庭治疗能真正到达她们的问题的核心部分，缓解这对夫妻感受到的压力。起初汤姆和艾莉看起来是因为乱花钱而烦忧，但后来很明显他们两人面临的潜在问题是艾莉的饮食失调以及这个问题对他们的生活产生的影响。

上一章我们提到过，这种治疗方法的转变可能产生一定的效果，但是需要以合理的临床理论为基础，而不是一种避免夫妻治疗工作产生的焦虑的方法。和接受治疗的夫妻讨论一下你的观点，确保每个人都理解和同意转变治疗方法的原因，而且要明确治疗目标。如果你发现自己不确定该如何转变治疗方法，就和你的督导或信任的同事谈一谈。

他们掌握了基本技能并且清除了主要的心理障碍

萨尔已经学会了识别他怒气上升的迹象，当妻子撞到前门时，萨尔不再口头训斥她，他能够控制怒火，让自己平静下来，了解发生了什么。维克托已经学会了清楚表达自己的想法，告诉妻子他想要什么，而不是把这些想法都放在电子游戏和啤酒里。肯恩和凯伦学会了如何成功地通过协商平衡他们对个人独处时间和夫妻共享时间的不同需求，不再曲解他们之间的意见分歧。他们的每周日程变得越来越短，整体的情绪氛围发生了很大改观，当沟通和情绪出现问题时，他们能越来越快并独立地恢复到正常状态。

治疗师提出结束

然而，有时候你的工作任务结束是因为你的反移情无意中破坏了表面上鼓励的过程——你的个人反应和触发点——它像一道强大的暗流在治疗过程中来回涌动。通过回看你以前处理案例的方法，在临床监测中获得定期反馈，留意并诚实地承认自己强烈的情感反应，你可以避免很多类似的问题。下面是最常见的一些问题。

你觉得超出了自己的能力范围

如果你是心理治疗领域的新手或者刚刚接触夫妻治疗，如果你的职业自信心不够坚定又缺乏指导支持，那些看起来复杂的动态很容易把你淹没。从本质上来说，应对这些挑战的一种方法就是把这些问题还有出现问题的夫妻推开。通过把问题的严重程度或这对夫妻面对的压力过度正常化或最小化（"看起来搬到这里让你们俩都承受了很大的压力。我想等过几周事情都稳定下来后，一切都会好起来的"），把焦点转移到你更适应的临床方向（"我很担心你的抑郁，玛丽，从你的过去来看，听起来你用很多方式伤害过自己；我在想如果我们在这些方面做一些个体治疗，也许对你最有帮助"），或者消极地劝阻自己进行后续跟进了解（不回接受治疗的夫妻打来的电话；发现很难找到合适的预约时间；最后一刻取消预约），你都可以做到这一点。

把这些问题全部解决是一项棘手的大工程。也许你是对的，这对夫妻可能只是被搬家的压力击倒，他们的生活很快就会回到正轨；玛丽关注她的个人经历和抑郁情况，现在的临床表现可能会更好；你的逻辑问题可能根本不在于逃避，而是在规划或后续跟进中存在的实际问题。这更多的是源头的问题——是你的情绪反应推动了事情的发展吗？还是你的专业能力、深思熟虑后的临床判断？诚实和监测反馈是理解真实情况的最好办法。

你陷入接受治疗的夫妻的关系系统

威尔逊和莉迪亚结婚 10 年了，他们大部分时间过得都不开心。对他们来说做决定太难了。他们已经习惯对彼此咆哮。他们把大部分时间都花在独立的个人生活上。来见你的时候他们悲观且疲惫不堪。

所以你和他们一起把各种问题找出来。你帮助他们解决问题，找到解决方案，达成妥协意见。你鼓励他们寻找积极的沟通方式，用开放、诚实的沟通代替咆哮。他们尝试这样做，刚开始几周进展得很好，不过后来又回到了原来的生活方式和惯例。你也开始觉得灰心和疲倦。你尝试为他们提供许多选择和方法，但自己对这些方法的效果也抱着半信半疑的态度。你开始觉得沮丧、筋疲力尽。当他们打电话要取消预约时，你甚至都不费心去挽留他们。

最终你也会有和他们一样的感受。你和他们都被困住了，因为你同时展开了好几项工作，试图向他们传授一些技能而不是处理治疗室里的问题，即陷入过程本身的困境。你所做的都停留在表面，复制着他们这些年一直在做的事情，而不是推动他们走向更深的层次——通过尖锐的问题，通过揭开他们的情感创伤和反复受伤的过程。你已经被引入了他们的情感系统。

陷入家庭系统的观点是结构家庭治疗（Minuchin，2006）中一个常见又关键的概念。预防是避免这一点的最好方法，即把对这些危险的预测和警惕作为你最初的治疗构想的一部分。然而，如果你真的发现自己陷入了这对夫妻的模式和反应中，丧失了你作为一个改变推动者的作用，作为一种后退和重组的办法，你需要和督导或信任的同事谈谈。他或她通常能比你更容易看清楚并行过程的展开，以你需要回应接受治疗的夫妻的方式来回应你，帮助你打破眼前的僵局。

圆满收尾

如果治疗过程进展顺利，你和接受治疗的夫妻意见一致，朝着结束方向前进，那么接下来的问题就是如何最好地给这段治疗收尾。标准的选择是明确一个完全停止的日期或循序渐进地结束。第一种选择就是它的字面意思。你和这对夫妻决定在一个固定的时间结束治疗——再进行三次面询，一个月或一周——你按照这个时间坚持下去。尽管关于结束治疗的传统思维需要你准备好迎接突发危机或出现倒退情况，但在夫妻治疗中这些情况很少发生——来访者夫妻可以互相依靠，不像在其他治疗中，个体把你当作主要的支持力量。

如果出现了倒退情况，千万别认为你需要改变计划，而是要探究一下发生了什么事情。举例来说，虽然你觉得一对夫妻已经有了解决问题的坚实基础，但他们可能忽然意识到对你产生了多么强烈的依赖，或者担心你就这样永远把他们拒之门外。观察一下他们的焦虑源自哪里，强调他们能多快回到正轨，向他们保证如果他们发现自己又回到了旧模式，随时可以回来找你。

循序渐进的结束治疗的方法不存在这些担忧。你相信他们表现得越来越好，他们也同意你的观点，所以你建议他们间断一两个星期，看看情况怎样。

如果一切进展顺利，他们能经受得起出现的干扰，你可以根据他们的适应程度延长两次面询的间隔时长。有时候你可能建议他们根据需要预约面询，结果发现事实并非如此，他们宁愿为下个月计划一次预约，只好让他们在面询几天前取消。这没什么——他们得知道只要他们需要，有一份安全保障就在那里等着他们，明确这一点使他们能大胆地把习得的技能应用到实践中。

处理结束阶段的关键方法与治疗开始时所用的方法相同——清晰、诚实、积极；关注这些夫妻的反应，鼓励他们勇担风险。

被留下的人

现在正是讨论那些夫妻治疗失败的情况的好时候，其中一方抽身而退，抛弃了另一个人。在理想的心理世界，夫妻一方决定终止这段关系，或者他 / 她想要分开一段时间，这对夫妻会花时间理解为什么会出现这样的关系破裂。他们会慢慢地解散、断开联系，一起度过这段悲伤的过程，而不是突然斩断关系。

但真实的生活是不完美的，通常事情都不会这样发展。正如我们在讨论急转直下的夫妻关系时所说的那样，其中一方可能在已经下定决心的前提下开始接受治疗。来访者可能私下同意"尝试治疗"而接受几次面询，以此来减轻负罪感，或者想在更安全的环境里宣布最后声明。这样的声明富有戏剧性，给人造成情感上的痛苦——结婚 20 年的丈夫突然宣布他是同性恋，并且要从这个家搬出去——或者单单让人觉得悲伤——夫妻两人都知道他很久都不开心，而现在有个人已经做出决定。她已经准备好继续前行，所以觉得坐在那里接受治疗面询，重提过去犯错的地方，她说这样太痛苦了。谈话到此结束。

于是只剩下你和那个被留下的人。有时候这些人很生气——气另一半的离开，气你没能挽救这段关系——因为他们觉得再继续下去也没什么意义，所以也决定离开治疗。治疗室的大门仍旧对他们敞开是个好办法。几星期后给被留下的人打个电话，看看他／她的近况如何，告诉他／她如果有需要可以随时回来，对离开的那一方同样也这样做。也许两个人都不会给你回电话，也许几星期或几个月后他们会回来，准备好收拾残局或寻求你的支持重新开始。

可是，更多的时候被留下的人希望继续治疗，你需要帮助他们解决问题。如果你没有进行过个体治疗，或者认为换个人重新开始从临床上来说是他们最好的选择，又或者发现他们再也支付不起你的服务费用，你需要为他们提供转介给另一个治疗师的过渡。从道义上来讲，你不能抛弃正在经受危机需要服务的来访者，从临床角度来说，这样做只是在复制刚刚发生在他们身上的事。保持清晰和诚实，但如果需要更换治疗师，应做好过渡的准备。

在和被留下的一方继续展开治疗时，你的目标就是帮助他们应对任何损失引发的正常悲伤：被否定、讨价还价、生气、抑郁和决心。你可能会看到所有的损失，但还有其他因素使每一种损失独一无二。其一就是分居对孩子产生的影响。被留下的人突然觉得要肩负起照顾孩子的大部分责任。尽管另一方会看望孩子，支付抚养费，或者以父母的身份少量地参与孩子的生活，但被留下的那个人突然意识到每天为孩子提供情感支持这项任务有多重。在被留下的人看来，他们的另一半在继续前行，而他们则被无从选择的责任束缚，未来在此刻看来黯淡无光。他们很容易过分同情孩子遭受的痛苦，认为孩子像他们一样，是这个混乱或可怕的世界里的受害者。

环境变化会使这些情感变得更强烈。毫不夸张地说，房子里到处都是漏洞——沙发或桌子被搬了出去，双人床空了一半，看起来非常孤独，一个壁橱空了。晚餐时空出一个位置，或者孩子们每周有三天晚上要吃外卖，因为你接待的这位来访者从来没做过饭。汽车抛锚了，你的来访者不知道该给谁打电话。这些都是痛苦且不间断的提醒，提醒他们发生了什么变化，失去了什么，生活本身如何被改变。

最后，虽然夫妻关系从法律角度或实际情况看已经结束，但通常情感强度还在。另一方没有过世，也不是去了很远的地方，每周六送孩子去探望时，两个人还会见面。来访者在商场里无意中碰到了她的前夫（身旁是他的新女友），注意到他减肥了，看起来很幸福。以前让人烦恼的事情，现在成了重大的斗争和权力争夺的根源——沉默寡言的丈夫现在再也不回电话了；易怒的配偶现在骚扰她前夫，让他把工具从车库里搬走；生活杂乱的、冲动的配偶答应每周六照看孩子，却在周五晚上打电话通知说他周末必须出城一趟。你的来访者非常生气，沮丧到了极点，或者他 / 她的感觉在这两种情绪之间迅速切换。

你该怎样帮助他们呢？下面是你可以关注的一些任务，能够让你帮助来访者成功度过这个过程。

监控他们的情绪状态

他们沮丧消沉吗？他们是不是体重锐减、入睡困难？他们是不是常常暴怒、情感麻木，靠喝酒和服药进行自我治疗？他们是不是变成了工作狂，或者窝在沙发里虚度周末？

他们的回应显然取决于他们自己的自我力量、应对方式、过往经历以及其他的具体情况。如果一对夫妻曾经分开过，或者这些年来断断续续讨论过很多次这个话题，那么比起两周前配偶突然提出离开，他们的反应肯定非常不同。即使这个决定不让人出乎意料，但失去就是失去。如果你担心会出现一蹶不振、过度忧虑、强迫性思考、愤怒等情况，可以考虑推荐来访者到他们的家庭医生或精神科医师那里进行药物评估，使他们的反应不那么强烈，减少依赖药物或酒精实现的自我治疗，保持他们的工作效率，这样不会影响他们的工作。

传授他们关于过程的知识

能够谈论离婚过程中产生的正常悲伤有助于降低来访者通常持有的狭隘思维。为他们制定出经历这个过程的现实时间框架，使他们不被看似无穷无尽的痛苦压垮。让他们知道，刚开始的两三周，他们可能觉得麻木、震惊，前三个月情绪可能不稳定，需要一年的时间才能重新振作。他们可能需要两年的时间才能达到真正的情绪稳定，感觉这一切已经是过眼云烟。此时，无论是电子读本还是实体书，阅读疗法对他们来说都很有帮助（Fisher，2005；Oberlin，2005）。帮助他们理解这一点，尽管他们从理智上已经认识到他们的夫妻关系走到了尽头，但依然觉得很痛苦，因为他们的这种感受与爱无关，而是与心理依附密不可分（对那些结束了受虐待的婚姻关系后不明白为什么他们仍然觉得郁闷的人来说，这一点非常有帮助）。这是一种正常的悲伤；是人类状态的一部分。

来访者也可能从法律咨询中受益。虽然熟悉你所在区域的整体离婚程序（离婚理由、分居协议、时间框架）有助于你在工作中回答来访者从朋友或同事那里听到的传闻信息，但这不能作为替代方式，你还是要鼓励他们去寻求合理的法律救济。许多律师最初都会安排一次免费的咨询；对那些经济拮据的人来说，许多地方都可以提供法律援助服务。了解法律途径方面的选择能够让来访者感觉被赋予了更多权力，避免他们因为正常但相对短暂的内疚、懊悔或愤怒而在心理或经济方面犯下代价高昂的错误。

让来访者畅所欲言，为他们提供支持

大部分的面询都是为了让来访者宣泄情绪，尤其在他们刚分开不久的时候——过去一周发生的所有事情的细节，压力和恼怒，对过去、未来的恐惧和困扰。他们正在处理发生的事情，而他们寻找的就是试图理解这些事情的方法。当发生在他们身上的事情以及为什么会发生这样的事情逐渐发展成一个故事或一种理论时，强迫性思维通常会随着时间的流逝而消退（同样也可

以通过药物来减少）。找一个没有主观偏见的人大声说出这些担忧能减少整体的焦虑，加速治愈的过程。

尽管如此，明确自己的底线在哪里对你也大有裨益。在刚刚失去某些东西的早期阶段，来访者表现得被动，被各种情况淹没，可能忍不住一天给你打好多次电话，或者对新出现的心烦意乱迅速做出反应。提前确定你要如何在临床上应对需要持续关注的来访者，并向他们讲清楚你的决定——可以给你打电话、留言，也可以给你发邮件，或者在找不到你的时候联系语音服务或紧急服务。为了帮助他们更好地管理遇到危机时的应对方法，你可以考虑增加每周个体治疗的次数，或者预先安排好电话回访。

鼓励这些来访者建立外部情感支持的基础。许多来访者都不愿意这样做——他们不想告诉家人发生了什么事，觉得把生活中的变故告诉朋友和同事很难堪，也不知道怎样联系以前共同的朋友。这种不情愿在某种程度上代表着他们自己否认发生的事情，有时反映了一种长期的动态——例如，与严厉挑剔的父母相处时的挣扎，或者大部分的人际关系都很肤浅，鲜少有亲密的朋友——有时显示了这种新的过渡状态下自然产生的社交尴尬。帮助他们摆脱恐惧，用角色扮演的方式展开对话、提出要求，鼓励他们在可忍受的程度内承担一些社会风险，这样他们就不会觉得那么孤独。

同理，你要帮助来访者培养健康的自我照顾能力。帮助那些正在适应单亲家庭生活或者感觉顶着情绪压力承担工作压力的父母找到日常减压的方法。安排和朋友、家人外出游玩，孩子睡觉后享受一段静谧的时间，写日记，静坐冥想，还有像洗个热水澡、读一本好书这样简单的睡前仪式，这些事情都可以帮助他们重新找回生活的重心，减轻总是为别人而活的感觉。

帮助他们跳出非对即错的思维模式

当来访者用尽全力寻找他们的生活意义时——"我们的婚姻从来都是个骗局吗？""为什么我没有早点意识到她的感受呢？"——他们很容易陷入非

对即错的思维模式。早期的故事版本通常都透露着这个简单的道理——他离开是因为遇到了中年危机，因为他总想过性生活；她离开是因为她的所有朋友都要离婚了，因为她的性格和她妈妈一样。造成这样的结局是我的错或他／她的错，但通常没去想过是我们两个人的错。抓住这样一个简单的想法不放手，其危险之处在于事实被扭曲了，忽略和遗漏了重要的因素。如果任何一个简单的解释都能成为导致夫妻关系破裂的原因，那么这段关系的道德力量以及未来关系建立的心理基础将脆弱不堪。过去犯下的错误很有可能重复出现。

当然，对于已经发生的事情没有正确的解释，随着来访者获得全新的观点和他们的成长，这段关系讲出的故事很可能也会随着时间发生变化。不过你的工作是帮助来访者尽其所能地认识夫妻关系的复杂性，避免快速给出简短的解释"有其父必有其子"。正如你一直在治疗过程中所做的那样，在漏洞中寻找解决方法，你掀开来访者讲述的故事表层，帮助他们看清下面可能隐藏的问题。

你可以通过了解他们的过往做到这一点，尤其当你之前没有机会探究他们的过去时。"你父母是什么样的人？""你希望你的婚姻和父母的婚姻有什么不同？""你是如何决定要和他们表现的不同，这样做让你付出了什么代价？""你的另一半和你的父亲／母亲像吗？""你是否认为存在这样的危险，为了避免成为父母那样的人，你在相反的方向越走越远？""你能够想象你的父母有时候在看待自己的婚姻生活时有着和你一样的感觉吗？"

你可以针对他们的夫妻关系提一些具有挑衅性质的问题："你认为你的配偶为什么选择现在出轨，而不是五年前？""你觉得他嫉妒过孩子们吗？""性生活对你们来说是多大的问题？""如果事情还像原来一样发展下去，没有任何改变，从现在开始的五年时间内你会怎么做？""你最后悔的事是什么？"因为你已经见过这对夫妻，所以你通常能把从过去他们共同参与的面询中得到的信息加入问题里（当然，不是共享个别治疗时得到的信息，破坏保密协议）："你还记得戴夫什么时候告诉你他在家里觉得很孤独吗？""你还记得第一次面询时你很自信而萨拉非常生气吗？"你的目标是改变他们的想法——勾起来访者的好奇心，为什么会发生这样的事，为什么是现在——不是去找造成当前结果的罪魁祸首，而是帮助他们了解相互模式如何随着时间的推移展开，问题如何成为糟糕的解决方案。

在帮助来访者获得更广阔的视角时，你既要注意时间，也要注意节奏。在分居后的早期阶段，来访者只是需要发泄情绪，找到方向，应对每天的各种情况。太快唤起过去的记忆和情绪会让他们更加不知所措或内疚。但是当他们适应了这样的生活，情绪更加稳定后，非对即错的思维方式也开始出现了中间地带，这时你就可以带领他们更全面地看待问题。

指导他们管理孩子

孩子们不仅要应对失去原本完整的家庭给他们带来的痛苦，把发生的事情归咎于留下的父母，而且在心理上感到自己应该填补家庭出现的空缺。年龄最大的孩子常常代替起家长的角色，变得过度负责，或者像缺位的父母那样，感到愤怒、咄咄逼人或认为自己是掌权者。留下的父母要面对的可能不只是建立新的架构和惯例，还要应对融合角色的挑战——举例来说，因为另一位父母的缺位，不能管教孩子，所以留下的父母要更严格地要求自己，或让自己更有涵养，因为有涵养的父母不在孩子身边。你可以通过教导父母了解孩子的正常反应来帮助他们完成这些转变；同样阅读疗法可以提供很大的帮助（Long，2002；Wallerstein，2003）。

当汤米因为不满意上床睡觉的时间大发脾气，当孩子们和妈妈共度周末后玩得乐不思蜀，或者当玛丽亚态度强硬地拒绝吃早饭，和孩子一起生活的父母要明白问题不在她身上，这些都是孩子们适应变化的正常表现。你要帮助留下的父母填补家庭出现的空缺，承担起养育者和训导者的角色，建立新的家庭结构，在照顾好孩子和照顾好自己之间找到平衡。对有些父母来说，这可能是一片全新的领域，你可能要详细地指导他们，为他们提供大量的支持。

你还要小心不要让自己变成替罪羊。例如，如果丹妮丝和14岁的儿子布雷特相处得不好，当她提出你是否能和布雷特谈谈他的所作所为时，你最好不要见他——她可能下意识地试图用你填补家庭的空缺。如果你是男性治疗师，那么她的反应可能更自然，但也不是一定会出现这种情况。通常更多的原因在于你的能力和技巧，与你的性别关系不大。相反，你要展现出你的支持，提供一些建议，帮助丹妮丝形成为布雷特设定限制的技能，或者同意与他们母子两人同时见面，重点是在丹妮丝把问题和布雷特谈清楚的时候支持他们。你要帮助丹妮丝感觉自己获得了更多的权力，而不是把她从当前的处境中拯救出来。

指导他们应对反弹关系

老话说得好，"有时候忘记一个人的最好的方法就是爱上另外一个人"。通常情况下男性容易陷入这种模式，但女性也可以做到这一点。一旦你的注意力集中在另一个人身上，就会产生爱上别人和被需要的兴奋感；人体自然分泌的激素和内啡肽让人感觉身心舒畅。反弹关系的吸引力通常来源于一个简单的理论——"我丈夫从不听我说了什么，布莱德太好了，因为他是个很棒的倾听者""爱丽丝总是爱挑剔、爱生气，莱斯丽是个好脾气的人"。这里他们呼吸到的都是新鲜空气，这里有他们这么多年来梦寐以求的那种关系模式。

这是一种强大的力量。但事实上，这些来访者没有跑到墨西哥结婚，而是依然出现在你的治疗室就是一个良好的迹象，表明他们在这种情况下需要你的帮助。你的工作就是帮助他们明确自己在寻找什么——"你是在征求我的许可，还是询问我的意见？"问问自己怎样才能为他们提供最大的帮助。你不需要扮演责骂他们的父母的角色，但是你可以让他们面对现实——"菲尔，在我看来你所说的这段新感情里发生的事就是你和劳拉之间存在的问题的另一种表现。"你现在想做的正是你在婚姻咨询中在做的，即为他们自己身上弱势的方面发声，帮助他们转变思维方式，鼓励他们在做决定时把自己的需求都考虑在内，而不只是尽快填补当前的空白。

因此，承担起你作为顾问的角色吧。如果他们觉得带着新的感情对象参加咨询对他们有帮助，那就主动建议他们带着新人一起来。把发生在新感情和你的面询中的事情与他们最初的目标联系起来——"我之所以这样问是因为我们最初开始治疗时，你说过你想变得更自信。"注意不要鼓励来访者去实现你的需求，也不要鼓励他们依赖你，把这种依赖性变成一种手段。通过提供安全的讨论场地和稳定的支持，你可以帮助这些来访者愈合旧伤，走向他们人生的下一个新篇章。

我们对夫妻治疗的开始阶段、中间阶段和结束阶段的探索到此就结束了。每个阶段都有自己的挑战和任务，它们产生于上一个阶段的动态和成功。你的核心任务始终如一——关注过程，改变情绪氛围，传授技能，修复情感创伤，明确愿景，提供领导力。

下一章我们将把注意力转向夫妻关系的发展格局上。

深度观察：第8章练习

1. 关于离婚和分居，你的价值观是什么？这些观念来自哪里——你的父母，还是你自己的经历？它们如何影响你的态度和工作？

2. 你在自己的生活中看到了什么样的结束模式——例如关系或工作—— 还有触发它们结束的情感底线是什么？你怎样在行为上结束重要的关系？你在哪些方面做得好？哪些方面做得不好？你希望自己在哪些方面能做得更好？

3. 你和来访者之间治疗关系的结束存在固定的模式吗？你是不是只能走这么远，然后就会停下来？是什么触发了治疗的结束？对那些你认为可能过早结束人际关系或治疗关系的来访者，你的情感底线和这些治疗经验将如何影响你对他们的态度？

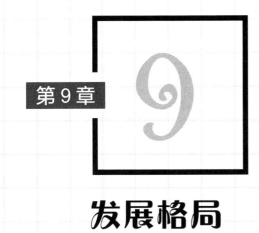

第9章

发展格局

我们穿行在治疗的各个阶段以及本书的章节中时，可以看到每段关系都有独特的特点和需要面对的挑战。在这一章，我们将探索一对夫妻的生命周期的情绪领域和行为领域，着眼于每个阶段呈现出的挑战和你可能会看到的常见问题，讨论正确应对三角式关系和发展中的过山车式关系相互作用的方法。这一章为在接下来的章节中讨论具体问题的治疗地图奠定了基础。

早年的挑战

基思和瑞秋结婚刚刚 6 个月，他们已经表现出对婚姻的不耐烦。刚开始的几个月很幸福，不过最近他们开始出现频繁的争吵——关于洗衣服和做家务，关于如何度过他们的周末时光，关于住在附近的瑞秋的父母的频繁来访。他们受够了这些唇枪舌战，感觉争吵过后也得不到任何结果，事实上他们感到有些害怕频繁的争吵。

奠定基础

这里借用一个家喻户晓的比喻，解决一段关系早年出现的问题——尤其是第一年——就像为一所房子建地基。基础是否坚固决定了这段关系能在多大程度上应对生活中的意外挑战。关键的挑战会通过你尝试下面的练习而得到形象的说明（Keen，1982）。

我们从拍手这个动作开始。好了，当你的两只手合在一起时停下来。这时它们代表着一对夫妻，永远彼此忠诚、团结如一。这样的状态很好，但是……过了一段时间——2 小时、4 天、3 个月——其中一个配偶或夫妻双方开始觉得太拘束，两个人太近了，或者有点喘不过气（保持你的双手贴在一起，但是开始扭动它们）。这时夫妻面临两个挑战——搞清楚"如何在两个人之间留出空间，还有我们可以距离多远？"。

有些夫妻因为偶尔爆发怒气获得空间（来吧，让你的双手猛然分开）。有些夫妻通过商量赢得空间——他们同意分开的时间安排或习惯（合起你的双手然后再分开）。有时候其中一个人会找借口偷偷离开（扭动一只手，让它从合起的双手中溜走）——取牛奶花了 6 小时，周末喝得烂醉如泥，忘了告诉妻子朋友们约他这周六去钓鱼。夫妻双方必须就他们各自对在一起和分开的时间的期望进行沟通，无论是否公开和明确。

即使他们找到方法解决了怎样获得私人时间的需求，还有一个问题就是他们分开的距离可以有多远。他们要做异地恋人吗（把你的两只手远远分开）——丈夫每周有 5 天都要出城工作——或者相距较近的情侣（把两只手移开几厘米的距离）。通常夫妻双方各自都对自己需要的空间有期望值，他们所需空间的大小源自童年的经历。最后还有几个重要的问题：谁来决定他们要做哪种恋人？你会一直走远，直到我叫你回来，或者直到你觉得放纵够了，重新回到这段关系中吗？你待在我身边是因为被我紧紧束缚，因为你觉得离我越远越焦虑，因为这是我们达成的妥协吗？如何做出这个决定？谁来做出这个决定？

在这种受性别和互补性影响的动态下存在着一种心理紧张。当夫妻双方回到一起的时候（开始把你的双手朝着对方移动），他们最终都会达到一个紧张点：其中一方进入一定距离范围内后开始感到焦虑，John Gottman 的研究表明，很多时候男性会出现这种情况——他担心如果离得太近会被对方困住（让一只手抓住另一只手）。这是一种对情感入侵的恐惧，他本能地开始后退。对另一方来说，这种紧张会在对方退出他的舒适区时出现。害怕如果这个人走得太远，他会渐渐离开，再也不回来。这是对被抛弃的恐惧，通常出现在女性身上，当她到达这个点的时候，她会本能地把对方拉回来。你可以看到这两种紧张状态之间的困境——在中间的灰色地带（把你的两只手分开几厘米），一方达到了心理线，本能地开始后退，而这种表现威胁到了另一方，另一方反而会伸手把他拉回来（一只手不断地向外移动，另一只手却追着想要抓住它）。

把这种动态转化到现实世界的关系中就是夫妻需要面对的种种挑战，创造和谐生活的挑战，明确各自对在一起和分开的时间长度的期望的挑战，在彼此之间以及与外部世界之间设置合适界线的挑战。他们需要在夫妻关系中融入足够多的积极正面的反馈，这样两个人都会觉得被重视、被理解，觉得家是一个安全的港湾，只有这样，夫妻之间的交流才能坦诚。最后他们还要有一个有效的抒发情感、做出决定和解决问题的过程。这就是你想要和基思、瑞秋这样的夫妻一起探索的地方，也是你对他们进行评估的一部分。

你还可以把三角式关系展示给他们，询问这种关系模式是否适合他们的情况。举例来说，他们争论过很多次的洗衣服问题不只反映了他们对谁做家务、什么时候做家务有不同的预期，而且是权力不平衡产生的后果，基思承担着拯救者的角色，在这个家里过度负责，他努力做得"面面俱到"，让瑞秋觉得幸福，没想到她偶尔会感到愤怒和不被重视，开始因为地板上随意乱丢的袜子而生气。

同理，瑞秋最初是不是很感激基思事事扛起责任，不过后来开始觉得自己像个受害者，处处被管制，不被尊重，导致她间歇性地发脾气或用行为表示自己的不满？在帮他们分类整理意见分歧的内容（例如，一起制订做家务的计划），培养他们做到这一点的沟通方式时，还要帮助他们发现已经产生作用的更大范围的模式——权力的失衡，从童年经历中自然延续下来的角色定位还有这些角色相互补充的方式，但是也要限制他们的情绪范围和过分自信。

帮助他们朝着各自的情感漏洞和行为漏洞前进，朝着成人的、不同的立场前进。例如，让基思留意是什么驱使着他的行为——应该与想要之间的对比，他担心瑞秋觉得不开心或者对他发脾气。让他体验一下放弃一些他自动承担起的任务，好奇怎样在生活中的其他方面扮演"好孩子"的角色。同理，让瑞秋对基思更有信心，当她感到基思太喜欢发号施令或专治蛮横时，尝试在面询时以及在家里把这种感觉大声说出来，而不是得过且过。她需要把基思当成一个生活顾问，帮助她改变自己、更加独立，而不是完全依赖基思帮她做完所有的事。

与他们一起探索他们两人之间保持夫妻联系、表示对彼此关心的方式，新婚夫妻通常在这个方面有困难，因为他们的风格不同。正如我们之前提到过的，总有一方配偶学会了为另一方"做出"——帮助料理家务、购买礼物——表现体贴和关心的行为。另一方总是处于"被动接受"的状态。说到感情——拥抱、亲吻、性关系，他或她属于外露型，不太愿意为对方付出。他们都坚信自己在尽最大的努力向对方表明自己的感受，却很少得到回报，问题就这样经年累月地产生了。

问题就在于每个人都希望对方能像自己一样，模仿自己的风格。"付出"的人可能对感情比较冷漠，一直希望对方能打扫房子、买一些鲜花回家、烹制一顿佳肴或仅仅是倾听自己对白天的工作发发牢骚。与此同时，他们的伴侣对红酒鸡的做法根本不感兴趣，渴望的是爱情的甜蜜。所以最终两个人都觉得对方根本不关心自己。

提出这个话题，让夫妻双方都看到他们的相处风格是基于日积月累的差别产生的，而不是个体的冷漠。鼓励两个人最大限度地发挥自己的才能——多做对方希望的事，同时感激对方为自己做的事——创造性地培养一些属于他们夫妻自己的沟通习惯和方式。时刻保持对权力争斗的警惕——不是争斗我们做了什么，而是谁来决定——在苗头出现的时候指出来。

孩子带来的问题

夫妻关系中孩子的出现显然带来了一系列独有的压力和挑战。有些压力是体力上的——孩子刚出生的前几个月夜间喂奶和睡眠时间减少困扰着夫妻，由于雌性激素分泌的变化导致妻子对性生活的兴趣降低，不幸的是，在丈夫看来这通常是紧随着孕期最后几个月性生活次数减少而产生的。但是最大的挑战还是心理上——夫妻不再只是两个人，而是变成了尴尬的三人关系。

孩子的到来会把夫妻关系的弱点——劣质的沟通、权力的失衡或者无法一起解决问题、做出决定——带到显著位置，尤其是那些意外怀孕或还承受着其他压力的夫妻。丈夫可能为家里的经济来源担忧，或者妻子在默默地担心她会走上她母亲粗暴对待孩子的老路。如果夫妻双方无法用语言表达自己的恐惧，不能相互依靠、相互支持，那么他们被迫只能把这些担忧和失落埋在心里或者表现在行动上。例如，研究表明，家庭暴力事件增加（Jasinski，2004），那些感受不到丈夫支持的母亲产后抑郁的症状更严重（O'Hara & Swain，1996），把这些问题作为你展开评估的一部分询问来访者夫妻，这一点很重要。如果你接待的夫妻存在这些危险因素，那么你需要考虑进行危机预防。和他们一起专注于问题细化、技能培养、负责任的行为以及坦诚的沟通。帮助他们把问题摊开，学会支持彼此，一起找到解决办法。

但即使是那些看起来相对稳定、兴奋和有准备的夫妻，面对孩子给夫妻关系带来的挑战也会猝不及防。怀孕六个月的时候，玛丽提出接受治疗，因为她觉得丈夫哈罗德放在工作上的时间越来越多，晚上很晚才回家，基本不怎么和她说话。起初，哈罗德解释说他加班是因为担心经济紧张，尤其是玛丽打算儿子出生后在家休息三个月。但随着话题继续展开，可以明显感受到他是嫉妒玛丽把注意力都放在了怀孕和宝宝身上，并且尴尬地承认了这一点，"虽然儿子还没出生，但我觉得他对玛丽而言已经比我更重要了。"他的工作行为虽然理性上受到担忧经济收入的驱使，同样也是用距离应对被抛弃的感觉的一种方法。

对哈罗德来说，这些感觉很熟悉。他的妹妹生来患有脑瘫，她得到的关注，尤其是从母亲那里得来的关注让哈罗德觉得自己被抛弃了，变得没有以前重要了。他的父亲也是因为不知道如何融入这种家庭动态，至少有一部分原因如此，所以也是个工作狂，与孩子和妻子之间的关系不太亲密。

相比之下，玛丽的父母积极主动地和孩子打成一片。玛丽说："我们这些孩子就是他们的全世界。"确切地说，她能记起父母两人单独离开家的次数屈指可数。这种以孩子为中心的婚姻和家庭模式正是她对哈罗德和自己的期望，所以我们可以理解她对丈夫的行为产生的困惑和不安。

此时，这对夫妻正在为应该按照谁的愿景生活而斗争，每个人的愿景都受到童年经历和个体创伤的影响。最初的临床目标是帮助哈罗德表达他的恐惧，帮助玛丽更好地理解和感知丈夫的恐惧，这样他就会觉得自己是这个家庭的一分子，和未出生的宝宝建立父子联系——其实就是做到那些哈罗德的父母没做的事。他们希望避免重现哈罗德小时候的家庭环境，丈夫醉心于工作，妻子过分关注孩子。

对哈罗德和玛丽而言，虽然解决成为父母角色所带来的挑战很重要，但他们的夫妻动态中还有一个更微妙的方面也不容忽视。他们共同面临却不太明白的另外一个挑战不只是作为父母团结一致，还要以夫妻的身份互相关心。他们的生活中缺少这种亲密关系的行为榜样。如果他们想在孩子长大离开家后继续成功地维持夫妻关系，这一点是他们必须建立的关系。

身为一名治疗师，你希望让哈罗德意识到重蹈父亲覆辙的危险。帮助他谈谈童年时感觉被抛弃而产生的伤痛，这样他就能更好地意识到什么时候这些旧伤被触发，区分记忆中的伤痛和当前的感觉，减弱旧伤被触发时的情绪反应强度。帮助他确定当他感到孤独时，需要玛丽做什么才能帮到他（也许是他需要从母亲那里得到的）。帮助他表达自己的情感，并为这些情感负责。

同样，你要帮助玛丽更细致地观察她父母的关系，了解除了孩子之外父母之间的夫妻关系。帮助她敏锐地感受哈罗德的情感，不要总觉得自己必须在丈夫和孩子之间做出选择。

最后，你希望促使他们共同观察一下他们的关系——积极地讨论为人父母后他们的恐惧、价值观和优先取舍。帮助他们规划夫妻二人世界的独处时间，想办法增加在家里的亲密度。面询时，提出一些尖锐的问题，促使他们明确说出口头上或行为表现上推断的想法，鼓励他们承担情感风险，以此来加深他们的沟通交流。这种富有挑战但能够提供支持的方法将会防止像玛丽和哈罗德这样的新婚夫妻出现放任问题随意发展的情况，帮助他们建立坚实的基础，他们可以在这个基础上应对未来的发展挑战。

这些就是前几年的目标：做一对彼此忠诚的夫妻，而不仅仅是约会的情侣；弄清楚他们的日常生活该如何展开；找到一种能真正有用的方法去做决定和解决问题，而不是把解决不了的事情都藏起来。这段时间可能很难熬。许多夫妻会感到情绪崩溃，因为他们认为婚姻就是合法的约会，以为婚前的浪漫和兴奋会一直存在。其他夫妻更现实一些，却到了他们在人际交往能力方面的极限，或者发现他们极力想要避免的父母之间的相处模式正在慢慢潜入他们的日常生活。还有一些人在经受外部压力的打击——靠着微薄的工资勉强支撑一家人的生活，试图找到一份工作，应对来自父母和家族成员的批评或干扰，或者尝试理智地调节自己，以适应孩子的出生。

这些挣扎会以各种形式的问题呈现出来——抱怨父母在自己家里待的时间太长或太苛刻，或者孩子们不好好睡觉，让试图保住全职工作的父母筋疲力尽，或者谈恋爱时从不拌嘴的夫妻现在意识到，现在他们每天都在为打呼噜、不回电话或把牛奶放在柜台上这些鸡毛蒜皮的小事争吵。他们需要在你的帮助下培养长期和谐相处的技能：忘记约会时那些诱人的、随和的话语，用真诚且敏感的承诺取代它；结婚以前的男朋友或女朋友可能经常更换，结婚以后需要的是忠于彼此的伴侣——这是一门你可以帮助他们穷尽一生学习的课程。

七年之痒：重新建立契约

我们在第 6 章已经见过刚刚参加面询的杰克和玛雅；他们结婚 7 年了，有两个年幼的孩子。玛雅情感上受了伤，因为她坚信杰克出轨了公司里的一名实习生。在他们初次接受面询的时候，我们成功消除了玛雅的一些忧虑，但他们之间出现的问题是两个人都感觉到夫妻关系渐行渐远了，没有人提出这一点。不过鉴于他们已经步入婚姻殿堂 7 年这个事实，我们就一点也不奇怪了。

正如我们之前在讨论过山车式关系时提到的，夫妻关系会出现这样一个时间节点，最初的关系契约开始失效，即使是那些有着坚实感情基础的夫妻也是如此，这种情况通常发生在他们结婚 5~7 年的时候。夫妻双方在这段关系开始时的需求已经得到满足，新的个人需求填补了原来的位置。对方身上原本最吸引自己的品质——可靠、自然不做作——现在都成了愤怒的源头，而且已经演变成顽固或冲动的特点。结婚初期形成的生活习惯和相处模式如今让他们感觉厌烦或被禁锢。如果童年时受到的伤害再次上演——批评、控制或缺少被重视——他们却没有认真讨论，那么这些就会变成循环往复的争吵或用疏远避免产生冲突。

这些夫妻提出的挑战包括抱怨为了一些无法解决的"小事"或对方受到的伤害而频繁争吵——或者因为太过挑剔、控制欲太强。或者你会看到玛雅和杰克谈到的关系疏远，或者有些夫妻直接用行动表现出来——通过婚外情、疯狂消费或饮酒狂欢——或者两个人都觉得沮丧抑郁，感觉被困在无法满足他们需求的生活中。

对于那些感情基础薄弱、沟通和解决问题能力很差或者最多只能算差强人意的夫妻来说，生活的错综复杂又为他们增添了额外的压力。彼此之间产生的冲突、挫折、愤怒和失望开始对他们产生影响。环境压力——挣扎于贫困、就业或健康问题——一直不停地烦扰着他们。苦苦的挣扎剥夺了他们建立一个稳定基础的机会，因为缺少这样的基础，所以他们无法建立和发展应对问题的能力。他们遇到的危机接踵而至，当无法承受这种情绪负荷时就寻求帮助，看到中间有空当时就退回来，试图喘口气。

在这种情况下你遇到了丽塔和鲁本，这对夫妻关心他们 5 岁的儿子托尼，却因为如何为他提供最好的帮助而争论不休。托尼正在上幼儿园，他出现了一些行为障碍。儿科医生认为托尼属于注意缺陷 / 多动障碍患者，但出于托尼的年龄考虑，他不愿意用药物治疗托尼。他建议托尼的父母通过管理行为改善托尼的情况，为他们提供了一份家长指导手册作为参考。丽塔说她已经尽力按照指导手册去做，但是她觉得这些指导没有用，她承认最后通常都会满足托尼的要求。而她的丈夫鲁本在为托尼明确限制这方面做得稍微好一些，但因为需要长时间工作的原因，除了周末，他根本没空一直陪着儿子。丽塔很担心托尼，又不知道如何处理托尼的行为表现，她还觉得受到了丈夫鲁本的指责。他们似乎一直在争论如何最好地照顾儿子。

这对夫妻面对几个层次的问题——托尼自身的行为障碍，丽塔在管理儿子时遇到的困难，夫妻两人对医生诊断结果的理解和反应，不同的教育风格，以及孩子的问题对夫妻关系产生的影响。第一步，你先了解他们现在抱怨的细节，明确谁有问题以及问题是什么，扩展关注的焦点，要针对他们两个，不要只针对一方。

例如，丽塔可能没有完全理解注意缺陷 / 多动障碍意味着什么。她甚至可能不同意医生的诊断，或者感到心有歉疚，认为可能是自己导致了这一结果。在她看来，鲁本是个不体贴的父亲或者对托尼太苛刻，也许她是从托尼的境况想到了自己童年的经历，也许是托尼私下对她抱怨。鲁本听起来已经因为工作的压力不堪重负。他是否认为这是摆在他面前的另外一个问题？也许他认为丽塔的纠结挣扎显然都是自作自受。我们需要提出一些问题，听一听夫妻两人的回答。

你可能会发现这对夫妻在育儿技能方面需要得到具体的帮助，尤其是抚

养患有注意缺陷 / 多动障碍的孩子所需要的技能。和他们一起复习医生提供的指导手册，对他们进行注意缺陷 / 多动障碍方面的教育，向他们解释为什么这样的孩子会冲动，以及拥有更多规矩能让孩子获得多大的益处。他们必须明白，对托尼面临的问题保持一致的观点和反应对于成功地管理托尼的行为非常重要。

　　然而，这对夫妻与儿子托尼之间存在斗争还因为他们彼此之间也在互相斗争。他们能清晰、诚实地说出自己的担忧吗？还是都缄口不言？是什么使他们发生争吵，他们的争吵有多严重？在为了托尼的事争斗时，他们能在其他方面互相支持吗？鲁本这么辛苦地工作，他需要得到更多的感激吗？鲁本不在的时候，丽塔试图和托尼一起坚守好阵地，她这样做需要得到丈夫的赞赏吗？她需要鲁本更好地理解她的沮丧吗？这对夫妻现在苦苦挣扎的困境是不是至少有一部分原因在于他们把婚姻中遇到的问题表现在抚养孩子的过程中？托尼的问题如何影响着他们对家庭生活的看法？有没有一种两个人都说不出来的失落感？

　　你要仔细观察面询的过程，确定他们之间的沟通是否出了问题，接下来是否能回到正确的轨道上。你要提出一些问题，找出他们最需要帮助的地方。如果你的方法主要关注他们在沟通中的顾虑，那么你可能把面询尤其是初次面询的大部分时间用在帮助他们公开、利落、清晰地谈一谈这些顾虑。面询成为一个安全的场所，他们可以在这里公开讨论并解决所有这些可能出现的问题。如果你更偏重心理动力学疗法，你可以探寻他们的过去，引导他们去发现这些经历如何影响着他们的行为，影响着他们对婚后生活和家庭生活的期许，使其对互动过程中的这些方面格外敏感。如果你在儿童治疗或家庭治疗方面有很好的能力，可以邀请他们带着托尼一起来做评估，以便观察他们的家庭动态。

　　不过心理治疗也是让他们看到更大格局的机会。你通过提出尖锐的问题来加深对话的程度：这对夫妻对未来的憧憬发生了怎样的改变？刚开始的时候，他们期望得到什么、想要得到什么？如果说他们的期望发生了改变，他们为什么会这样认为？除了应对托尼的问题，在感受对方支持这个方面，现在他们最需要什么？

无论你的风格是什么，你都希望帮助夫妻双方重新定义他们之间的关系，并且在心理上不断更新他们的定义。你要帮助每个人明确他们现在需要什么、想要什么——多一点还是少一点共处的时间，多一些独立空间，少一些控制。他们要能够说出希望对方不再做什么事，不过你还要帮他们说出他们希望对方做些什么。玛雅希望杰克更坦率；鲁本希望得到更多的欣赏。你帮助他们用具体的词语表述自己的需求，由你来决定他们双方是否都愿意做出这些改变，然后鼓励他们沿着这条路一直走下去。给他们留一些家庭作业，用这种方法帮助他们把新行为付诸实际行动中，改变他们的情绪状态；找出他们受阻的点以及原因，然后帮助他们继续前进。这就是基本的夫妻感情修复，而在这个过程中问题得到了坦诚、明确地表达，所以很有意义。

那些跳过这个更新心理契约过程的夫妻，后来都怎么样了？从数据上我们可以看出大多数都离婚了。那些没有离婚的会找到其他分散注意力的方法——玛雅和杰克会生个孩子，搬到加利福尼亚州生活，杰克可能会接受工作升职。这个家庭会变得更加以孩子为中心，也许他们夫妻俩的生活会越来越像两条平行线。或者他们之间互相较量——丽塔和鲁本因为托尼的问题或鲁本的工作吵得不可开交。这些话题不过就是他们把心中的怨恨和需求用语言表达出来的手段而已。

所以，你要帮助他们不要只把眼光放在当前的问题上，并且意识到不是因为解决了这些问题才使他们的夫妻关系更和睦，而是要先处理好夫妻关系，然后这些问题才会迎刃而解。

一个幸福的大家庭——与再婚家庭一起工作

据估计，生活在双亲家庭的未满 18 岁的未成年人中有 10% 的孩子都是和亲生父母中的一方以及继父母一起生活（Kreider，2007）。虽然这一人口数量看起来相对不大，但在你接触的案例中，这样的夫妻和家庭所占比例较高。原因很简单：混合的家庭文化以及成年人和孩子的性格特点，被重新定义的角色，还有新建立的生活秩序，这些对他们来说都是挑战。下面是这些夫妻经常面临的问题。

融入新家庭

露西正在经受文化的冲击。她嫁给本后组成了现在的家庭，即本的三个和前妻生的孩子，同时露西也有一个儿子蒂姆。和那些从开始就在一起，经过时间的磨炼发展出自己的模式、优先考虑事项和惯例的夫妻不同，继父母必须适应已经存在的家庭文化。约会期间因为要给孩子留出时间，他们可能已经感受到了这一点，但这时日常生活的烦琐和孩子们可能带来的烦恼通常都被他们忽视了。最初的几个月，所有家庭成员每周五晚上一起看电影、吃爆米花的传统还能继续，后来开始觉得这个习惯已经陈旧。约会的时候每周一次家庭大扫除是可以忍受的事，但是可能让继母崩溃，因为其他 6 天她在家里看到的都是一团乱。逼迫对方改变可能会给长期相处模式的建立带来严重破坏。遭到家里其他成员和另一方配偶的抵抗是常见现象，也是可以预见的情况。

在文化冲击问题的背后还隐藏着一个更大的挑战，即融入新的家庭，找到自己的角色定位。露西能融入新家庭，让家人听从她的命令吗？或者她在冒险让本和孩子团结起来对抗她吗？本有必要成为自己孩子的领袖吗，还是露西能单方面地执行父母为孩子立下的规矩？如果她不能，那么她能做的只剩下关心他们的儿子蒂姆，这个家庭是否面临着分裂成两个阵营的危险——

她和蒂姆，本和他自己的孩子？这种家庭结构是否在某些方面复制了他们之前的婚姻模式？

很快这一切就会变得复杂起来。在养育孩子的问题和夫妻问题之间、在什么是合理的和什么是实际上的权力问题之间，有一条不太明显的界线。例如，继父们特别容易在新家庭中成为严厉的人。孩子们通常心存不满，用"你不是我父亲"的回答抵抗这样的管教，母亲要么感到夹在中间左右为难，要么觉得自己必须选择站在谁那一边。

一般来说，新的继父或继母能够采用的最好方法就是避免造成强烈的变化或者从一开始就强加给孩子严厉的纪律要求。相反，他们的重点应该是逐步和继子女建立良好的关系。这样做能给孩子留出时间整理在继父母和亲生父母之间被拉扯的感觉，视需要遵守的纪律是出自家长的关系而不是控制。当继父母得到继子女的信任后，他或她就能利用几个月的时间慢慢承担起越来越多的管教责任。如果亲生父母的性格像本一样，常常感到不知所措，或者在上一段婚姻中没有得到身为父母应有的权力，并且很容易再次陷入这个角色的危险，那么像露西这样新融入家庭的继父母最好能够支持他，而不是接管他应承担的责任。这样做不仅可以避免破坏继父母与孩子们之间建立更平衡的关系的能力，还能避免上一段婚姻中的功能失调模式再次出现。

但是应对这些挑战需要夫妻之间拥有良好的沟通技巧、对家庭生活有共同愿景、对继父母的角色有清晰认识、对养育子女有统一观点，这些就是需要你和这对夫妻在治疗过程中重点关注的任务。你要帮助他们把过去的问题和当前的问题分开，让他们都变得更自信、更敏感，通常还会要求他们学着做一些在之前的婚姻关系中做不到的事情。面询过程成了把这些问题公开来讲的安全地方。你关注解决的过程，而他们详细讨论问题的内容，促使他们制订行动计划。这是一项异常艰巨的任务，家里有孩子的再婚夫妻很容易陷入困境，你的工作就是再次帮助他们摆脱困境。

孩子们融入在一起

送四个而不是两个孩子去看足球比赛；需要共用房间，为了空间争吵；两个女儿年龄相近，喜欢互相对比；孩子们轮流来家里使得作为父母的他们完全没有休息的时间，这些事情都威胁着一对夫妻走向极端化。"我对你的孩子很和善，但我觉得你在为难我的孩子。""男孩们相处得不融洽，你的儿子总是挑起事端。""我女儿已经 15 岁了，足够有能力照顾我们的小宝宝，但你就是不相信她。"夫妻之间的问题是不是都渗进了教养孩子的问题中？丈夫没对我发火，他是不是把怒气都撒在了我的孩子身上？或者我对这个问题如此敏感，是不是因为前夫过去常常这样做？她儿子真的是挑起冲突的罪魁祸首吗？还是我太过认同自己的儿子，他总是觉得自己无助、被压制？丈夫不相信我女儿有能力照顾好小宝宝，从本质上说是不是表明他不信任我？

这对夫妻需要应对的挑战还是培养保持关系和问题清晰、独立的能力。在以家长的身份形成统一战线，帮助孩子们完成适应新的家庭结构的过渡时，他们需要诚实地面对作为夫妻他们之间存在的真正问题——那些有关信任、权力、愤怒或焦虑的问题。此时还有一个并行过程在运转。父母需要以孩子们彼此相待的方式来对待他们自己以及孩子——情感上的坦诚和支持以及良好的问题解决能力。如果他们做不到，孩子们可能会以自己的方式把父母的挣扎表现在自己的行动中。

来自前任的压力

有些离婚夫妻看起来在法庭上对质的时间比他们结婚后曾经在一起度过的时间都长。对新的感情关系而言，这样的压力不仅是经济负担，也是情感负担。其他父母可能没有公开地和前任争执较量，但仍然感到有这方面的压力。例如，本看起来总是小心翼翼，严格限制自己能做什么、不能做什么，以免在家里引起骚乱。这样的压力会逐渐扩散到孩子身上，他们必须学会适应两个世界。有些孩子竭尽所能地在两个家庭间游走，而其他孩子总是和亲生父母站在一条战线上，在继父母身上累积许多怨恨和压力。

在理想的世界里，离婚夫妻之间未解决的问题将会得到妥善解决，使这些前任们能很好地履行为人父母的职责。如果他们自己做不到，你可以主动提供帮助。邀请前任共同参加一次夫妻面询（如果孩子已经进入青春期，甚至可以邀请孩子一起参加一次家庭治疗），帮助他们解决探访孩子的问题，或者在两个家庭中培养相似的规则和习惯。这对夫妻最开始可能会拒绝你的提议，因为他们害怕会出现灾难性的场面，但是你可以帮助他们谈谈他们心中的恐惧，让他们知道你的任务就是保证这次会面不会失控，并且会富有成效。你还可以建议他们接受正式的调解——比起在法庭上唇枪舌战而言，这是个不错的变通方法。如果前任不愿参与这些解决问题的选择，你可以教导父母和继父母一些方法，让他们冷静地设定明确的界限，自信和敏感地沟通，以免感觉受到伤害或者让事情进一步恶化。

另一方面，有些再婚夫妻感觉配偶继续和前任保持密切的联系对他们来说是一种威胁。他们来治疗的时候不停地抱怨，另一半对前任似乎太友好或太随和了，或者他们感到嫉妒、缺乏安全感，尤其是无意中听到配偶和前任关于孩子的对话听起来很亲密的时候。你想知道，他们抱怨的这些问题是不是意味着新建立的夫妻关系还不是很稳定，有危机感的配偶需要借助对方的积极行为来消除疑虑，无论对方是否在努力变得自信，和前任划清界限，从根本上觉得自己夹在两段关系和两种需求之间，或者是否上一段感情的亲密感事实上弥补了新的夫妻关系中出现的问题。你再次提出尖锐的问题，作为帮助他们厘清问题背后隐藏的问题的一种方式。

较少的夫妻相处时间

有了孩子后再和新的人生伴侣建立夫妻关系就像跳上一辆徐徐前行的列车。第一段关系通常能给为夫妻双方留出时间专注于各自的需求以及夫妻之间的需求，但再婚关系就不一样了，这一次他们不仅要把注意力放在自己身上，还要集中在额外的干扰和需求上。虽然缺少夫妻相处的时间不是目前呈现出的问题，但它通常就掩藏在表面问题之下。布置家庭作业的时候，建议他们安排一些夫妻共处的时间，这样不仅能帮助他们减轻压力，而且强调了一个概念，那就是他们是一对夫妻，而不只是一群闹哄哄的孩子的父母。

你要警惕他们在完成这些作业时遇到的各种阻力。有时候他们的原因有理有据：例如，夫妻双方解释说他们太忙了或找不到保姆照看孩子。但问题往往和他们自身的焦虑感有关。可能他们长期以来都专注于自己身为父母的角色，或者在上一段婚姻关系中把太多的精力放在孩子身上，或者已经做了几年的单亲父母，所以感到再投入一段亲密关系很困难。他们将需要在你的帮助下更诚实地面对问题，在面询过程中更好地沟通、展示亲密感，敢于冒险在家完成作业。

青春期：斗争和损失

卡尔和梅丽莎已经结婚 16 年了，他们有两个女儿，一个 15 岁，一个 13 岁。15 岁的大女儿拉娜是个模范学生，她很文静，从不去离家太远的地方；而她 13 岁的妹妹海莉的性格跟她完全相反。从 11 岁开始，海莉就对男孩有了兴趣，有好几次她为了见 15 岁的男朋友，都偷偷地从家里溜出去，而且她在家里脾气暴躁，很容易被激怒。卡尔在一个管理严格的军人家庭长大，他完全无法容忍海莉的人生态度，两个人经常起争执，结果通常都是海莉大喊着讨厌爸爸，气急败坏地回自己房间。梅丽莎在自己还是青春期少女的时候也有过类似的经历，她觉得卡尔有些反应过度，所以在接海莉放学回家的路上，她总是尽自己最大的能力和女儿来一段"女孩之间的聊天"，但这些努力收效甚微。通常在卡尔和海莉闹翻后，卡尔和梅丽莎之间也会起争执，家里的混乱使海莉越来越多地向男朋友寻求支持。

53 岁的欧文是一位计算机技术员，最初他是因为抑郁来接受个体治疗。虽然他已经试过很多药物，但对他都没有什么帮助。除了作为一名经理偶尔遇到让他头疼的事以外，他还经营着自己的事业，对自己的工作很满意。他的身体出了一些问题——两次膝盖手术和肩膀问题彻底剥夺了他打壁球的可能，这是他最喜欢的运动。他的朋友不多，孩子们也渐渐长大离开家。有一个孩子已经大学毕业，虽然她还住在这个区域，但因忙于自己的生活，很少有机会回家。一个儿子到另一个州上大学，小女儿已经上高中三年级，这年秋天也会离开。每周大部分晚上，这个家里都没有孩子们的身影，他发现自己总是待在办公室上网，妻子唐娜则在楼上看电视。他简直不敢想象接下来的 20 年会是什么样子。

　　青春期/中年这段时间总是很难熬，但在一个家庭和一对夫妻的生活中这又是至关重要的一段时间。对青春期的孩子来说，他们要与父母分离，通常与同龄群体或男朋友、女朋友之间的关系越来越密切。这也是一段会出现很多第一次的时期——性、毒品、新的人生角色，还有因为打破常规在父母和青春期孩子之间引发的关于着装、宵禁、交友、学业成绩等方面的斗争。这个时期会发生很多戏剧性的画面，无数次的摔门而去，还有似乎永无休止的权力斗争。即使是那些看起来避开了一切青春期骚动的"好"孩子，他们的良好表现也不过是一种应对环境、避免冲突的方式；他们可能会把一些想法藏在心里，而不是外化为行动，造成了饮食失调或抑郁。这一时期的企图自杀率达到最高峰。那些早年受过创伤、在乌烟瘴气的家庭里长大、患有未经确诊的精神疾病的青少年都有滥用药物的风险，把它作为一种自我治疗的手段。

　　对那些夫妻关系已经很紧张或从不更新最初的夫妻关系契约的父母来说，孩子身上出现的严重的青春期问题会给他们的夫妻关系带来巨大的损耗。卡尔和梅丽莎的情况就与之前讨论的丽塔和鲁本之间的情况相似，不过出现的时间晚了 10 年，但现在他们面临的风险和危机可能也更高、更严峻。危险激发了他们的恐惧，恐惧不仅来源于他们作为父母看到的发生在身边的事，还来源于他们之间发生的事。如果他们自己的青春期过得非常混乱——过早地接触性或早孕，不良男友，加入帮派或吸毒，违反法律，学习成绩差——这些回忆还会回来纠缠他们。他们在青春期的孩子身上看到了年少的自己，认为现在是改正错误或避免错误、改变孩子以及他们自己最后的机会。

回首往事，感觉自己的青春期被过分压制，被专横的父母管得太严，或者太有责任感，从没有过无忧无虑的生活，这样的父母可能会在与之相反的道路上走得太远，他们不会为自己处在青春期的孩子设立过多的规矩和限制，不会尽量减少危险行为产生的可能性，这样的立场通常会引起配偶的反对。来自父母两方的不同信息使处于青春期的孩子感到困惑，他们本能地想从父母之间的缝隙中溜走。那些看起来顺利度过了青春期、那几年表现良好又取得了较大成就的父母也会期望孩子像他们一样蓬勃发展。但是当儿子出现逃课或抽大麻的情况，女儿好几天不吃饭或者用刀划伤自己，他们就会茫然不知所措。他们把这些问题归咎于和孩子们一起玩耍的朋友身上——在街头巷尾游荡的坏孩子，太瘦的啦啦队长。他们的沮丧无助充斥在对孩子的咆哮声以及和孩子们的斗争中。

如果这些挑战和恐惧使夫妻两人很难决定采用什么样的教育路径，那自身的能力限制和旧的情感创伤的触发会完全阻塞教育孩子的路。这时，有些夫妻会在离婚的边缘徘徊，一方或双方都可能出现外遇或沉迷于自己上瘾的事情——购物、喝酒、看网络色情产物——作为个体选择的应对方法。其他夫妻会寻找度过这些纠结挣扎的方法，直到孩子们长大离开家。

为这些问题火上浇油是每个配偶面临的发展挑战。当一个人步入 40~55 岁的年龄段时，忽然觉得生命有限，人生剩下的时间已然不多了。他们的问题来了："接下来的二十年我还想像现在这样生活吗？年轻时曾有的梦想都去了哪里？我想成为的那个人怎么了？如果我现在还不行动起来，还要等到什么时候呢？"45 岁的中层经理一直在公司兢兢业业工作，努力攀登职业阶梯，现实却是这次升职名单中没有他，他也做不了梦寐以求的副总裁。当年放弃了事业、选择回家照顾孩子，如今已经 53 岁的母亲现在发现当孩子们不在家或在家却对自己大呼小叫时，让她再待在家里太难了。一个常年被日复一日的枯燥工作折磨得筋疲力尽、头昏脑涨的工厂工人每天都在幻想着能在市中心的商场附近开一家熟食店。

中年危机来袭。如果夫妻关系足够牢固，所有的懊悔和梦想都可以敞开来谈。人生中出现的损失已经得到了心理上的检视，迄今为止的生活也得到了合理地记录，即使说人生中会有一个自然的反省、沮丧或愤怒的时期，在配偶的支持下，通常也可以克服情绪上和心理上的风暴。但如果得不到配偶的支持，或者夫妻一方觉得被孤立，那么这些情感会郁结在心中，无处宣泄。

这就是那些像欧文一样的人面临的处境。这样的夫妻会出现在你的办公室里，不仅是因为家中正在与他们斗争或很快就会离开家的青春期孩子的问题，还因为他们中的一个人和双方都感到压抑、关系疏远或自己应该得到某种权利——经过这么多年的辛苦工作，我值得拥有自己需要的自由或追求自己的梦想。对很多人来说，这种改变代表着健康地冲破了三角式关系中自己的角色。拯救者最终认为自己付出得太多，而得到的感激太少，其他人也应该发挥自己的作用。受害者意识到自己其实比想象中拥有更多的权力，再也不需要仰仗他人。压迫者终于明白他们总是把身边亲近的人赶走，所以很孤单。适可而止吧。他们心中渴望着改变，哪怕一些改变就好，任何改变都行。

当孩子们一个个长大离开，空巢期逐渐逼近，这些纠结挣扎会达到顶峰。对于事事以孩子为中心的父母来说，那些比玛西亚和菲尔更看重自己的父母身份的人，这些年他们用孩子填补起的巨大空白现在就横亘在他们中间。那些关系更平衡或没有孩子的夫妻也会发现他们正面临着第二次或第三次七年之痒，这时他们做什么和他们是谁之间的差距越来越大。他们发现两个人之间可以聊的话题只剩下天气和工作；他们觉得自己的义务已经履行完毕，没有什么理由可以把他们以夫妻的名义绑在一起。夫妻关系已经缺乏新鲜感。结婚后的这些年，他们已经关上了所有房间的门，现在真的已经都站在了房子门口，这段关系已经变得无话可说。

接下来几章我们将讨论如何具体解决这些青春期和中年期常见的问题，但身为一名治疗师，你总是要后退一步，从大处着眼看待问题。在需要解决他们现在关心的具体问题的同时——青春期孩子自伤行为或吸食毒品——你也要想弄清楚是什么让这对夫妻无法像团队一样有效地合作，以及他们在生活中被困在了什么地方。你想要挑战他们去发现问题背后隐藏的问题，引导他们展开更深入的谈话。你问他们这些年生活中发生的变化，还有他们曾经遭受过的损失以及未来的梦想。通过鼓励他们想清楚自己现在需要什么，走出自己在三角式关系中的角色，帮助他们修复情感创伤。

老年人面临的挑战

下面我们就进入发展探索的最后一部分，即和年长的夫妻或年老的夫妻一起工作。显然，这个类别的人群在年龄和问题方面呈现出多样化——有些夫妻年过 60 岁还在抚养孙子女或外孙子女，而另一些夫妻可能像那些比他们年纪大得多的人一样面临着同样的健康问题，或者刚刚开始一段在很多方面都和年轻夫妻相似的新的婚姻。这时我们关心的那些已经过了中年／空巢期的夫妻，他们可能已经经历过第一次、第二次甚至第三次婚姻，孩子已经成年，他们即将退休，他们关心健康问题，他们更强烈地意识到生命的终点已经不远。

那些能够成功应对其他阶段的过渡期的夫妻——七年之痒、孩子的出生——在面对人生最后阶段的挑战时也许能相对容易一些。不仅因为他们已经学会了应对过去的发展挑战所需的技能，而且他们可能已经得到了再次做到这一点的乐观和自信。

但是和人生的其他阶段一样，有些夫妻也在与过去未解决的问题、没有修复的情感创伤或功能失效的应对方式做斗争，现在他们可以感受到这个阶段出现的精神累积的冲击。有些夫妻从没走出空巢期缺乏新鲜感的婚姻生活，他们可能会发现自己在平行和不相关的生活中越陷越深。当孩子年幼在家时，那些以孩子为中心的夫妻可能会尝试把同样的模式复制到孙子女 / 外孙子女甚至宠物身上。那些习惯回避冲突的人，沟通技巧很差的人，或者不安全和难以启齿的话题清单——曾经的出轨、育儿方面后悔的事——在早些年就已经累积得很长的人，他们最终可能发现晚饭吃什么以及电视节目才是仅有的安全话题。

下面是你可能在这个阶段的夫妻身上看到的一些问题。

健康问题

路易斯正缓慢但明显地向老年痴呆症的方向发展。玛格丽特摔伤了髋关节，虽然她现在已经恢复得很好，但她的总体情绪还是一种抑郁和孤僻的状态。健康问题显然不仅让个体难以面对，对夫妻来说也是如此。从实际生活方面来说，玛格丽特的丈夫不仅要通过护理和限制行动承担起照顾玛格丽特摔坏髋关节的任务，而且要承认角色的转变。很多过去常做的事现在玛格丽特做不了，而且她感觉到自己的形象发生了变化——她比自己一直认为的更脆弱，她记得奶奶也曾经受过同样的苦，后来奶奶的精神状态每况愈下，她体会到世事无常、人生苦短。她的丈夫也有同样的感受，对他们夫妻两人来说，都有一种失落感。

路易斯的配偶也有同样的感受，但她的控制权可能更少。她变成了 24 小时在线的护理员。随着路易斯的病情恶化，她害怕自己没有足够的能力照顾他。她自己的生活质量也缩水了，需要承担越来越多的责任。同样，对未来的焦虑开始出现；她感到失落。

对那些能够做到沟通交流的夫妻来说，对话也依然很难。那些纠结挣扎的人会因为看起来无关紧要的小事发怒，或者把问题憋在心里然后彻底爆发。已经成年的子女开始担心，他们要么单独来找你寻求指导，鼓励父母中的一方或双方在别人的支持下解决老问题，或者全家人一起来参加面询。你的工作就是帮助他们展开更深入的对话，询问他们的担忧和最糟糕的恐惧，教导他们如何应对失去的痛苦，对权力和控制的范围做现实核查。你静静地听着，帮助他们发展一些新的观点，提倡他们获取一些所需的医疗信息和支持。你要带领他们理解这一人生的新篇章。

退休过渡期

肯恩在一家生产电源插座和电缆的公司工作了30年，3个月前他退休了。他的妻子伊芙打来电话，大概意思是说肯恩快把她折磨疯了。他每天要么像小狗一样跟着她在房子里转来转去，要么坐在那里看几个小时电视。

退休为夫妻们开启了一段新的人生篇章。虽然他们可能盼望着能有更多的闲暇时间，但生活的速度改变得太突然了。刚开始的时候肯恩也许很享受退休后在家补补觉、做些家务，但现在他有些怅然若失。这种失落感很真实，很多人的身份和自我价值都与工作有关，对他们来说，现在退休后失去了这种身份，也失去了很多与工作有关的朋友。至于那些经济不太宽裕的夫妻，收入的减少和有限的感情发泄途径使他们的压力或抑郁越来越重。

当一对夫妻出现在你的办公室，上面就是你经常要面对的情况。肯恩觉得很沮丧，他缺少明确的目标感。如果伊芙还在工作，那么肯恩就独自一人孤独地待在家里。如果伊芙没有工作，这些年已经形成了自己单一的生活方式，那么她现在其实是在围着肯恩工作。对于那些习惯用距离避免冲突或者因为关注工作而过着平行生活的夫妻来说，日常生活的摩擦让他们觉得很陌生，他们没有什么好办法应对由此产生的压力。

你和他们共同面对的挑战是帮助他们为人生的新篇章建立新的生活架构。也许肯恩需要谈谈他的失落感，伊芙需要说一说她的压力。你想帮肯恩找到新的目标——投入他一直热爱但过去没有时间去做的爱好中，尤其当这种爱好还有某种程度的创造性时。或者志愿参加某个活动，这不仅让他走出家门，远离电视，还能在他的生活中增加一些常规的活动和结交新朋友的机会，以及再次充满活力的改变。

你还要帮助他们避免产生冲突，或者借助面询的安全感更好地容忍冲突，彼此之间学会更真诚地表达。真诚的沟通是通往更加亲密的夫妻关系的大门，在真诚的沟通中他们能提出和解决任何问题，但这种能力已经被他们搁置了很多年。他们需要在你的帮助下，发现更多日常生活中保持联系的不同方式，以及在夫妻共处时间和个人独处时间之间找到平衡。你的工作就是让他们看到更大的格局，明确在这段人生新篇章中必然出现的挑战，让他们明白，在他们觉得已然适应新生活之前，将会有一个长期的过程。

到此我们就完成了对发展格局的概览。了解了不同阶段的大致情况，你就能预测并帮助来访者夫妻齐心协力地应对每个阶段出现的挑战。在你的引导和支持下，他们就能把遇到的挑战当作学习和成长的机遇，而不是人生路上的障碍。尽管如此，你的关注核心依然没变，即帮助夫妻们对过程产生更加清晰的认识，像团队一样合作，掌握良好沟通所需的技能，愈合情感创伤，明确并统一他们的愿景。

在接下来的两章里，我们将更贴近实际，探讨一下解决夫妻关系中常见问题的具体方法。

深度观察：第 9 章练习

1. 如果你还未婚，不妨花几个月好好反思一下，你对婚姻的期待如何复制或弥补着你父母之间的夫妻关系。如果你已经步入婚姻的殿堂，思考一下你的夫妻关系如何反映了你父母在他们关系中面对的挣扎。

2. 当你面对年轻夫妻时，哪些潜在的反移情问题需要你关注——能让你产生强烈共鸣的问题，能让你想到自己过去的性格，还是年龄上的相仿或差异？为了更好地应对这些情况，你需要得到什么样的支持？

3. 总体来说，做出改变对你有多难？是什么让改变更加被容忍？更加困难？为了学会更容易应对改变，你需要得到什么支持？你经历过的改变如何影响着你和来访者之间的合作？

4. 如果你的孩子正处在青春期，用几个月的时间反思一下，孩子在青春期的这几年对你和你的夫妻关系产生了什么影响。这段时间与之前那些年有什么不同？你的情绪触发点是什么？你最担心孩子面对哪些方面的挣扎？如果你没有作为青春期孩子的父母的经历，那就回首看看自己的青春期——从你的经历来看，你会对自己的孩子或工作中遇到的青春期孩子做出什么样的反应？你的父母是如何对待你的青春期的？

5. 中年危机：人到中年，面对这个时期出现的变化，你的榜样是谁？如果有任何改变发生，你能想象人生第二阶段会出现的变化是什么吗？你如何看待逐渐变老的自己？你最害怕人生中有哪些后悔的事？对你来说，人生还有哪些不圆满？你的观点和担心将会如何影响你应对存在同样问题的来访者夫妻？

6. 你可以把生活看作你建造的或发现的事物。建造者把 20~60 岁的这段时间看作打造生命见证的阶段。发现者认为生活就是揭开前方的未知，一条穿过他们面对的树林的蜿蜒小路。你的人生观是什么？有些人对生活持相反的态度，对于这些人，你会做出什么样的反应？

7. 当你回顾一对夫妻的整个生命周期时，你对哪个阶段最感兴趣？你觉得自己最适合解决哪个阶段的问题？为什么？哪个阶段或哪些问题最有挑战性？为什么？为了扩大你的治疗范围，让自己觉得更有能力，你需要得到哪些支持？

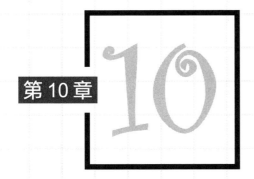

第 10 章

夫妻常见问题的治疗地图

婚外恋、金钱、暴力夫妻或关系不稳定
的夫妻

这一章我们将深入探讨并提出适合解决夫妻呈现出的常见关系问题的治疗地图。从心理上准备好你自己的治疗地图对你和来访者夫妻都有帮助，就像你的医生诊断出病因后，治疗你的皮疹一样。她看过你的手臂，向你提几个问题，就能筛选脑子里储存的几种可能的诊断结果，最终确定出一个。这就是她能够给你提供反馈、迅速拿出治疗方案、减轻你的焦虑的原因。

到目前为止，我们讨论过的所有概念——临床技巧的应用、治疗过程的管理、对发展挑战的认识——都可以看作厨师在厨房里放置的配料。治疗地图就像厨师的配方，告诉你该选择什么配料，如何把这些配料调制在一起。治疗地图会促使你瞄准评估的目标，根据治疗计划展开工作。你已经打好了基础，在这个基础上去制定适合每对夫妻的具体治疗方案，而不是每次都面对着从零开始的临床压力。

就像我们在第 5 章和第 6 章中所做的那样，我们将把关注的重点放在讨论治疗结构和任务的前几次面询上。我们还要使用主要以认知行为为主的方法，不是因为这是唯一甚至可以说最好的方法，而是因为这是一个比较、对照和更明确地定义你自己的临床模式和偏好的出发点。接下来我们将从讨论婚外情开始，这个话题的很多细节都可以作为其他治疗地图的模板。

针对婚外情的治疗地图

桑托斯打电话来预约一次夫妻治疗。他告诉你，最近他接到了一个自己不认识的女人发来的语音信息。她说她丈夫刚刚承认和桑托斯的妻子玛丽卡发生了婚外情，他们两个是同一家公司的员工，这段关系已经持续了几个月。桑托斯质问妻子，妻子也承认了这件事。她告诉桑托斯事情已然"发生"，而且现在已经结束，他们需要往前看，但在桑托斯的坚持下，妻子同意来接受治疗。

现在我们就这对夫妻到来后可能发生的事情以及你需要做好哪些心理准备做一个快速分析。

问题表现

即便已经不再对这件事感到震惊，但桑托斯可能会很生气、很痛苦。玛丽卡可能会懊悔、不安。有些冒犯了对方的配偶可能会大吵大闹，为自己的出轨行为辩护，不过大部分人会因为自己犯下的错误感到愧疚，急着把这件事忘得干干净净。

桑托斯可能放不下这件事，不断用各种问题攻击玛丽卡，希望知道更多细节——她和情人都说了什么，他们在哪儿偷情，怎样偷情，为什么她不终止这段不正当关系。起初她通常尽力回答桑托斯的问题，但是过了几个礼拜，她开始厌倦这种被审讯的感觉。玛丽卡表现出的沮丧只会让桑托斯的情绪更沮丧，让他坚信她心中还有更多想要隐藏的秘密或她根本不在乎他的感受。争吵、讨论和逃避在他们之间交替发生。

潜在动态

婚外情关乎夫妻之间的信任或者信任的缺失，以及悲痛。桑托斯要求能随时检查玛丽卡的手机和电子邮件，确保她和情人不再联系。他想知道这两个人是否仍旧在一起工作。玛丽卡坚持说已经斩断了联系，也已经不在一起工作，但桑托斯很难相信她的话。

这种悲痛来自于两个层次的损失。其一是失去了配偶对夫妻关系的看法。尽管桑托斯清楚他和玛丽卡在某些事情上不会总是保持一致意见，他们偶尔会有分歧，而且这些分歧没有得到最终解决，但他从来没想过他们的关系糟糕到导致玛丽卡出轨的地步。另一个层次的损失可能也是更深层次的原因，那就是他对妻子的看法不准确；他从没想到玛丽卡是会做出这种事的人。这些损失就是让桑托斯无法走出玛丽卡出轨带来的困扰的大部分原因，就像你可以在失去至亲的人身上可以看到的情景，他们不断地重复过去的事情，做各种假设希望结局可以改变。

那么玛丽卡呢？她的内心可能充满了羞耻和愧疚。桑托斯不停提出的问题只会让这些感受更鲜活；在她心里，这些对话发挥不了什么作用，所以她变得更崩溃，降低了对桑托斯提出的问题的容忍度。她可能还会担心丈夫永远无法忘记这次婚外情，或者可能以此事为威胁，永远让她在这段婚姻里抬不起头。

核心问题

就像其他夫妻问题一样，婚外情可不是解决其他问题的好办法，无论是对玛丽卡来说、对他们的夫妻关系来说，还是对他们两个人来说。这时你不禁纳闷，是不是他们的三角式关系出现了失衡，无论玛丽卡是处于受害者还是拯救者的角色。当对自己的牺牲者或受害者角色感到不公平或对被控制、被责备的怨恨到达极限时，婚外情代表着出轨的一方转移到迫害者的角色。如果他们在一起6~9年的时间，你还可以考虑过山车式关系和最初的契约已经失效。你可能会考虑互补的情感创伤，他们独特的反复受伤循环，他们的沟通技巧或缺乏沟通技巧，以及越积越多没有解决的问题。最后，你想知道他们对彼此的夫妻关系或家庭生活是否有不同的愿景。

评估问题

在仔细考虑他们之间存在的问题后，你开始在心里默默整合想提的问题，以便制订治疗计划。

每个配偶都能主动谈及他们的问题吗？还是他们会选择退缩，把这些问题都压抑在心里？

当话题明确后，他们能保证沟通一直沿着正确的道路发展吗？还是会出现情绪爆发？他们的争吵会达到什么程度？

当沟通出现问题后，他们能绕回原来的路并且解决遇到的问题吗？还是他们只是简单地把争论掩盖过去，就当没发生过？

夫妻关系中积极正面的情绪（美好的时光、亲密的关系、满意的性生活）能弥补消极负面的情绪吗？

有没有人觉得自己在这段关系中是一个牺牲者或受害者？

情感创伤：每个人最敏感的情感创伤是什么——约束、责备还是被无视或抛弃？

为什么选择婚外情作为解决问题的方法？玛丽卡或她的原生家庭中以前有过出轨的经历吗，是不是这个才让她潜意识里把这种错误当作遇到问题时的一种出路或解决办法呢？

这么多年来他们都发生了哪些变化？是否有人觉得被束缚、被疏远？他们每个人现在都需要什么？

他们修复这段关系的动机有多强烈？他们分别认为需要修复什么地方的问题？

他们现在分居还是住在一起？如果他们已经分居，每个人认为分居的目的是什么？就互动频率和方式而言，有什么要求？

夫妻双方是不是都有自己的底线？超过这个底线，他们的夫妻关系就走到了尽头。

玛丽卡是不是还面临着一些隐藏的个体问题，例如抑郁？

治疗目标

显然，你希望最终能帮助他们解决夫妻关系中出现的问题，你的治疗计划将随着你提出的问题在面询治疗这块安全之地徐徐展开。尽管如此，你还是可以有自己的安排，陪他们一起度过愈合过程。下面是你要关注的地方。

改变情绪氛围

再一次，你要寻找机会，使这对夫妻的情绪朝着更温和的方向发展，尤其是像桑托斯这样心中有怒火的配偶。但夫妻双方都需要一个新的审视夫妻问题的框架。把婚外情这个用来解决其他夫妻问题的糟糕办法放在更大的背景中，再加上对他们进行教导，这时可以帮助这对夫妻把注意力从重现婚外情带来的痛苦转移到改变当下。

解构婚外情

这一点至关重要。为了真正建立信任、化解他心中的悲痛，桑托斯需要更好地理解隐藏的问题是什么，还有为什么玛丽卡会选择婚外情这样糟糕的办法。被丈夫严密地检查通话记录和邮件往来，玛丽卡最多只能忍受几个月的时间。几个月后，她会开始感到愤愤不平，觉得被丈夫当成孩子对待。权力问题开始在夫妻关系中占据上风，桑托斯不停地抬升自己的位置，而她则永远处于劣势，无法脱身。

相反，面询过程中的注意力焦点应该在于促成更深入的对话。玛丽卡需要越过"我不好，不要再提这件事"的回应，认真审视是什么让她迈出了出轨这一步，而且使这个错误持续了这么长时间。桑托斯需要倾听妻子的理由是什么；这将帮助他开始理解这件事产生的根源，而不是自己去想象一些更简单的解释。

他们每个人都需要对这件事造成的创伤有一个更复杂的解释。如果桑托斯起身离开，认为这个问题就是他的妻子和别的男人发生了性关系，那他将永远不会知道这个问题的细微差别，以及他在造成这个后果中的角色。同样，玛丽卡需要明确并理解自己的动机和行为，这样她才不会重蹈覆辙，诚实地告诉桑托斯她这么做的原因。

所以你需要提出一些尖锐的问题：她为什么不把遇到的问题告诉桑托斯，而是选择向情人倾诉？这场婚外情和她与桑托斯之间的夫妻关系相比有什么不同——是不是她在情人那里感到被倾听、被欣赏而且不会受到责备？她受过什么情感创伤？他不理解她的地方是什么？她不愿和丈夫分享什么事？为什么？

知道这些问题的答案能帮助桑托斯找到合理的解释，化解他心中大部分的悲痛并且建立起他的信任。

建立平衡

然而，修复这段夫妻关系不仅和玛丽卡以及她功能失调的处理方式有关。悔悟甚至忏悔只能到此为止。他们可能治好了这处伤口但没有找到受伤的根源。现在是时候让夫妻两人用具体的方式说清楚他们想要什么、需要什么——多一些尊重、多一些感激、多一些亲密、少一些小心翼翼。虽然她觉得自己没有资格要求桑托斯做出改变，你打消她的这份疑虑，因为他们都需要付出努力修补他们之间破碎的地方。这时你问问她，在这段关系中她要改变什么，她现在需要什么。他们之间的夫妻关系契约需要实时更新。

创造积极的体验

他们尝试通过对话和行动来理解并修复他们的夫妻关系，与此同时，他们还要怀着积极主动的态度向前走，即便心里不是很情愿这样做。许多夫妻认为在改变行为之前要先改变想法，也就是说桑托斯在和玛丽卡伉俪情深之前，他需要完全忘记伤痛，或者说玛丽卡要先改变自己的劣势位置，然后才能畅所欲言、提出要求。

工具

作为一种方式，你在向来访者夫妻提供更广阔的看问题的视角时，可以把三角式关系展示给他们，问问他们最适合什么角色。他们对这种关系模式的认可将帮助他们使夫妻问题正常化，讨论一下迈向成年人角色的必要性可以帮助他们看清各自最终的奋斗目标。

谈一谈他们受过的情感创伤和过山车式关系。同样，你要重新定义他们的问题，把问题放在更大的普通的环境中。专注于提升他们在面询内外的沟通能力。向他们发出挑战，给他们布置家庭作业，帮助他们改变原来应对问题的方式，遇到问题不再退缩、一味地表现好或生气。以家庭作业和商务会议的形式让他们专注解决特定问题，例如夸奖对方、晚上出去约会、弱化指责或者更欣赏、体贴对方。

面询 1

- 第 1 部分：听听他们的故事，了解这对夫妇当前的状况。婚外情已经结束了吗？他们是否分开生活？他们对导致妻子出轨的原因有什么看法？确保每个人说的话都被你听进去了。确保他们之间的平衡：你同情桑托斯，又不想表现得好像成了他的盟友或者联合起来对抗玛丽卡，尤其是在这个案例中，如果你还是个男性治疗师的话。

- 第 2 部分：提出你的评估问题，发现问题背后隐藏的问题。寻找机会引出他们心中柔软的情绪。

- 第 3 部分：和这对夫妻谈谈有关信任和悲伤的话题。把三角式关系展示给他们看，向他们解释情感创伤，使他们的关系状态和当前遇到的挑战正常化，通过教育的手段改变治疗室里的情绪氛围。和他们聊聊解构夫妻关系以及积极去实现每个人想要做出的改变的必要性。

总结一下你在面询时听到的内容：例如，玛丽卡觉得和桑托斯交谈很困难，因为他总是一副很挑剔的样子；桑托斯觉得玛丽卡情绪太脆弱，他没法指望把她当成一个平等的伙伴。强调他们的敏感如何相互交织在一起，他们拙劣的沟通技巧如何阻碍他们解决这些问题。确保他们两个人都同意你的评估结果和整体治疗方案。给他们布置有针对性的家庭作业，帮助他们改变情绪氛围——在家召开商务会议，每个人都说说生活中让他们极为困扰的鸡毛蒜皮的小事，或者那些犹豫要不要说出心中感受的时候。

面询 2

单独面询丈夫和妻子，建立融洽的治疗关系或者解决第一次面询时产生的误解。你要检查他们的家庭作业完成情况：他们跟上进度了吗？如果没有，原因是什么？如果他们完成了作业，那他们从作业中注意到了什么？

此时你意识到可能出现的移情触发点。为了避免他们受到伤害，你希望用最可行的办法回应桑托斯和玛丽卡——认真倾听、不随意批评等等。基于你的临床治疗方向，你还希望进一步评估个体的问题——例如玛丽卡可能存在的抑郁——或了解更多他们的家族历史。让夫妻双方都清楚地说出自己想通过治疗得到什么，这样你就可以为他们的需求主张。在治疗的过程中，觉得这对夫妻中是否有人需要转诊接受个体治疗或药物咨询。

面询 3

检查家庭作业。这是着手解决一些隐藏问题的好时候，例如沟通问题，在故事叙述中和诊疗室里出现的导致他们关闭心门或引发旧伤的功能失调模式，解构这场婚外情，并且制定出接下来几周需要完成的任务；这也是传授技能技巧的时候——如何用第一人称发表陈述，如何在不安的时候调节自己的情绪。此外，面询快要结束时总结一下这次面询的主题，给这对夫妻留下帮助他们培养特定技能的家庭作业，承担可接受的风险以打破功能失调的模式——桑托斯要变得不那么爱责备人；玛丽卡需要在情绪受到困扰时大声说自己的感受。

哟！这看起来是一项很难完成的任务，但经过实践练习和经验累积后，看起来就不会那么困难了。这里我们在治疗地图中提出的是一种方式，提前组织好你要寻找和考虑的事情，以及不该关注的事情，这样你就不会觉得被其他情绪淹没，或者需要从头开始。和来访者夫妻一样，你不愿迷失在混乱的细枝末节中。相反，你应该把注意力放在重要的问题上——例如，桑托斯要走出拯救者的角色，少一些挑剔或放下一些责任，玛丽卡需要主动一些，而且在遇到困扰时要说出来，这样她的受害者角色感才会降低。你想保持专注，以此帮助他们每个人关注自己的行为，关注对每个人受过的伤更加敏感，关注刻意改变他们之间的情绪氛围。为了让他们彼此都感到他们之间的关系正在得到改善，他们需要知道一两件最需要关注的事，不用20件那么多。

这对夫妇在治疗的中间阶段发生的事就是我们之前讨论过的事：桑托斯或玛丽卡可能感到更有权力提起之前自己受到的伤害。你的回应不是帮助他们在情感上打击对方，而是要问问他们这种情况的寓意是什么，现在对方最需要理解什么，在哪些地方做出改变。你的任务就是让他们不要无休止地陷入过去，而是要关注当下。你想要帮助他们改变处理问题的过程，走出孩提时代的思维模式，走向成年人的位置，更精彩地生活。

最后，在结束这个话题前，我们需要讨论一下过去的婚外情重现，也就是说过去的某个时候发生了婚外情，多年后这份痛苦又重新出现。桑托斯和玛丽卡把这件事抛在脑后，看起来似乎已经解决了大部分的隐藏问题，但是几年后，桑托斯又无缘无故地纠结于玛丽卡之前的轻率之举。他们来请你治疗就是因为玛丽卡对丈夫执迷于这件事感到困惑和沮丧。你问问自己，也问问他们，为什么此时出现这种情况？这可能又是隐藏在表面下的某种情绪蠢蠢欲动的征兆。可能是因为他们的夫妻关系不知怎么又偏离了正确的方向，但出现的问题没有得到公开解决，或者桑托斯正在和自己遇到的问题做斗争——他觉得工作中被别人利用了，感到很压抑——这种低迷的情绪又让他想起过去有着相同感受的那些日子。

重点是你要再次帮助他们把遇到的问题放到更大的背景环境中，去探究为什么这个问题会在此时重现，帮助他们处理当前的问题。

金钱问题的治疗地图

说到钱的问题，埃德娜和泰德的想法出奇一致："我们没什么钱。"他们一直都在为支付各种账单苦苦挣扎，曾经几次捉襟见肘，泰德失业后这个问题愈发严重了。

"让我发疯的是，"妮娜说，"宽要去买一辆新摩托车，而这件事他一个字都没跟我提过！"

马丁是这个家里最节俭的人。他讨厌欠账的感觉，总喜欢把储蓄账户放在手边，只要账户里的余额低于这几个月的收入他就会变得焦虑不安。妻子梅丽莎的性格恰好与他相反，她总是随心所欲地透支信用卡，只要他们能付得起账单，她从不关心欠了多少钱。她觉得马丁对存钱这一点太执迷了。

结婚 18 年来，爱丽丝一直掌握着家里的经济大权；基本上乔希都会上交他的工资，每周只留一点钱加油和吃饭。这一点偶尔会成为他们激烈争吵的原因，乔希大吼着他讨厌妻子把他当成 8 岁的孩子一样对待。

问题表现

这几对夫妻代表着金钱问题的几种情况。婚外情可能会突然引发危机，导致一对夫妻前来接受治疗，而金钱问题通常是夫妻们寻求帮助的另一个长期存在的问题。他们可能是事情到了紧要关头出现的问题——宽突然买了一辆摩托车，乔希在周六晚上的怒吼——但通常当你问起是谁做的决定或压力源在哪里时，他们才开始交谈。在你确定如何施以援手之前，你需要先了解金钱在他们夫妻关系之间扮演着什么角色，由此产生的问题是什么，使你提供的帮助能适应他们的理财技巧、沟通能力和他们各自以及合作处理情绪问题的能力。

隐藏的动态

下面是夫妻关系出现金钱问题的一些原因。

缺少管理技能

埃德娜和泰德现在似乎正在生活的苦海中挣扎，就是因为他们没有足够的钱支撑生活。但导致他们长期以来生活困难的可能还有另外一个因素。有些夫妻缺乏对金钱运作的具体认识，发现自己总是入不敷出。他们不能确定事情的优先顺序，或者不明白怎样平衡账单，因此总是发现自己的支票被拒付。理智和情感上的压力都让他们承受不来——他们收到残障事务办公室的来信，不知道信中表达的是什么意思或者根本不认识里面的字，所以把信放在一边不予理会。如果他们还有潜在的心理健康问题，例如很费钱的上瘾行为，这样只会让这些夫妻面临的问题雪上加霜。

所以你来看看他们知道什么。如果他们提起钱的问题，可以问问他们：他们有预算吗？他们有支票账户和储蓄账户吗？有些夫妻会回答说有，即使没有他们也会这么说，因为不想显得自己很无能；其他夫妻可能会对你提出这个问题的动机感到怀疑，害怕你向债权人举报他们。把你的问题放在治疗的背景中——"我这么问是因为我知道理财是一件很复杂的事。我想知道你们现在面临的困境是不是有一部分原因在于有时对如何理财这件事感到迷茫。"主动要求帮助他们建立预算，如果你和他们都不避讳，可以向他们说明如何使用支票账户。大胆地把他们介绍给其他可以提供指导的专业人士，例如当地的消费信贷机构。

对于那些情感上脆弱，智力上无法长期管理自己的事务的夫妻来说，他们可能需要使用付款人服务，合法地指派一个人帮他们管理资金、支付账单。当地的行为健康中心可以安排这件事。

压力或成瘾行为的标志

就像其他表现出的问题一样，宽购置新摩托车这件事不仅和这辆车有关，同时还是解决其他问题的糟糕办法。他可能心情很低落，或者承受着高强度的压力，而购物就成为他应对不良情绪的方法。这时你用提问的方式了解一下他的情绪状态，在他做出购买决定前是否承受着压力或感到焦虑。

当这对夫妻感受到压力时，金钱也会成为他们之间的问题。这只是他们面对的问题的冰山一角，或者当其他问题太难解决时，这是他们担忧和争论的问题中相对让人感到舒适的一个。一旦压力减轻，金钱产生的问题也会消退。在这些情况下，金钱问题可能不像呈现出的那样，只是一个小插曲。作为一种情绪宣泄的方法，这时你可以和他们聊聊怎样应对压力和其他容易解决的问题。关注压力的出发点和产生根源。

最后，金钱成为夫妻间的问题是因为他们有另外一种成瘾行为或者因为对金钱本身上瘾。凯伦无意中发现吉姆有一个秘密的小金库，他用这些钱找应召女郎，因为他的性成瘾已经持续很久了。或者吉姆经常把钱转来转去，试图隐瞒凯伦他对赌博上瘾的程度。这里你建议吉姆寻求帮助，戒掉他的成瘾行为，与此同时你要解决他们夫妻之间破碎的信任、焦虑和更深层次的关系问题。

权力失衡和付诸行动

宽购买摩托车的行为可能也反映出他长期扮演着拯救者的角色，掌管家里的一切、过度负责任，现在他正朝向迫害者的角色移动。他厌倦了挑起所有重担却得不到妮娜的感激，他觉得自己值得拥有这辆摩托车。

同样，乔希受够了被爱丽丝压制，处在一个没有话语权的受害者位置，偶尔也会情绪爆发；他可能很容易就会做出购买摩托车或出轨这样的反应。这里的问题就是权力的失衡可能已经遍及夫妻关系的其他方面，导致怨恨情绪的爆发。这种潜在的动态需要得到评估和解决。你很好奇为什么乔希不把心里的感受说出来，为什么宽的行为看起来很冲动，又是什么样的焦虑感致使爱丽丝觉得自己需要控制一切。

自我中心或欺凌

或者也许宽买下这辆摩托车因为他是一个想做什么就做什么的人。这一点还和权力有关，不过是以强权的形式表现而已，然而这也是一种自我中心的行为，他真的没想过或者可能根本不在乎妻子会有什么反应和看法。我们也可以猜测出他不会来接受治疗，因为他不觉得自己有问题，有问题的是妻子妮娜。

不过，如果他确实来接受治疗，看起来真诚地想要改变自己的方式，而不仅仅是配合妮娜，好让她不再烦他，那就帮助他清楚地说出他的担忧，看看他是否愿意接受个体治疗，更加关注他自己的行为。

不同的处世哲学

这里我们要说的是马丁和梅丽莎的情况：存钱的人和挥霍的人之间的对比；从来不用信用卡购物的人和只用信用卡购物的人；那些按时支付账单的人和那些经常负债导致债权人总是在后面催的人。这些相反的处理方式通常会发生在一对夫妻身上；两极化现象越来越严重。

处世哲学的不同之处有时也反映出个体受到的家庭文化影响的差异——有的家庭有着根深蒂固的节俭观念，严格把消费控制在预算内，而有的家庭从不担心钱的问题，因为他们在经济上很富足。这些童年时期受到的教育可能还包括性别特征的影响——例如，丈夫总是掌握着家中的经济大权，或者妻子总是负责打理家务、照顾孩子，其他剩下的事情才属于丈夫的责任范畴——可能导致与自身或匹配或不匹配的期望。

或者每个配偶的观点受到其创伤经历或父母的生活方式的影响。如果我们想象马丁的父亲可能在他还是个孩子的时候就过世了，身后留下一贫如洗的家，那么我们就很容易理解马丁心中的恐惧，理解失去父亲的伤痛对他成年后的行为的影响。如果梅丽莎回忆父母之间的夫妻关系时，只看到了辛勤工作、勤俭节约，没有任何欢乐和喜悦可言，她的反应会促使她形成与马丁截然不同的生活愿景和优先考虑事项。他们之间的斗争不是为了钱，而是与心中害怕的事情做斗争。

拙劣沟通和情感创伤的产物

有些夫妻为钱而发愁，那是因为任何事情都能让他们纠结和挣扎。他们不把心里话说出来，或者其中一个人说出自己的想法，另外一个人为了避免发生冲突所以表示同意。或者他们之间的争吵本身就是一种精神创伤，他们从不回头反思，所以问题也得不到解决。或者他们说不出自己害怕什么：马丁和梅丽莎拆东墙补西墙，为了支付信用卡账单，却永远无法深入探讨一下金钱对他们来说意味着什么，他们最害怕什么。

虽然大多数夫妻面对的金钱问题可能有一个主要的驱动因素——例如权力失衡——但显然还有一些夫妻会面对多重障碍：缺少资金管理技巧，夫妻间的沟通有问题，还有不同的处事原则。这时他们需要在你的帮助下把不同类型的问题分开，并且看到这些问题如何堆叠。我们又回到了之前的观点，重过程多于重内容，确定这对夫妇在独立解决问题时遇到的阻碍在哪里。

评估问题

金钱问题不像婚外情，有非常清晰的治疗途径，它需要更多的侦察工作，以确定问题的隐形根源。下面是一些可供参考的问题范例和可以探索的领域。

> 这对夫妻的理财能力如何？他们是否背负着债务，被债权人紧追不舍，不敢接电话，或者时刻处在经济危机的边缘？
> 这对夫妻会在一起讨论钱的问题吗？这些对话通常能有什么样的

结果？

　　他们对钱的看法是否一致，例如存钱还是消费，或者他们的理财方式完全不同？金钱对他们两个人分别意味着什么？他们害怕什么？

　　他们中有人会用花钱的方式宣泄情绪吗——例如，定期疯狂消费，不和另一半商量就突然购置大件物品？为什么？

　　对他们来说，钱的问题是不是会每隔一段时间出现，然后慢慢消失，但是从来没有真正得到解决？

　　是不是有一个人掌管着家里的经济大权？为什么？如果另外一个人不同意前者管钱的方法，接下来会发生什么？他们每个人都有钱去买自己选择的物品吗？

　　这些问题反映出金钱的复杂天性，它在夫妻关系中发挥作用的种种方式，还有它可以成为斗争根源的各个方面。你经常听到的是来访者关于钱的问题所做的简单陈述——"他花钱太大手大脚了""我们总是因为钱争吵""我们常常负债"——然后就该你用更细节的问题帮他们梳理清楚问题的根源。你把技巧和情绪区分开，促使他们朝着成人角色前进。

治疗目标

　　对于像埃德娜和泰德这样缺少解决问题的技巧的夫妻来说，你要么直接帮助他们——建立预算、学会平衡使用支票账户——或者把这项任务指派给你所在机构的其他人，例如专案经理，或者借助机构外的资源。和他们直接合作的优势在于你可以同时培养他们的沟通、解决问题的技巧。

　　马丁和梅丽莎显然需要更贴近对方，在很多事情上保持一致意见。对于这对夫妻，面询时你要帮助他们更清楚地沟通，处理问题不要两极化，两个人都朝着中间的解决方案移动。关键在于挖掘出使他们形成不同立场的情绪。马丁需要解释如果他也适应了梅丽莎的风格，他会出现什么样的担忧，不要列举数字，也不要说他的理解都是常识。梅丽莎不仅要说出她对马丁的金钱保守主义多么不满，还要说出是什么样的情绪促使她产生和马丁不同的想法，继续沿着这条路走下去，她会害怕出现什么情况。这时你在加深他们的对话内容，改变谈话的方向。

至于宽和他新买的摩托车，问题在于这辆摩托车，还是妮娜觉得自己被排斥——这种感觉可能是情感创伤，但可能也触发了他们之间更严重的问题，妮娜觉得被排斥，宽觉得事事被管制？或者宽觉得自己的付出值得这笔消费——权力失衡的标志——又或者他是个随心所欲的人？你不一定非要得到答案，提出这些问题是为了确定他们夫妻之间隐藏的问题，然后解决这些问题。

乔希和爱丽丝之间显然存在权力问题。你的工作重点在于帮助乔希说出自己的想法，不要隐藏他的情绪。但你还要让乔希看到爱丽丝担心的事情不好的一面，就像妮娜和宽那样，理解爱丽丝的做法，这样他才不会只把爱丽丝看作一个爱批评人的、控制欲强的妈妈。同理，爱丽丝需要在你的帮助下理解乔希间歇性的情绪爆发，看到表面问题下隐藏的更严重的问题；她要学会放低姿态，让乔希能够勇敢地站出来，还要谈谈她自己的焦虑，使他们夫妻两个人能以平等的身份携手共进。

工具

正如我们对婚外情展开的治疗一样，你希望重新定义来访者夫妻之间的问题，并把他们的问题放到更大的背景环境中——专注于阻碍问题解决的权力、沟通或情感创伤。你希望改变他们之间的情绪氛围，多谈谈他们的担忧和恐惧，少说一些有关生气和不负责任的话题。向他们展示三角式关系，和他们探讨过山车式关系，以提问的方式加深他们关于内心潜在恐惧的对话。注意保持清醒，不要迷失在支票账户上的数字和分分角角的内容中。

前几次面询

像对待婚外情一样，如果金钱是来访者当前面临的问题，你在评估的时候要聚焦确定这个问题产生的潜在根源和更大的框架，在面询结束时围绕潜在问题给这对夫妻布置家庭作业。这些作业可以侧重于实际的问题，例如一起制定他们之前避而不谈的预算，或者借助商务会议的机会更坦诚地谈谈金钱以外其他方面更重要的问题——爱丽丝的焦虑，乔希害怕表达内心的想法。如果他们之中有成瘾的问题，那么面询时就专注于发掘配偶可以帮助上瘾者的方法，通过支持改变他的上瘾行为，而不是一味地抱怨过去。

后期面询的整体路线图和治疗被婚外情困扰的夫妻时的方式差不多——处理隐藏的问题，鼓励夫妻之间展开更深的沟通，在解决他们的冲突时对权力问题、情感创伤和阻滞点这些原因进行分类。

针对暴力或不稳定夫妻的治疗地图

在第8章中我们提到过，对于那些有明显情感欺凌、那些把自己的怒气归咎在另一半身上、那些对自己的行为基本不负责任的人，可以建议他们接受个体治疗。但还有一些夫妻，他们的问题与两个人的性格无关，原因在于两个人之间的动态。在家的时候，他们之间的冲突会迅速升级，在你的办公室也经常出现这样的情况。随着两个人列举越来越多的事例作为自己的论据，他们的情绪也迅速升级。这种交流的后果会导致更严重的情感创伤，尤其是发生在家里时。几年后这些夫妻会回想起3年前他们有过的一次激烈争吵，当时她或他说了非常难听的话，当时他们把桌子都掀翻了，甚至其他更坏的情况。

问题表现

罗伯和贝丝公开承认他们会吵架。他们的父母都是酒鬼，两个人都在童年时期见惯了激烈的争吵，虽然罗伯和贝丝都不喝酒，但是他们看到自己也陷入了和父母一样的相处模式。然而，他们现在来你这里是因为儿子的老师最近和他们联系了，说他们的孩子在学校对同学们越来越有攻击性。

阿什莉和南也发生过争吵。但周六这次和之前都不一样。引发他们争吵的事很简单，但事态很快升级，最后阿什莉用胳膊推搡、拍打南，这种情况以前从来没有发生过。两个人都被这件事震惊了，所以一起来你这里接受治疗。

第一次面询刚开始 5 分钟，艾伦和温迪就吵了起来，互相指责对方不负责任，从过去发生的事情中找出事例证明自己的说法，频频寻求你支持他们的立场。

上面的每一对夫妻都面临着暴躁易怒的问题，只不过导致他们出现在你的办公室的原因和他们表现自己的方式不同而已。罗伯和贝丝清楚地知道他们之间的相处模式，意识到他们在模仿父母，显然他们对这样的情绪有更高的容忍度，但最后他们会出现在你的办公室，是因为他们可能看到下一代正在重蹈他们的覆辙。

阿什莉和南是在他们的"大决战"发生后紧急寻求你的帮助。他们也像罗伯和贝丝一样被吓到了，因为他们之间的攻击已经进入了新的危险的领域。我们可能希望阿什莉能低调处理她的行为，但事实并非如此——这是一个好迹象。此时我们面对的挑战是让他们继续接受治疗。通常这样的夫妻会来参加几次面询，这几周每个人都表现得很好，当创伤最初的刺痛在这段时间里消退后，他们也会从你的治疗中慢慢消失。

艾伦和温迪显然就在你的办公室里重演了他们的问题。两个人都觉得自己有理由生气，把他们的问题和情绪归咎于对方，俨然把你这里当成了法庭，他们不指望你帮助他们进行自我调节，而是希望你决定谁是对的。这时你需要展现出你的领导力，坚定立场。现在不是被动消极或关注他们说了什么的时候。你要制止他们随意说话，要求他们一次一个人，轮流说出自己的想法。如果他们做不到这一点，剑拔弩张的气氛还在继续升级，那就需要你把他们分开，在你和其中一个人说话时，让另一个人先在候诊室等待几分钟。只有当他们能保持冷静时，你才愿意和他们两人同时交谈。

潜在的动态

此时你要处理的是一对夫妻为了自我调节所做的努力，不过这个问题有很多方面和许多潜在的原因。下面我们分别讨论一下。

努力保持情感上的自我意识

这里我们讨论的是那些形容自己的情绪瞬息万变的来访者。预防愤怒情绪的出现需要个体逐渐适应自己的内部状态，这一点我们之前讨论过。通常情况下，一些压力或紧张已经存在，不过还没有达到个体可以意识到的程度。当某种情感创伤被触发，某个旧伤被刺痛，愤怒就会攀升，超过他们特定的可感知临界点，他们就很难再摆脱这种情绪。

有限的情绪感知范围

再者，正如我们之前所说的那样，容易发怒的人通常缺少情绪上的灵活性。受伤的时候他们会愤怒，难过的时候他们会愤怒，疲惫的时候他们会愤怒。单调的情绪立场使他们难以利用更大的情绪感知范围提供的信息。更重要的是，他们的配偶认为他们是单向维度的人，总是易怒或生气，努力去理解是什么让他们这样做。

过度警觉和焦虑

在混乱或暴力的家庭中长大的孩子缺乏应对问题的方法：生气、退缩或表现良好——这些都会引发情感创伤。但是这种混乱还会引发潜在的过度警觉——他们总是处于防备状态；总是在观察周围的环境；总是准备好了逃跑、战斗，或者必要时冷冻自己。作为成年人，这些神经网络依然存在，促使他们做出迅速且强烈的反应。这种反应在别人看来是易怒和暴躁，但潜在的情绪却是焦虑。

抑郁

儿童和许多男性容易烦躁抑郁。他们的想法很压抑——纠结于事情的原因，遇事总往坏处想，无助感和经常自我批评——但同样别人看到的不是抑郁，而是易怒。

未化解的悲痛

父亲去世的时候，马库斯变得更坚强了。作为家里的独子，他操办了这场葬礼，处置了父母的财产，还要在精神上支持已经崩溃的母亲。根本没有时间和空间留给他伤春悲秋。现在 6 个月过去了，他因为在一起路怒事件中袭击一名司机而被捕。

这就是未化解的悲痛的表现，这种情绪在内心深处游走，最后在愤怒中爆发。其他时候损失的后果能被注意到，可能没有这么剧烈——例如，马库斯的妻子看到丈夫在父亲过世后变得很急躁。这里的焦点不是愤怒（尽管还是有人要对情绪负责），而是失去和悲伤的过程。

权力失衡

正如金钱和婚外情问题出现的情况一样，周期性的爆发代表着一个人从拯救者或受害者的角色向迫害者的角色转变。

触发情感创伤

对于那些学会通过愤怒来应对外部情况的成年人来说，触发情感创伤——被控制、被遗弃、被责备的感觉或缺乏认同感——会引出他们在童年时期应对问题的反应。

评估环节的问题

就像你在处理金钱问题时的做法一样，这里你又要做一些侦察工作，为夫妻双方找出问题背后隐藏的问题，这样你就可以把这些问题和某种模式联系起来。此时可以提的问题有：

"你的人生一直都是一帆风顺吗？你能说出什么时候觉得有压力或开始变得急躁易怒吗？"

"如果你感到不安，你会用什么方法让自己冷静下来呢？"

"除了愤怒，你还能很容易地识别自己的哪些情绪？"

"作为一对夫妻，你们能发现什么时候你们的对话偏离了主题，两个人都变得不安，开始觉得出现了权力斗争？你们能停止这场对话吗？如果不能，原因是什么？"

"你的成长环境混乱吗？你的父母喜欢生气或者用暴力解决问题吗？他们酗酒、吸毒吗？"

"父母吵架时，你怎么做？"

"你的家族中有抑郁史吗？你是否曾经和抑郁、焦虑做过斗争？"

"你对所处关系中的哪个方面最敏感？父母对待你的方式中最让你困扰的是什么？"

"最近你在生活中经历过损失吗？你是怎样处理的？你觉得自己能宣泄由此引发的悲伤吗？"

"你是否觉得自己总是为他人付出很多，但没有得到相应的回报或感觉不到别人的感激？你是否觉得你的另一半掌管着一切，喜欢控制或批评你？你是怎样处理的？你会偶尔感到不满吗？有不满情绪的时候你是怎么做的？"

同样，你希望得到特定的、具体的回答——这样你就能清楚地了解他们每个人的应对方式和行为表现，以及这些方式和表现在对方身上引发的反应。

治疗目标

治疗愤怒的情绪问题可以分为几个层次。从个体层面来说，就是要帮助夫妻双方明了自己的情感世界——压力的产生以及在焦躁情绪爆发前采取行动缓解它的能力。做到这一点，需要在一段时间内培养出更宽广的情绪幅度。

下一个层面是要帮助这对夫妻意识到什么时候沟通出现问题、情绪开始酝酿，他们应该了解过程而不是纠结于内容。这时你要举手示意，问问他们是否知道对话偏离了主题，两个人都开始变得不安。然后在面询中帮助他们抽出一些时间深呼吸，平复自己的情绪。通过询问一些有关情感的问题，尝试改变情感氛围。你需要一次次地重复这个过程，直到他们可以自己做到这一点。如果他们像艾伦和温迪这对夫妻那样，无法自己解决这个问题，那就把他们分开。

你还要帮助制定一个急救策略，防止对话过程在家中失控。其中一个有效措施就是帮助他们定下一个非语言信号（暂停的手势或把抹布抛到空中都是不错的方法，因为此时语言上的提示只会给濒临爆发的情绪火上浇油），一方可以用这个信号提醒对方自己的情绪有些烦躁。对话暂时停止，发出停止讯号的人接下来设定一个 45 分钟的倒计时。倒计时可以让对方知道自己正在平复情绪，当倒计时结束，他会重新继续对话。设置倒计时的目的是不要让对方猛然感觉对话被完全终止，或者因为问题没有得到解决而引发他或她的焦虑。

然后发出停止讯号的人要尽己所能地不要重新进入对话（把自己反锁在洗手间，坐进车里，或驾车离开）。这一点很重要，因为最初几次使用急救方法时，对方很可能出于本能试图把争吵升温，因为他们感受到焦虑的情绪，原来的模式被打破了。这时发出停止讯号的人必须做到稳如泰山。

45 分钟过后，这对夫妻又回到一起，试着继续刚才的话题。如果其中一个人依然感到不安，可以重新设置倒计时。他们可能要等到第二天才能继续。向他们强调这种推迟只是一个冷静期，而不是掩盖问题、避免解决问题的方法。

有一点这对夫妻必须明白，强烈的情绪和解决问题不能混为一谈。首先他们必须扑灭情绪的火焰，只有当情绪平稳后，他们才能试着讨论问题。

如果一对夫妻觉得他们还没从情绪上准备好在家尝试这种技巧，那就让他们在感到不安时写下自己的感受，把他们想讨论的问题带到下次面询中。确保你借助这次面询引导他们通过这个过程，而不是替他们解决问题。

前两个层次都和自我调节有关。最后一层则是要解决深层次的问题。这时你要解决三角式关系和关系失衡的问题，可能还要把他们的愤怒重新定义为过度警惕和焦虑；帮助他们在面询时解决反复出现的问题，这些问题不断在家里被提起，却从未得到解决；解决沮丧、悲伤或压力管理的问题；通过增加积极正面的反应，明确和讨论每个人经受的情感创伤以及停止再伤害的具体方法，帮助他们改变家庭氛围。

如此说来，这三对夫妻分别适合什么类型的治疗方案呢？对罗伯和贝丝这样积极主动地解决他们的愤怒问题且对整个过程有清晰认识的夫妻来说，你的方法相当简单——传授他们技巧，提高个体以及夫妻双方自我调节的能力——这个阶段要放在解决他们面临的深层次问题之前。

对阿什莉和南来说，治疗的挑战更大一些。他们似乎意识到了问题产生的过程，也像罗伯和贝丝一样在自我调节方面遇到了困难。正如我们之前所说，危险之处在于他们是紧随着情感危机的出现才来到你这里，所以只要回到底线状态他们就很容易满足，很快就会放弃治疗。这时的关键就是在开始的面询中提出这种可能性，挑战他们不仅要致力于减少双方受到的创伤，还要真正地改变他们夫妻的沟通模式。你能做到的最好状态就是说得更清楚，把这个提议公开提出。

艾伦和温迪带来了最大的挑战。他们和其他夫妻不一样，对过程的意识很有限，对治疗的期望也是扭曲的。你不仅需要拥有强大的手段，保证他们面询时不会情绪爆发，还要向他们讲清楚你如何看待自己的角色，也就是说你只是一个引导者，而不是裁判，促使他们在不发怒的前提下凭借自己的力量解决问题。除了他们最初带来的问题，你又向他们提出了一个需要解决的新问题。同样，你的态度与对阿什莉和南的一样，尽己所能，努力改变面询时的情绪氛围，结合他们最初的关注点，即希望能在家足不出户地解决问题，看看他们是否愿意接受你的治疗。

工具

教育

对愤怒情绪的教育特别有用，因为它把对话的重点从内容转移到了过程，使夫妻双方的反应都成为正常表现，而不是一直被看作个性问题。下面这一小段话可供参考。

"当你或你的配偶开始生气时，杏仁核也就是大脑中掌管情绪的部位散发的化学物质淹没了大脑中控制理性的额叶，使其功能暂时丧失。这种情况一旦发生，理性思维就被抛之脑后，问题就不再是你们正在讨论的内容，而是你们夫妻之间还有这个房间里燃起的情绪火苗。你的视野本能地开始缩小，希望对方能理解你说的话，堆砌了很多内容来证明你的观点。因为对方无法消化你说的内容，所以你说的一切都可能被听错，甚至善意的评价也像是在火上浇油，只会使情况变得更糟。"

"你要扑灭他们的情绪之火。你竖起的第一道防线就是保持安静，为了不让这团火越烧越旺。第一次或第二次这样做的时候，对方很可能逐步把你拉回争论中。之所以会出现这样的情况，是因为你打破了常规，当你打破常规时，对方本能地试图让原来的模式继续运行下去。稳住，别着急，只要听着就好，说你意识到对方很不安。让他把心中的情绪发泄出来。如果你这样做，他会开始冷静下来。"

"如果因为你自己也很不安，所以做不到这些，那么你需要抽出时间，用你们约定好的非语言信号让对方知道这时你需要冷静（见附录 B）。只有当你们都不再表现得情绪化时，才能试着讨论最初的问题。"

你还可以对那些在混乱家庭里长大的人进行高度警觉的教育，向他们解释三角式关系，谈谈情感创伤以及这些创伤产生的强烈触发机制。

商务会议

以商务会议的形式布置家庭作业能够帮助夫妻打破经常在晚上或有压力的时候出现的过激情绪。此外，你让他们写下这一周出现的烦恼，把它们当作议程在安排好的商务会议中提出来。同样，召开会议的目标是假装自己在工作，专注于保持理性思维而不是感性思维。如果他们因为情绪温度不断升高，无法在家完成这项任务，他们需要把议程安排带到治疗面询中，这样他们就能在你的指导下进行练习如何展开理智且富有成效的对话。

每小时自省

对那些情绪变化很快的人来说，一项好的家庭作业就是要求夫妻来访者每小时自省。从 1 到 10 为自己的情绪水平打分。当情绪水平到达 4 或 5 的标准时，他们就要问问自己发生了什么事。他们变得易怒，或者承受着很大压力。接下来的问题就是：有什么我需要解决的问题吗？如果有——例如，因为上司的评价而忐忑不安——那他们必须做点什么——给上司发一封邮件，或者委婉地问他们为什么会做出这样的评价。这时我们秉承的观念就是采取行动，防止他们的焦虑越积越重。

如果我们找不出什么特别具体的问题，那么目标就变成了自我调节。这时来访者可以深吸几口气，写下她的感受，绕着大楼散步，或者全身心地投入一项工作中。

最后，个体要做的最后一步就是问问自己，当他注意到自己变得易怒时，是否还感受到了其他情绪。这时我们的目标是增强情绪的灵活性。他的感情受到伤害了吗？他是不是感到担心和焦虑？或者还有其他情绪？告诉他们，有段时间只注意到自己很容易发怒，这种现象很正常也是可以理解的。

如果他确实注意到自己还有其他情绪，他要明确这种情绪，最好为此做点什么——例如，给妻子打电话留言，告诉她那天早上她说＿＿＿伤害了他的感情，或者他意识到自己厉声斥责儿子的作业是因为他真的担心儿子在学校的表现。更大的问题其实和课业无关，而是让柔软的情绪发挥作用，作为一种慢慢从行为上巩固和强化这种情绪的方法。

冥想、情绪释放疗法及正念

冥想已经被证明能够直接影响大脑的结构和杏仁核处理信息的过程（Hozel，2011）。当你感到不安时，它可以作为一种应急技巧，但它真正的效果来自每天的练习。你可以在面询中向来访者展示如何练习冥想。在理想情况下，来访者每次要尝试做两组，每组 20 分钟。如果他们觉得 20 分钟太长了，可以从 10 分钟开始，然后逐渐增加时长——频度比时长更重要——而且通常最难的地方在于把这项任务放在最高优先级。他们不需要非要找个安静的地方，但是必须明确一点，他们要对手机铃声、敲门声和其他干扰声音充耳不闻。

另外，还要向他们指明，练习冥想的最佳时间在饭前，不要把这项活动放在睡觉前的 3 小时内，否则会影响他们的睡眠，实际上在这种方法开始的前几天或更长的时间里，他们冥想时会睡着。这没什么，只要他们还在坐着，没有躺下，一般也只能睡 20 分钟。让来访者知道他们不需要因为陷入沉思而烦恼——这是正常现象。他们只需要在意识到这一点的时候轻轻地把思绪拉回来即可。

最后，来访者需要明白有些时候冥想的时间似乎过得很快，而其他时候好像慢一些。那是因为有时候他们觉得很放松，有时候情绪有些焦躁。这都是正常现象；冥想依然在发挥作用，产生的效果在不断累积。

情绪释放疗法以针压法为基础，是烦躁不安时一种不错的急救技巧。有些来访者青睐这种技巧，有些则不然，但我们的目标就是为那些情绪不稳定的来访者提供一系列自我调节的工具，而这种技巧就是工具之一。面询时把技巧教授给来访者，鼓励来访者夫妻在家练习。具体操作演示和其他信息可以网上查询。

全神贯注就是把注意力从唤醒个体的心理内容上移开。个体要刻意地把注意力转向其所处的环境上，转向某个具体的任务，不要被愤怒束缚，让心中的怒火越烧越旺。再次在面询时展示这种技巧，并以家庭作业的形式让来访者夫妻在家继续练习。

前几次面询

初次面询时，你要保持沟通过程的稳定，确保像艾伦和温迪这样的夫妻不会脱离对话内容，超出你的控制。你在寻找他们对自己感情世界的自我意识，看看他们在掌控自己的情绪方面做得有多好，防止对话偏离主题。对他们的评估将帮助你找到他们之间可能存在的隐藏问题和原因，进而帮助他们把愤怒情绪转向诸如担忧和痛苦这些更柔和的情绪。第二次面询时，你要对他们进行愤怒教育，根据他们的潜在问题重新定义当前的关注点。布置家庭作业时可以让他们在家练习急救计划、每小时的自省和商务会议。你要让他们清楚地意识到，你知道自己的领域在哪里，但首先你是个强有力的领导者。

如果你决定第二次面询时把夫妻两人分开，那这时正好可以探究个体的过往经历，以及可能存在的抑郁、悲伤、焦虑或过分紧张的程度。当然，你想知道他们是否完成了你留下的作业，这些作业对他们打破旧模式、提高认识有没有帮助。

你希望把面询当作可以安全讨论问题的地方，让他们在这里说出在家很难开口讨论的问题，不过在前几次面询中，你可能要把大部分时间用来传授技巧、让他们意识到他们的沟通偏离了本来的目的，以及帮助他们学会自己掌控面询过程的方向。最重要的是牢牢地掌握好前进的舵柄。

下一章我们还将继续讨论常见的夫妻问题以及解决这些问题的治疗地图。

深度观察：第 10 章练习

1. 作为熟悉掌握技巧的一种方式，你可以自己体验一下全神贯注、冥想和情绪释放疗法，既可以应用到自己或朋友身上，也可以应用到家人身上。

2. 为了帮助解决反移情的问题，就金钱和性而言，你的价值观念和舒适区域是什么。面对出轨或夫妻暴力，你的个人反应是什么？

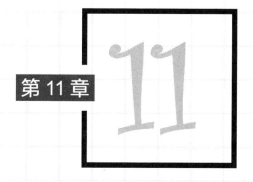

第 11 章

夫妻常见问题的治疗地图

性生活的问题、"失去新鲜感的"夫妻
关系以及数代同堂的大家庭问题

性生活问题的治疗地图

性问题在很多方面与金钱问题有着同样的动态——技术不熟练、拙劣的沟通、态度和期望方面的差异、把行为当作表达强烈情绪的一种方式、对权力失衡的敏感度——不过所有这些问题又被加重了，变得更加复杂。性涉及弱点、安全和信任的核心问题，而这些方面都属于人类基本需求的范畴，除此之外还有快乐的感受、欲望、兴奋和舒服。从心理学上来看，性不能只从简单的字面意思来理解，正如金钱从来不只是关于金钱。

金钱是呈现在外的，通常可以拿来公开讨论，通过账户余额和预算来追踪记录，但性一般都是微妙和影射的地下世界。因为和配偶谈论容易让自己受到伤害的事会在那一刻让人觉得脆弱，许多夫妻都形成了他们自己简单的语言表达以及非语言的姿势和表情。想要误解很容易；想要做到坦诚、公开的沟通却很难。你要面对的挑战就是仅仅通过引出这个话题和提问题发挥带头作用，把关于性的问题公开提出来。

虽然这项任务听起来很容易，不过你要时刻记得另一个可能出现的难题：与其他问题相比，性很容易受到移情和反移情作用的影响，阻碍夫妻之间开诚布公的沟通交流。如果问问妻子对这些问题的看法，和丈夫以及男性治疗师共处一室的女性来访者可能会先入为主地认为你不会理解她，你会支持她的丈夫，或者她可能只是觉得这样的场面很尴尬，所以关闭了自己的心门。

如果你觉得这个问题很棘手——因为你缺少这方面的技能，因为一对夫妻让你想起了自己的父母，因为你自己的婚姻关系中也有同样的问题困扰着你——你可能会发现自己把来访者夫妻遇到的性问题推到了治疗的次要位置，或者重新定义为其他问题，以免自己焦虑，或者咄咄紧逼，想通过来访者的问题间接解决自己的问题。此时你要做到诚实面对自己，获得你需要的支持和监督。

问题表现

莎伦和保罗结婚 3 年了，有个 1.5 岁的女儿。"我感觉保罗总是强迫我和他过性生活。"初次面询刚开始没一会儿，莎伦就这样说。"那是因为我们现在很少有性生活。"保罗疾声厉色地打断了妻子。这就是保罗眼中他们之间存在的问题——一个月只有几次性生活。而在莎伦看来，她觉得性生活就是保罗想要的全部——他不和她说话，一点儿也不深情，最让她崩溃的是他总是抓她的后背或胸部，即使在大庭广众之下也不避讳，或者因为得不到的东西而对她说一些尖酸刻薄的话。莎伦觉得很受伤、被羞辱；保罗觉得生气、沮丧、被忽视。

卡尔在他和伊娃参加的一次聚会上喝多了。回到家后他们试着巫山云雨一番，但卡尔出现了勃起功能障碍。他们一笑置之，以为这不过是晚上玩得太过火了，但这个问题一直延续了几个星期。这对夫妻来的时候，丈夫卡尔觉得有些难为情、沮丧，伊娃看起来也有些沮丧和担忧。

莎伦和保罗显然在为他们不同的需求和感受做斗争——莎伦希望得到更多的爱，而不是只有性，或者希望保罗更加敏感地注意到她的激素变化，照顾完孩子后她已经筋疲力尽，而保罗不想被妻子忽视或者可能被孩子取代。但还有一种感觉是，夫妻两人之间的权力角逐也在上演——谁的方法能占据上风——他们无法达成解决问题的一致意见。通常这样的问题都是夫妻关系中其他紧张态势的升华。

对卡尔和伊娃来说，现在的问题不是他们的需求不同，而是卡尔的表现不好，或者说他遇到了表现压力。考虑到卡尔喝下的酒量，虽然他那天没有成功的尝试可以理解，但他现在陷入了一个常见的恶性循环，对下次在性生活中表现的焦虑创造了自我实现的预言，导致他再一次出现性功能障碍。他们的问题一点儿也不复杂；他们需要帮助解开眼前的僵局，重新回到正轨。

然而，尽管这两对夫妻很坦率地提到性是他们当前遇到的问题，但对其他夫妻来说，性的问题出现得比较隐晦、比较慢。作为评估问题的一部分，当你实事求是地问起他们的感情和性生活时，他们会说很好，但过了几周这个问题就会出现在这对夫妻的日程表上。他们之所以要推迟这个问题提出的时间，部分原因是这不是当务之急需要解决的问题，还有一部分原因是他们需要等到觉得和你在一起讨论这个问题既安全又没有不适感。和其他问题一样，你想知道他们为什么现在提出这个问题，大背景是什么，是什么让他们无法独立解决这个问题，其问题背后隐藏的问题是什么。

潜在的动态

性的问题和其他夫妻问题有很多一样的动态，同时也有独有的动态。下面就是我们要讨论的地方。

拙劣的沟通

正如我们之前提到的，关于性的话题，很多人很难做到真诚、开放的沟通。虽然大多数夫妻都能磕磕绊绊地说出他们遇到的婚外情或和金钱、孩子有关的问题，但到了性的问题时，他们就会闭口不言。他们很难说出自己想要什么或者喜欢什么、不喜欢什么。或者他们说了自己想要什么，但是听不到对方想要什么，或者无法迎合对方的需求。通常他们接受治疗只是为了找一个安全并能给予支持的地方，让他们更诚实地提出这些问题。对其他夫妻来说，例如莎伦和保罗，这样的对话就像法庭对峙，会让他们的情绪迅速失控。

你的工作就是采取相应的行动——当他们需要安全感时，你要保持冷静、温和，同时可以提出一些详细的、尖锐的问题——加入他们的对话，展示领导力，在他们的情绪恶化时控制对话的过程。

缺乏性技巧

你可能会觉得惊奇，在这个网上充斥着各种与性有关的信息的时代，还有夫妻单纯只是缺少互相满足、打破无聊的性生活方式、使性生活的体验成为两个人愉悦而不是只有一个人享受的技巧。这个问题可能是因为他们的性格原因而导致的沟通不够，太害羞了所以不敢查找这方面的信息，或者担心如果他们表露出不满（对方觉得很受伤）或渴望改变（可能被对方厌恶）时另一半的反应。他们可能不知道自己不知道什么，如果他们知道，他们可能不确定如何去发现自己不知道的事。通常这两点都是分不开的。

性欲不同

造成莎伦和保罗挣扎的部分原因是现在他们正在经历一个发展转型的事实。以前他们可能很合拍，但现在因为莎伦的激素变化和生养孩子造成的疲惫，他们现在已经不同步了。对其他夫妻来说，服用抗抑郁药物或其他药物、年龄增长及其带来的身体变化都会在想要和不想要之间产生紧张关系。

有些夫妻的性冲动不是情境性的，而是他们身体结构的一部分。求偶过程中取悦他人的欲望和催产素分泌的增加掩盖了真正的基线差异，莎伦和保罗现在的婚姻已经步入第三个年头，也有了两个孩子，他们之间的真正差异愈发明显。曾经有一方配偶愿意迁就另一个人，和睦相处，现在他们都厌倦了迁就，整体上变得更加自信，在两个人之间设定清晰的分界线。这些情况下，诚实和开放通常就变成他们自己的性格和动态关系中发生的较大转变——除了更自信，他们还变得更有个性，摆脱三角式关系，走向成年人的立场——所有这一切再次集中体现在性生活上。

权力失衡

和钱的问题一样，性也是与权力有关的一个大问题。钱的问题在于谁拥有钱、谁控制钱，而性的问题在于谁想要、谁得到了。我们回到三角式关系中，和保罗处于同一角色的人感觉自己迁就得越来越多，终于厌倦了这种生活，走向愤怒的迫害者角色，或者他觉得莎伦控制着他们之间的夫妻关系，他是一个受害者，感觉很无力，再次厌倦了这种生活。或者保罗是个霸道的人，任何想要的东西志在必得。权力的失衡深深地交织在他们的关系中，但通常会在性的问题上达到顶峰，因为这种力量和脆弱深深地埋藏在性生活感受的本身。

焦虑和抑郁

卡尔的表现焦虑可能是暂时的，不过他也可能面临着广泛性焦虑，这种焦虑会干扰他们夫妻长期的性生活。例如，工作压力太大，他变得心不在焉，不只对性生活失去了兴趣或不关注，而且他的视野也会变窄，在感情上把伊娃拒之门外。

同样，抑郁不仅会影响性欲，还会导致快感缺失，或者无法享受性生活带来的欢愉，自我关注会导致漠不关心、不要来烦我的态度。这种消极情绪会影响人们对整体关系的看法——经常抱怨的问题或以前受过的伤害显露出来——改变了家里的情绪氛围，把性生活推到不被看重的位置。即便如此，有些抑郁症患者，尤其是激动型抑郁症患者会更加追求性生活。催产素和内啡肽分泌的增加以及性高潮时产生的权力提升感变成了他们自我治疗的方式。

不同的看法和价值观

就像钱的问题一样，有人喜欢存钱，有人喜欢花钱，性的问题也大致如此——有人更尊崇本能，有人喜欢提前规划。通常这是个小问题，但它会引发关于频度或怎么开始的讨论。那些追随本能的人觉得性生活就应该在想要的时候发生，而有计划的人希望做好心理准备，或营造出合适的环境（孩子们都睡了，我有时间泡个澡或冲个淋浴，我不太累），对方毫无征兆的求爱会让他们感到不知所措或本能地拒绝。

基于宗教观念或个人价值观的差异，夫妻之间对性生活会有不同的看法。例如，严格的天主教教徒不相信节育，或者不把性和生育联系在一起，而非天主教教徒认为性生活是一种乐趣、一种夫妻间联系的纽带，这样一对夫妻之间出现的挣扎是可以理解的。通常这些差异在夫妻关系开始的早期会得到解决，正如不同的基线性欲一样，随着一方开始表现得个性化，变得更自信，不再过多地迁就对方，这些差异会再次凸显出来。

创伤

一位最近被性侵的女性会在之后很长一段时间里抗拒甚至是最慈悲、最温柔的性生活，这一点毫无疑问也是可以理解的。但如果一个人在儿童时被猥亵过，他或她也会面对同样的挣扎，即使他们已经在精神上阻隔了这份创伤和它产生的影响。这里我们讨论的是情绪触发点和因为被虐待而产生的高度警觉。遭受过心理创伤的配偶可能会说，当被触摸到身体的某个部位或被某种方式触摸时，他们会"崩溃"，甚至无法做出反应或参与其中，身体变得僵硬，通常这都是分离的明确迹象。

和其他创伤一样，与性有关的问题的触发点很微妙但力量强大，创伤产生的根源有可能在夫妻关系中讨论过，也可能没有，甚至提到触发点就会将其与最初的创伤有关的其他情绪引发出来。

色情成瘾

卡尔的阳痿可能与表现焦虑有关，但人们也越来越担心这种性功能障碍是色情成瘾引发的（Landripet & Stulhofer，2015）。研究显示，过度浏览色情内容会使中脑出现生理失调，导致勃起功能障碍。为了调节大脑的生理功能，治疗包括个体性瘾治疗，接下来是几个月的禁欲期。

缺乏亲密关系的灵活性和范围

容易生气的来访者通常缺乏情绪的灵活性，可感知的情绪范围也很有限，和他们一样，有些人也在以同样的方式和亲密关系做斗争。这实际上就是莎伦抱怨保罗的地方——他一点儿都不深情，所有的亲密需求都集中体现在性生活上。比如那些有愤怒问题的人，他们表达情绪的方式通常都产生自原生家庭，反映了原生家庭的模式。其他形式的亲密——交谈、拥抱、牵手和与性无关的抚摩——提供不了同样的情感需求和联系，通常都不会被人们想起。相反，性行为成了来访者的一个也是唯一的对配偶表达亲密、关心的方式，促使保罗不断对莎伦施压。

评估问题

作为全面评价的一部分，你可能要覆盖到性问题产生的许多根源，除此之外，还有沟通和权力失衡。如果性本身不是现在出现的问题，在前几次面询中，你最初提出的问题可能不多也很常见——"你们的性生活怎么样？"——作为一种方式，让这对夫妻明白这是一个你愿意讨论的领域。但是为了收集一些你需要的更详细的信息，下面还有一些具体要问的问题。

"你们的性关系让双方都感到满意吗？你们有没有想要改变的地方，哪怕是很小的方面？"

"你们两个都愿意谈性这个话题吗？你能告诉对方自己喜欢什么，不喜欢什么吗？如果这个话题让你很为难，那么什么能让它变得容易一些？"

"你们的性生活是如何开始的？其中有没有人觉得被对方逼着做出妥协？你们如何应对这样的情况？"

"你们因为性的问题吵过架吗？具体争论了哪些内容？能绕回去解决那个问题吗？"

"过去几年里，性在你们夫妻关系中的角色或性生活的频率有没有发生变化？为什么？这是困扰你们的问题吗？"

"你们当中有没有人过去经历过任何性创伤？对你们的性生活有什么影响？"

"对于性在你们夫妻关系中的角色，你的个人价值观或看法是什么？你是否觉得你们能达成共识？"

显然，这些问题旨在深入挖掘这对夫妻可能存在的潜在动态和他们独立解决问题的能力；鉴于你的临床取向，你也可能会提出其他问题。尽管如此，提问关于性的问题还是过程最终战胜内容的另一个领域。是的，通过这些问题你收集到了制订治疗计划的信息，但更重要的是你还减少了夫妻对这个话题的敏感程度。因为这个话题很微妙，能够轻而易举地引发强烈的移情反应，为了让这对夫妻觉得安全，你需要让自己的声音听起来温暖、实事求是，需要警惕面询过程中可能出现的任何移情现象。

例如，你不想让保罗代表莎伦说话，或者让他掌控对话过程。如果允许他这么做只会复制他们已经在努力解决的问题。如果卡尔认为谈论他的勃起功能障碍难以启齿，你要通过语调以及温柔地提出引导问题鼓励他表达自己的感受；在这个过程中你也为伊娃做出了示范，她该如何理想地回应卡尔。有疑问时要诚实地谈论过程："卡尔，我意识到和两位女性共处一室谈论这个问题很难，而且相对来说我还是一个陌生人，我不想让你觉得难堪。我能不能做点什么，减轻你的紧张？"通常情况下，用语言或非语言的形式展示出你的敏感度，简单地陈述这一点就足以帮助卡尔感到更加安定。

治疗目标

很遗憾我们没有空间再针对具体的性问题进行深入挖掘和探讨详细的治疗方法，但有很多不错的性行为治疗书目可供参考（例如，McCarthy，2015），此外网上也有很多这方面的信息。作为另一种方法，我们简单地看一下每一种可能存在的潜在动态的整体着重点。

沟通

正如前面讨论过的，你在治疗室里展现出的领导力和冷静从容最能帮助夫妻在面询中展开他们无法独自进行的对话。通过提问越来越详细的问题，你鼓励这对夫妻涉足这个微妙的话题，你对过程敏感而严格的控制为他们提供了开辟新的对话领域所需的安全感。他们在面询时解决焦虑的过程中的收获为以家庭作业的形式继续这些对话奠定了基础。

有一个特别有效的家庭作业，让夫妻逛逛家附近的书店，共同关注两性关系的书目分区。如果他们在哪本书中找到了感兴趣的内容，例如一种他们还没有掌握的特定技巧，他们每个人都可以上网搜寻阅读材料，并引导配偶阅读一些可以帮助他们习得他们可能喜欢的新技巧的文章。阅读会为他们开启深入交谈的大门。

性技巧

把沟通定义成一种可以学习的技巧，这样可以使这个挑战看起来不那么令人望而生畏，对于性方面的问题也是如此。同样，你可以决定自己承担起这个角色，围绕细节部分对他们展开教育，但还有很多学习内容他们可以通过网上查询和看书独立完成。你的出发点是提起这个话题，将其重新定义为技巧的问题，而不是性格的问题。

性欲不同

教育是一种重要的手段。举例来说，与莎伦、保罗谈一谈生完孩子后激素变化产生的影响，或在约会几个月两个人的关系稳定下来后，催产素水平出现的自然变化。你还可以谈谈在行为上和有意识地改变夫妻关系的情绪氛围的必要性。例如，研究显示，对于性欲不同的夫妻来说，为了满足对方的性需求，不太主动的一方有意识采取的行动会改变情绪氛围，创造出积极的反馈循环，其中更主动的一方会更有爱心，反过来这个循环又有助于增加和维持双方对性的渴望（Muise et al., 2013）。

此时，鼓励其中一个配偶向前迈出一步的重点在于你自己的表现；小心不要表现得你好像支持心怀不满的那个人，给另外一个人施加更大的压力。对这对夫妻进行相关研究、改变情绪氛围和营造积极循环等方面的教育，你做的这些要出于对对方真诚的关心，而不是迁就和义务。

权力失衡

当你在观察这对夫妻的沟通过程、谈论他们的不同性欲时，你需要确定是否出现了权力失衡的地方，比如看起来保罗施加给莎伦的压力。如果你怀疑权力斗争正在这对夫妻之间上演，那你要实事求是地说出来，把它当作一个单独的问题对待。然后关注点就从为什么莎伦能或不能满足保罗的需求，转移到事实上莎伦觉得有压力，她的抗拒也是可以理解的。此外，教育的手段可以规范和框定夫妻间的关系动态，但你的关注焦点是帮助夫妻双方袒露心声，说出自己的需要，让其意识到他们的对话已经陷入权力斗争，为他们指出一个富有同情心的解决方案，把夫妻双方的需求都考虑在内。

焦虑、抑郁和创伤

这三种情况被放在一起，是因为主要的临床问题在于确定与性有关的问题有多普遍，对夫妻的性关系产生了多大程度的影响，以及你是否能通过夫妻治疗帮助他们缓解特定症状、改变他们的模式。如果有位来访者提到过去曾经历过的性创伤，你会想要了解这份创伤如何深入他们的夫妻关系，是否可以通过特定的行为改变来治疗（例如，明确具体的触发点，帮助夫妻提高行为敏感性），或者事实上是否需要就创伤本身展开个体治疗。如果这个人已经在接受个体治疗，那就将你的治疗与他参与的个体治疗配合进行。同理，如果一方配偶的性欲因服用药物发生了改变，你应该鼓励他或她与医生讨论可以调整一下治疗药物。如果你对是否对来访者进行引荐心存疑虑，可以找你的督导或信任的同事聊一聊。

不同的处事原则

正如在面对钱的问题夫妻立场不同时，你会扩展和加深他们之间的对话，当夫妻对性的问题态度不一致时，你也会采用同样的方法。夫妻们通常会对自己的位置有根深蒂固的想法，你想帮助他们在你的治疗室里展开不同以往的对话，帮助他们从超越谁的信仰和价值观正确的角度看待问题。你强调，他们选择来这里接受面询，显然是因为在乎夫妻之间存在的问题，你可不想在这里上演审判游戏或扮演法官的角色，相反要帮助他们达成一个富有同情心的妥协意见。同样，你不必觉得自己有责任创建这种妥协，而是要提出尖锐的问题，引导他们独立找到妥协的办法。

色情成瘾

和其他成瘾行为一样，色情成瘾需要被独立标记成一种问题，你可以教导来访者成瘾行为和夫妻关系中存在的性问题之间的关系。和其他成瘾行为一样，如果来访者把这个问题最小化，那么你可以简单直接地推荐他们接受外部评估和治疗。

有限的性感受范围

为了减轻保罗的沮丧，降低他在性生活方面的要求，使其成为莎伦眼中更好的性伴侣，你想挑战他，扩大他的性感受范围。就像增加情绪的灵活性一样，关键就是引导他重新集中注意力，辨别更细微的身体感觉，从认知上不要把亲密行为仅仅局限于性交行为。他的行为变化可能改变情绪氛围，情绪氛围的改变反过来会生成一个积极循环，在这种积极循环中性生活的频率会增加。

显然，夫妻之间存在几种发挥作用的潜在动态，你的评估目标之一就是辨别哪些潜在动态是夫妻双方最关心的地方，以及可以被你用作变化的支点。一个显而易见的方法就是强调把沟通作为明确其他所有问题的出发点。但是在不考虑数量的情况下，贯穿所有这些潜在动态的主线就是决定实际上它们在多大程度上是更大的关系动态的升华。

保罗和莎伦在沟通或权力失衡方面所做的斗争都局限于性，还是已经扩散到了其他方面？如果是，那么你的选择要么是把性的问题作为治疗平台——例如，围绕性这个话题传授给他们更好的沟通技巧也会延伸到其他话题上——要么是突出问题，然后扩大问题——在进行更具体的关于性这个话题的对话前，建议这对夫妻从全面的沟通开始。

显而易见，夫妻对他们讨论的问题有发言权，他们要说的通常取决于他们最关心的问题是什么。莎伦和保罗可能会明确表示，他们需要解决这场关于性的斗争，所以这个问题就成了你的关注焦点。另一方面，他们可能会说是的，你说得对，除了有关性的问题，实际上他们会因为很多问题发生争吵，他们也同意沟通是他们的短板；在他们看来，把焦点放在沟通技巧上似乎是解决之道。

因此，你需要问问他们最想关注哪个方面。大多数情况下你可以做一个组合方法：谈谈他们应该如何提高沟通技巧，然后以家庭作业的形式，把沟通的技巧更好地应用在关于性的问题召开的商务会议中。或者反其道而行之——把面询当作可以安全谈论"性"这个话题的地方，在这个过程中强调沟通技巧的重要性，然后建议他们在家时把这些技巧应用到其他话题和商务会议中。

这里的重点是，你要想清楚各种手段和目的之间的区别是什么——也就是说，再次关注是什么阻碍了这对夫妻独立解决他们的问题。一旦你清楚了这对夫妻的困境在哪里，他们需要做什么才能继续前进，你就可以帮助他们做到同样的事情，即理解这是一个重要的潜在问题的原因和方式，是解决他们的问题的真正方法（例如，学习沟通技巧，在夫妻关系中创造出更大的整体平衡）。如果他们在这一点上和你意见一致，你就可以为他们提供多种途径实现他们的目标。他们可以把焦点放在改变更大的动态上，而不是目光短浅地放在他们最初关注的问题和内容上；帮助他们一点点循序渐进但更加牢固地建立他们的技能和自信，而不是在开始的时候就必须处理更多的焦虑行为。

工具

教育

教育再次成为开始改变的主要工具。这不仅能提高这对夫妻对你的技能和领导力的认识，而且信息本身也能使他们的问题正常化，用临床术语重塑他们，降低他们的焦虑感。

写下想说的话

对于那些谈论性的问题时感到害羞或尴尬的夫妻来说，写下他们想说的话是建立对话的良好媒介。例如，一方配偶可以写一张便条或发一封邮件，详细描述他或她的欲望。写下想说的话给他们留下了空间，可以整理自己的想法，预测可能出现反对意见以及怎么回答（我说这些很重要，我提到这个是因为……），而且这样做还能允许收件人反复阅读便签上的内容，有时间处理上面说的内容，而不是在被要求说明自己的想法时，让两个人都感到紧张和尴尬。写下想说的话不应该成为回避面对面交谈的一种方式，而是开启交谈的一个起点。你可以为他们提供引导，然后让他们自己跟进讨论和提出问题，或者把他们写下来的想法作为一项议程带到治疗中。

感觉集中训练

最后，处理各种与性有关的问题，例如表现焦虑、勃起功能障碍、创伤触发、拙劣的沟通以及提高情绪敏感度和范围，最强大的工具之一就是夫妻独立在家完成的感觉集中训练。这些训练最初是在 20 世纪 70 年代由马斯特斯和约翰逊提出，作为他们解决的许多问题的基础练习。我们可以在相关书籍和网上找到大量关于这些练习及其变化形式的资料（例如，Keesling 的作品，2006）。

基本的练习主要包括身体按摩，夫妻双方轮流为对方按摩、接受对方的按摩。这种方法特别有效的原因是接受按摩的那个人拥有控制权——他或她可以指导对方按摩哪里，怎样按摩，在这个过程中让对方知道他 / 她喜欢什么、不喜欢什么。对那些经受过创伤的人来说，拥有这种控制权意义重大。在没有任何性接触的前提下完成这些练习后，这对夫妻就可以进行生殖器官的接触，最后进行一次完整的性行为。

对于像卡尔这样的人来说，这样的练习把他们的关注点集中在感觉而不是行为表现上，让他们暂时忘掉自己、忘掉焦虑，他们一步一步循序渐进达到最终目的的过程有助于增强他们的自信心。同样对保罗而言，这项练习放慢了性体验，帮助他体味性带给人的微妙感觉。

在过程和内容、掌握技巧、监测情绪反应这些方面，性的问题同样也会充满挑战。如果有需要，不要犹豫，大胆地寻求外部指导和支持。

关系平淡的夫妻的治疗地图

问题表现

艾拉和莫莉已经结婚41年了，养育的三个孩子都已经长大成人。第一次面询时，他们坦诚地说他们很少争吵，夫妻关系真的相处得很和睦，但实际上他们过着平行的生活，艾拉依然在兼职工作，莫莉沉浸在外部的兴趣爱好中。每天晚上他们都共进晚餐，聊聊工作、孩子以及孩子的孩子，然后分开做自己的事——艾拉下楼看电视，莫莉坐在楼上的电脑前刷脸书。晚上11点上床睡觉，第二天再重复着一样的事。按照他们的说法，他们的夫妻问题就是觉得很无聊。

在上一章讨论发展挑战时，我们就接触过像艾拉和莫莉这样的夫妻。之所以称他们为平淡夫妻，是因为他们对彼此、对婚姻的精力和激情这些年来已经干涸。面对同样潜在动态的年轻夫妻可能很少用无聊来形容这个问题，他们会说自己总是忙于孩子和工作。就像艾拉和莫莉，他们也说自己很少吵架或觉得夫妻关系疏远，因为他们基本都过着平行生活。

与那些陷入婚外情或家庭暴力问题的夫妻相比，这些夫妻来接受治疗通常不是因为出现了危机或发生了一些重大的突发事件，他们也不会像那些挣扎于钱、性和孩子的问题的夫妻那样，表现出强烈的情感，他们之间的问题通常都源起于权力的失衡。多数情况下这些夫妻会表现出"在乎"的样子，觉得过了这么多年他们的感情基础发生了变化，他们之间的疏离经常以低能量的形式在治疗室里表现出来。最极端的情况下，有一方配偶会说他或她感到深深的孤独，或者害怕曾经把他们绑在一起的东西很快就会解开。

潜在的动态

此时有一些相互关联的动态在起作用。接下来我们还是一个个分别了解它们。

以孩子为中心或以工作为中心的夫妻关系

无论这些夫妻是年轻还是年长，他们最关注的都是一些夫妻关系之外的事。他们都可能把闲暇时间花在孩子身上——开车带他们看足球比赛、上芭蕾舞课，辅导他们做家庭作业，帮助他们完成科学项目。爸爸充当着教练的角色，妈妈忙着参加家长教师协会。或者其中一个父母全身心放在工作上，每周有 4 天时间要出城办公，另外一个人要在家里坚守阵地。周末的时候已经被一周的工作折磨得筋疲力尽，或者要参加孩子的活动。或者父母两个人经常长时间工作，最好的情况就是看电视时双双倒在沙发上睡着了，或者其中一个人要照顾年迈的父母，这件事就耗尽了他或她的精力。不管每对夫妻最关注的焦点是什么，最终结果就是夫妻关系被放到了次要位置。

缺少共同兴趣

通常情况下，这些夫妻除了孩子和工作外，没有其他共同的兴趣，使孩子和工作成为夫妻间默认的互动模式。对于像艾拉和莫莉这样的老夫老妻来说，孩子长大离家，工作到了退休年龄，这两件事在他们的生活和夫妻关系中制造了一个大空洞。他们没有试图寻找一些可以把他们聚在一起的共同兴趣，而是渐渐地各行其道，使他们的生活越来越没有交集，两个人之间的氛围就像室友。

缺乏对未来的共同愿景

正如他们缺少把他们聚在一起、创造新的回忆的共同兴趣，他们可能没有讨论过未来，也没有一起建立对未来的共同愿景。意识到这一点往往会促使他们接受治疗，因为一想到往后的 20 年他们要一直重复现在做的事情，他们就畏缩了。对于年轻夫妻来说，忙碌限制了他们的视野。他们很难看到每天面对的日常需求之外的东西，渴望能够独立自主，能放慢生活的节奏。

冲突回避和未解决的问题

这是连接所有其他动态的枢纽。这些夫妻很少争吵，因为他们通常都是冲突回避者，沟通能力较差。他们总是忽略问题，或者借助孩子和工作分散注意力，而不是解决问题。这些问题被掩盖了，实质上就是这对夫妻默认"不去谈论它"——2008年的圣诞节，你酗酒的哥哥，那次你出差时做下的风流韵事，你的母亲，10年前那个糟糕的假期——所有的伤痛都被他们烂在心里。

时间越久，这份清单就会越来越长，对于像艾拉和莫莉这样的夫妻来说，夫妻这么多年，可以讨论的安全话题已经沦落到了办公室八卦、孩子还有天气。对于那些还在七年之痒和过山车式关系中苦苦挣扎的年轻夫妻来说，他们无法很好地交谈，无法更新他们的关系契约，这些都加剧了他们对分散注意力的需求。因此，所有的回避都使他们很难谈论屋里的大象（指闭口不谈却确实存在的事实），即他们感到无聊，缺少共同兴趣，对未来没有明确的愿景。最后，有一个人会担心，感到孤独，或者受够了这种生活所以来到你这里，通常还会把对方也拖到你的治疗室来。

评估问题

同样，你想要通过你提出的评估问题来探索每一种动态。下面是一些例子。

> "作为夫妻，你们喜欢一起参与什么活动？随着时间的推移，你们的活动清单发生了哪些变化？"
>
> "对未来的10年或20年，当孩子们都能独立生活的时候，你的愿景是什么？你们有过这方面的对话吗？进行得如何？"
>
> "当你回顾过去这些年的夫妻关系时，是否觉得这段关系被你们放在了次要位置而不是优先地位？"

　　"当你们之间出现问题和冲突时，你会怎么做？你们会讨论并解决这些问题吗？如果没有，为什么做不到？当你们感到生气或烦恼时，你们每个人会怎么做？"

　　"结婚这些年来，有没有哪些话题是你们已经学会不再谈论的？有没有哪些伤痛挥之不去，却从未被好好地讨论或平息？"

　　就像你提出的关于性的那些问题一样，提出上面这些问题的目的不只是收集信息，更重要的也许是通过这些尖锐的问题开启治疗室里的对话，将对待问题的过程从回避转为接近，用你的支持和领导力降低他们对这些问题的焦虑，改变情绪氛围。

治疗目标

　　你的目标基本上有两个。第一个目标是通过培养夫妻的共同兴趣和共同参与的活动，并且在这些兴趣和活动上投入时间，以及把时间投入对未来的新愿景中，尤其是对像艾拉和莫莉这样上了年纪的夫妻来说，帮助他们重建被视为优先级别的夫妻关系。这能帮助他们缩小平行生活间的空隙，让他们在精神上离开当前对未来的陈旧愿景，以此改变他们之间的情绪氛围。

　　你可以把这个对话放在面询中，但大部分的工作还是需要他们在家完成；主动去发现他们的共同兴趣，而不是坐在你的治疗室里纸上谈兵。他们只需要探索新事物，走出去尝试一下。如果他们对任何听起来有趣的新活动表示出兴趣，你要鼓励他们去尝试。他们可以通过排除的过程发现自己到底喜欢什么。

　　对那些总是抱怨太忙、感觉被孤立的年轻夫妻来说，你要和他们谈谈如何有意地制造一些属于夫妻两个人的时间——可以是在孩子睡觉后留出的20分钟休息时间，或者每月两次的约会之夜，或者偶尔外出度假的周末。如果他们两个人都关心这段关系，那么你只是在强调他们已经知道的事情，你和他们将利用每次面询来问责。然而，夫妻不应该站在同一立场吗——事实上，金姆"明白"他们应该拥有更多的夫妻时间，但是她的丈夫根本不知道一天的工作下来她有多累——你又回头帮助他们更好地展开沟通，这样他们才能解决问题背后隐藏的问题。

另一个目标通常是提升他们的沟通能力，帮助他们直面冲突而不是回避冲突，以便他们开启这个系统。你将通过提出分散注意力和避免冲突的问题做到这一点，希望把问题本身变成治疗目标。

如果他们赞同这个目标，下一步你要做的就是帮助他们通过承担对话风险处理他们的焦虑。此时你把计划好的商务会议留给他们作为家庭作业，为他们创造提出话题、解决话题的积极体验。

你还可以挑战他们在面询中讨论任何过去出现但现在依然在情感和精神上萦绕的话题——那些未说出口的伤痛、那些没有解决的问题。在面询的安全环境中，他们得到了空间和支持来结束这些话题，不再继续绕着它们走。你要面临的挑战是如何控制他们的节奏。你可不想让妻子带着一长串的伤痛清单来到治疗室，把它们都甩到丈夫身上。相反，你希望这个过程是平衡的，把它放在解决问题和增进理解的大背景下，而不是发泄长年累月积攒的怒气。

你最好的方法就是准确地陈述——说明你很关心平衡，治疗的目的是理解和解决问题，而不是惩罚。你要帮助这对夫妻意识到，治疗的最终目标是改变过程，不是强调内容。你想把他们的目标与他们首要和当前关心的问题联系起来——他们感到夫妻关系疏远，他们认为解决过去的问题、扩展沟通方式是创造亲密感的好办法。

工具

之前我们提到过，安排召开商务会议是一种极其有用的工具，它既是扩展对话过程的一种方式，又能激励夫妻双方专注于类似愿景这样的关键问题。你布置的其他家庭作业可能以行为为中心，例如每周的夫妻时间或计划好的约会之夜，作为打破常规模式的方法，走出他们的默认模式和舒适区。你要确保跟进了解给他们布置的作业；确保你们步调一致，不要让他们把孩子或工作当成不完成作业或不参加治疗面询的理由。

大家庭问题的治疗地图

问题表现

罗恩承认他与姻亲的关系处得不好。他怨恨他们宠坏了他儿子，尽管他一直都在表明自己的价值观，但他和妻子艾琳假期拜见这些姻亲时，他们就会试图破坏他的教养方式。艾琳觉得夹在中间左右为难，鼓励他不要"放在心上"，但是他做不到。事实上，他还威胁说他要放弃今年的假期旅行，让艾琳自己去。

当你和爱人步入婚姻殿堂时，你还要接受他或她的家人。有时这是一个极好的融合，你又有了一群名义上的新父母、兄弟姐妹、叔叔阿姨，但其他时候这可能是一场灾难：家庭文化的冲突，永远忘不掉的批评、轻视和怨恨，还要被威胁断绝关系。这对夫妻带着矛盾来到你的治疗室，其中一个人像艾琳一样，劝对方不要放在心上，而对方则像罗恩一样感到被忽视或被背叛。他们常常希望你能充当法官，判定谁的立场是正确的，或者他们想在这场似乎正在上演的游击战中，把你拉到自己这一边。

潜在的动态

这里也存在一些相互关联的问题，和之前我们讨论的钱的问题以及性的问题一样。

不同的看法

正如每个人对夫妻关系中钱或性的角色和功能看法不同，对大家庭的角色有不同观念也很常见，通常这些观念还是互补的关系。丈夫想住在父母家对面，而妻子自从高中毕业从家搬出来后，再也没和她的父母说过话。一方配偶喜欢周日下午和大家庭一起野炊，而另外一方认为每年只要在圣诞节晚餐时和大家庭聚几个小时就足够了。

这个例子不仅表明每个人都有不同的期望，而且与权力掌握在谁手中有关，从某种意义上说，其中一方希望自己的观点成为彼此都遵从的意见，所以他们出现在了你的治疗室。

嫉妒和怨恨

罗斯和母亲的关系很亲密，每天都要煲电话粥，这一点让比尔很困扰。罗斯的母亲总是在他之前得知罗斯面对的困难，如果他有机会知道这些情况的话。比尔怨恨这种情形，嫉妒她们母女之间的亲密关系；他觉得这种关系取代了他想和罗斯建立的亲密关系，也许他这样想是有道理的。

这里我们要讨论一下纠结，它涉及童年时期形成的界限或童年时缺少界限，这种状态一直持续到成年。这个问题要么是关于亲密和感觉被忽视，要么是关于对隐私的期望——在整个大家庭中，可以和谁分享夫妻之间的事情，可以分享多少。

干预

这是比尔烦恼的地方。他觉得自己的价值观和重视的事被破坏了，希望艾琳能支持他，对她的父母表明立场，尽管这样会让艾琳觉得左右为难。其他情况下，这个问题在于姻亲总是没完没了地向他们提供一些不受欢迎的"建议"。艾琳说，她父母的出发点是善意的，这就是他们表达关心的方式，让比尔忽略这些建议就好了。但是比尔觉得姻亲们管得太多了，提出的批评一点儿也不委婉，希望他们停止这么做。

性格冲突

这些冲突可能涵盖了我们讨论过的所有动态，但基本上可以归结为这样一个事实，他或她与姻亲的性格不和，从来没有意见一致过。他们基本没有什么共同点，因为他们的家庭文化相差甚远；过去可能出现过一些从没被原谅的误解或怠慢，不断地增长双方的对立情绪。一方配偶可能要借助很多强颜欢笑、闲聊、分散注意力和喝酒来努力度过假期，或者他或她与姻亲的这种分裂已经无可挽回，另一方最终要独自拜访家人。当孩子也牵涉其中时，夫妻之间的紧张局势往往会达到顶点，与家人疏远的一方想按照自己的想法规定孩子什么时候可以接触大家庭，多大程度上接触他们；或者另一方为了孩子的利益，恳求对方能更通融一些。他们陷入了僵局。

未解决的问题和创伤

未解决的问题和情感创伤也可能集中出现在这些动态中。让比尔烦恼的不是罗斯和母亲说得太多，而是罗斯很少十分信赖他，让他觉得自己无足轻重和孤独，这触发了他的旧伤。同理，罗恩觉得姻亲不考虑他的感受，但更多的是觉得艾琳不考虑他的感受；她夹在中间的立场只是加剧了这些旧伤带给罗恩的感觉，使罗恩更容易攻击他的姻亲。对于罗斯和艾琳来说，被控制、被责备的感觉使他们补足了这些模式，引发恶性循环。

评估问题

你并不想陷进背景故事的细节中，因为这样只会助长他们每个人叙述的热情，以及把你当成做出判定的法官的幻想。相反，你好奇地想知道他们自己解决问题和深入对话的能力。

"你和姻亲的关系中最让你困扰的是什么？你都做过什么事情改善这段关系？为什么你觉得这个问题最让你烦恼？"

"当你们试着讨论这个问题时，对话进行得如何？你们最后都能回到原来的问题，合理地讨论并解决它吗？如果不能，原因是什么？"

"你觉得你的配偶在什么地方不理解你对这个问题的感受？你在寻找什么，以求获得被理解的感觉？"

"为什么这个问题如此困难，你们各自的理解是什么？"

"你（作为一个与家庭成员关系密切的人）觉得左右为难吗？你需要什么才能让你觉得不这么为难？"

"你们的夫妻关系中还有其他问题吗？都是什么？你是如何处理的？"

治疗目标和技巧

根据你在评估环节收集的信息，这时你可以有几种选择。在他们和大家庭的关系中，在他们的夫妻关系中，这对夫妻是否需要处理紧张局面、修补裂痕的方法？通常他们需要的是两者的结合。下面是解决这些问题的一些建议。

邀请大家庭参加治疗

这是最合理的解决方案。这时你把一到两次的夫妻治疗转为家庭治疗。你为他们提供了一个安全场所，让他们可以把这些问题摆到桌面上讨论，提出一些尖锐的问题，加深他们的对话，主张为了弥补裂痕而做出妥协。如果这对夫妻或一方配偶愿意走这条路，能使这次来访成行，你面临的挑战就是尽量让姻亲们觉得这次面询很安全、很愉快，这样他们才不会觉得被算计了。开始的时候，你可能想用几分钟的时间和来访者的姻亲单独见一面，以便让他们觉得更自在。

写信

如果问题的根本在于一方配偶和大家庭之间缺乏沟通，他们之间出现的问题从来没有被公开讨论过，而是被暗示或忽略，那么还有另外一种合理的方法可以代替邀请大家庭参加治疗的方法，让受到伤害的配偶给他或她的姻亲写一封信或邮件。为了让姻亲更好地理解罗恩面对的问题，你指导他用担忧、担心这些更委婉的语言写下他的感受，而不是充满愤怒和受挫，在邮件中回应任何他觉得他的姻亲会有的想法——我不是在挑剔，我只是很担心。然后他可以等几天，再给他们打个电话。

从帮助罗恩的姻亲更好地理解他这个角度来说，写信这种方法可能有用，也可能没用，但无论如何，他已经尽了最大的努力；他做了一个成年人应该做的事。你可以在面询的时候帮他起草或调整邮件和信的内容。

使一方配偶摆脱左右两难的境地

如果问题与姻亲的关系不大，而是一方配偶觉得听从对方的命令让他或她很有压力，那就帮助他或她摆脱左右两难的境地。这时你可以采用教育的手段：向这对夫妻展示三角式关系和问题出在谁身上的观点；和他们谈谈三角式关系的性质，以及问题在于每个人都形成和解决属于他自己的关系问题，而不是把另一方拉进来选择立场。你还可以建议他们写信或邀请大家庭参加治疗作为可行的解决方法。

改变情绪氛围

如果一方配偶和大家庭陷入了阵地战的僵局，你就可以主动尝试从更高的角度改变情绪范围。这与我们在和性欲不同的夫妻一起解决问题时讨论的内容相近，也类似于如何站出来通过改变情绪氛围打破这种循环。你指出，与姻亲之间的问题已经陷入了僵局，一方配偶的治疗目标就是改变氛围，尽力做到最好。

你引导着一方配偶向前迈出一步，在下一次家庭聚会时假装你们之间一切都好，看看会发生什么。你要让这一方配偶放心，这样做不是屈服，而是站在更高的立场，因为他想让这段关系发生改变，即使不为他自己，也是为了他的孩子和另一半。

处理潜在的情感创伤

这时你帮助罗恩或比尔认识并解决可能存在的更深层次的情感创伤——感觉不被接纳或感觉不到自己的重要性。这不是忽视他们与姻亲之间的问题，而是帮助他们以及他们的另一半意识到是什么让这个问题如此敏感。通过这样做，你可以激励他们把过去和现在分开，你还能进一步鼓励他们把写信当作一种关闭过去的情感的方式。通过帮助他们摆脱这些情绪，使其获得一种完全不同的视角，他们就可以用不那么情绪化的方式处理这些麻烦的关系。同样，还可以探索罗斯和艾琳产生的互补的情感创伤。

贯穿上述所有选项的主要信息是受伤的个体或夫妻只能尽力做到最好，也就是说尝试改变互动的模式和情绪氛围，向前迈出一步，表现得像成年人，避免看到他人的恶意，停止关于谁说的事实是正确的、谁受到的伤害更大这样的阵地战。如果他们抗拒你的建议，你要回头辨别问题背后隐藏的问题，回到他们抗拒的源头。不管怎样，最后你也像他们一样，总是努力做到自己能做的最好。

这一章总结了我们为常见的夫妻问题绘制的治疗地图。现在你已经掌握了处理这些问题的出发点，希望你可以快速地转变内容，缩小你的评估范围，制定有效和高效的治疗方案。下一章我们依然会用同样的方法解决常见的与孩子有关的问题。

深度观察：第 11 章练习

1. 第 10 章和第 11 章谈到的大部分治疗地图都是基于认知行为模型。如果你采用与此不同的临床模型，你的观点会如何转换你的治疗焦点或技巧？

2. 在这一章讨论的所有话题里，哪些让你觉得在情感上更难接近？你可能会遇到什么样的反移情问题？你需要获得什么样的支持才能解决这些问题？

第12章

12

与孩子有关的常见问题的治疗地图

上一章，我们非常详细地介绍了最常见的夫妻问题的治疗地图，即作为成年的人生伴侣，夫妻关系中出现的并且相互争斗的问题。在这一章里，我们将着眼于使来访者夫妻向你寻求帮助的另一类问题，也就是父母和孩子之间的关系以及这种亲子关系对夫妻关系产生的影响。因为这是一本介绍夫妻治疗的书，它的内容重点不是育儿，也不是家庭治疗，所以我们在这里所做的讨论相对更简短些。尽管如此，它们的目的都是一样的，即找出治疗的可能性，这样你就能在内容之间转换，快速瞄准隐藏的夫妻动态，直奔主题，沿着特定的治疗路径向前走。

这一章的内容可以分为两个部分。第一部分我们先来看一下夫妻关系的结构性问题，它导致了许多与孩子有关的问题的产生。在第二部分，我们将讨论与孩子有关的典型问题，并为治疗提供指引。

与孩子的问题有关的结构性问题

在孩子的问题上苦苦挣扎的夫妻显然也存在我们之前讨论过的其他主要问题——沟通、情感创伤和不同的生活愿景。在复杂的亲子关系中，身为父母又多了一层夫妻之间无法建立统一战线的问题。达不成统一战线，这对夫妻作为一个团队有效开展育儿工作的能力就会大打折扣。这个问题有多种表现形式，接下来我们一个个分别解决。

两极化

两极化可能是最常见的表现形式，也是对夫妻和他们对子女的教育事业产生负面影响最大的形式。凯莉对孩子很体贴、很支持，对纪律的要求不严格，而乔纳森更加注重纪律要求，更有条理。最初他们可能对如何教养孩子有不同的原则，这一点可能受到他们自己的成长过程的部分影响——他们要么试图复制父母养育自己的方式，要么想要避免重复父母走过的育儿之路，通常对父母做得不好的地方反应过度。但是，现在产生两极化的现象是因为每个配偶都在补偿对方。在乔纳森看来，凯莉对孩子越体贴，就显得他越严格，反之亦然。不同的处事原则现在变成了彼此之间的失望，变成了谁对谁错、谁的方法能最终胜出的权力斗争。养育孩子的过程变成了夫妻之间的战场，而对于其他夫妻来说，这些斗争可能集中在金钱或性的问题上。

这种两极化产生的一个明显后果就是孩子本能地亲近更和蔼的父母（"妈妈，周六晚上我可以在埃里克家过夜吗？"他们趁着乔纳森在工作时问妈妈）。这些在乔纳森不知情的情况下获得的许可只会加重他的怒火，使他的形象在孩子心目中更加可怕。即便如此，因为孩子们总是用互相挑衅和耍手段的方式获取父母的注意力，所以你可能会发现事实上会有一个孩子与乔纳森比较亲近，认同父亲相对激进的立场。

不过，我们此时更关注的是这些动态在更长的时间里对孩子们造成的心灵负担。父母之间不一致的教育方式时常让孩子们感到焦虑、困惑；父母之间的争吵和紧张关系总是让他们感到不安全、提心吊胆。为了应对这些情况，有的孩子可能选择消极地退缩，有的孩子可能尽力表现良好，心里却战战兢兢，还有的孩子可能总是满身怒气，也许还会把这种情绪表现在行动上。

除了孩子们遇到的问题，配偶们也一直觉得自己在孤军奋战。凯莉担心女儿会像她一样，未成年就成为母亲，她无法与人分享内心的恐惧，也无法从乔纳森那里获得她需要的支持和观点，因为她总是做好了被丈夫批评的准备，或者因为夫妻间的任何讨论很快就会演化成争吵，谁也不会去听对方说了什么。

同理，乔纳森清楚地记得被父亲辱骂的场景，在他看来自己用尽了全身力气避免自己曾经遭遇过的不幸发生在孩子身上，他无法分享他的这些担忧或大部分内心的想法。在妻子和孩子们眼中，即便他没有发怒，看起来也总是那么疏远和冷漠。恶性循环就这样产生了，凯莉的孤独感把她推向孩子们，她的表现反过来又让乔纳森感到更孤立，乔纳森的孤立进一步增强了凯莉的孤独感。残酷的紧张局面在周期性的情绪大爆发中达到了顶峰也就不足为怪了。

两极化可能会把再婚家庭的成员分成两个阵营。凯莉和她的孩子过着悠闲的生活，乔纳森的孩子每两个礼拜来这里过一次周末，他和他的孩子们会遵守更严格的生活规则。两个阵营造成的不满和困惑非但不能让孩子们融合在一起，组成一个稳定的复合家庭，反而会在他们之间引发矛盾。

这种动态将会持续很长一段时间。这对夫妻最终选择来你这里，是因为家庭内部的斗争已经让他们筋疲力尽，或者其中一人甚至双方都想让你当裁判，或者发生了一些不得不让他们放下针锋相对的互动——15 岁的菲利斯离家出走，8 岁的本因为沮丧而情绪崩溃。

"和事佬"父母

鉴于在教育孩子的问题上呈现两极化的父母都会坚定地站在自己的立场上，此时我们也发现父母其中一方总是会在配偶与孩子起冲突、惩罚孩子之间穿梭调停。遇到这样的情况凯莉会说："我能理解为什么乔纳森会对菲利斯发脾气；他是对的，菲利斯需要学会更加尊重别人，不过他不用和菲利斯大吵一通。这样她最后只会觉得乔纳森不在乎她。"然后凯莉就会试着调解父女之间的关系："菲利斯，你爸爸没有生气，他就是太担心你了——你为什么不去向他道个歉呢？""乔纳森，我觉得菲利斯今天说话没礼貌是因为和男朋友吵架让她很烦躁。你为什么不能主动要求周六带她去商场逛逛呢？"

这些调解的尝试充满了影射作用，"和事佬"父母过分认同孩子的立场，也许这样的行为重现了他或她在原生家庭中的角色，使惩罚性父母再次感到不被家人支持、为人父母的权威地位被动摇，甚至会更加愤怒。同样，他们来到你这里是因为某件事成为压垮他们的最后一根稻草——凯莉累得筋疲力尽，乔纳森的怒气爆发，菲利斯离家出走——他们想要寻求你的建议。

受害者联盟

在这种情况下，凯莉和乔纳森之间不再互相斗争，此时他们的立场是一致的，而是在情感上团结起来，感觉成了孩子们的行为的受害者——菲利斯晚上偷偷溜出去见她那个男朋友；汤姆迷上了抽大麻，几乎所有的功课都挂科；特里的咆哮和对父母明显表现出来的不尊重。他们想，幸亏还有 6 岁的儿子蒂米，他简直是个完美的孩子，也是他们的心头宝。父母两人感到不知所措，因为无力扭转事情的发生而互相安慰。

他们寻求你的帮助，是因为他们茫然失措，不知道自己该做什么，希望从你这里得到安慰，用你的专业手段让一切恢复正常。他们可能缺乏相应的技能，勇敢地向前跨步，扮演好父母的角色。最初他们彼此之间的吸引和关系的建立可能以"我们与世界为敌"的立场为基础，而孩子们带来的不断升级的问题确保他们继续从对方身上寻找依靠。

越来越远的平行生活

最后，我们发现凯莉和乔纳森生活在平行的世界里，距离和孤立对他们来说不是什么新鲜事，其实早在他们的夫妻关系开始时就存在了。但现在因为七年之痒或孩子们到了青春期，情况变得更糟糕。乔纳森是公司里的副总裁，他要么每天工作 14 小时，要么每周有 3 天要到外地出差。凯莉一个人留在家里照顾孩子们，实际上相当于一个单身母亲。面对孩子们，她时而生气，时而严厉，时而疲惫，时而松懈。

而乔纳森可能会在一旁指责她，甚至有时候对她的纠结挣扎感到同情，本质上来说他的结婚对象是工作而不是他的妻子；即使他在家，他也可能是坐在家庭办公室的计算机前处理公务。他和孩子们之间的关系很微弱，他在家的时间很少，这些让他在家里几乎没留下太多痕迹。从结构家庭治疗的角度来讲，凯莉是一个投入过多的母亲，乔纳森是一个自由散漫的父亲。当孩子们离开家后，这对夫妻可能就会变成关系平淡的夫妻，能让他们绑在一起的因素越来越少。

除了倦怠的风险，还有另外一种危险情况，孤独的凯莉会用已经进入青少年期的一个孩子代替另一半在家庭中的作用。对于一个孤独的单亲父母来说，这种情况总是可能出现，但会随着孩子长大成人变得更严重，孩子们可能会感到自己有压力去填补父母婚姻关系中的空白。当然，这是解决潜在问题的糟糕方法，会产生另一个消极循环：被选中的孩子感到自己被需要、更特别，承担教育孩子重任的一方配偶有了支持她的人，缺位的一方配偶觉得根本无法介入他们的紧密关系，以此为借口更加醉心于工作。这种情况下最不正常的形式就是提升青少年代替婚姻关系的另一半的过程已经完成，性虐待的风险也变成了现实。

结构性问题的治疗地图

因为自身关系中存在的弱点，夫妻之间无法形成统一战线，建立父母层次结构，这就是贯穿每一种情况的主线。这就是你的治疗重点。接下来让我们通过几个小插曲分别讨论一下每种情况的临床目标。

两极化

安东尼奥和卡拉结婚 16 年了，他们有两个女儿，一个 15 岁，一个 13 岁。15 岁的蕾妮雅是个模范学生，她很文静，从不去离家太远的地方，而她 13 岁的妹妹托妮的性格跟她完全相反。从 11 岁开始，托妮就对男孩有了兴趣，有好几次她都偷偷地从家里溜出去见她 15 岁的男朋友，而且她在家里脾气暴躁，很容易被激怒。安东尼奥在一个家教严格的军人家庭长大，他完全无法容忍托妮的人生态度，两个人经常起争执，结果通常都是托妮大喊着讨厌爸爸，气急败坏地回自己房间。卡拉在自己还是青春期少女的时候有过类似的经历，她觉得安东尼奥有些反应过度，更加促使托妮找她的男朋友寻求支持，结果只会把事情变得更糟。卡拉在接托妮放学回家的路上，总是尽自己最大的能力和她来一段"女孩之间的聊天"，但这些努力收效甚微。通常在安东尼奥和托妮闹翻后，他们夫妻两人之间也会起争执。所以他们给你打电话，想要接受治疗。

当然，你可以建议这对夫妻和他们的两个女儿接受家庭治疗，开启他们之间的对话，然后仔细观察子系统——夫妻之间、姐妹之间，对托妮展开个人评估以了解她的看法，而不是偏听父亲的一面之词，还要听听她的母亲和完美的姐姐发表的看法，还要排除抑郁或其他可能影响托妮的情感压力。如果这对夫妻提出的问题和他们自己的冲突、沮丧有关，和他们无法达成共识有关，这就是你的明显出发点。

虽然这对夫妻指望你决定谁才是正确的，而你应该把注意力放在治疗室里的问题上——他们的冲突，他们缺乏有效沟通或理解彼此观点的能力，他们为了统一立场而进行的斗争。帮助他们明白这样一个道理，如果他们不能达成一致意见，那他们的女儿总是会从他们的分歧中悄悄溜走。以他们想要帮助女儿的共同愿望为基础，强调他们要一致同意他们之间存在问题。考虑他们的反对意见，回答他们的疑问，在确定他们同意你的观点之前，治疗工作先不要向前开展。

下一步要做的是拓宽沟通范围和改变情绪氛围。为了让他们站在统一立场，首先夫妻双方都要有让对方承认和减轻造就了他或她与托妮之间的互动模式的恐惧和担忧，而不是让对方不重视或轻视这些情绪；在愤怒和焦虑被触发时，他们需要有安抚彼此的方法。问问安东尼奥他为什么生气：他担心自己的强烈反应吗？他是否明白是什么特别的事情触发了这些反应？当他感觉自己到了爆发的边缘时，卡拉可以做些什么帮助他吗？关注柔和的情绪，关注他的恐惧和对托妮的担忧——它们都是愤怒的根源，有助于改变情绪氛围。

再问问卡拉她最担心什么。如果她事实上不像安东尼奥那样担心托妮，就请她说一说原因。这个时候你可能想了解一下他们的过往经历，看看旧伤是否更加增强了他们的反应。例如，你可能会发现安东尼奥觉得自己不被托妮和卡拉重视，他的这种敏感是童年经历的再现，或者卡拉对安东尼奥的怒气的反应触发了过去她曾遭受过的情感虐待。

深入挖掘他们的夫妻关系状态，帮助他们还有你自己从更大的夫妻关系背景下看待教育孩子的问题。他们会因为其他问题争论不休吗——钱、姻亲关系，为他们的时间设定优先完成事项？他们能在这些方面一起做决定吗？他们之间的沟通、互相支持、一往情深以及互相提供积极反馈的能力如何？他们之间的权力平衡吗，还是卡拉觉得自己处在低人一等的位置，所以才更加支持托妮？如果托妮是他们唯一的接触借口，尽管是消极的，那么他们很难把它作为一个问题放弃，除非有某种积极的事情取代它。

如果你发现这对夫妻之间的关系相当牢固，你可以帮助他们深入挖掘他们在养育子女时遇到的问题，或者建议他们考虑接受家庭治疗。可是，如果你发现托妮只是他们未解决的问题之一，揭开了正在破坏他们整体合作能力的功能失调模式，那么讨论的内容需要转向他们的夫妻关系。谈谈你的观点，把你对他们的关系结构和动态的担忧与他们对女儿的担心联系起来——指出齐心协力解决夫妻关系问题对于女儿想要获得成功所需的营养和结构平衡很重要——看看他们做何反应。

如果他们不愿意更直接地关注自己的问题，他们可能会在治疗室里重新提出问题，也就是说试图逃避对他们夫妻问题的审视，选择把托妮当作更容易接受的焦点。此外，把焦点放在治疗室里的问题上。进一步探索是什么让他们感到不舒服，或者他们在哪些方面不同意你说的话，找出他们最想从你这里得到的东西。认真听完他们想说的话，减轻他们的焦虑；帮助他们获得安全感，这样他们才会开始探索夫妻关系中的停滞点。

如果他们同意你的观点，认为问题事实上出在他们夫妻之间，那你要帮他们找出可以在家具体做出的行为变化，以改变他们和托妮还有他们夫妻之间的相处模式。例如，当安东尼奥开始生气时，他会同意停下来弄清楚自己在担心什么，和卡拉谈谈他的担忧吗？当卡拉看到安东尼奥的沮丧情绪正在攀升时，有没有什么具体的事情是他想让卡拉做的，以便帮助他认识到他的内在状态并克制自己的情绪？比如说，她可以给安东尼奥一个拥抱，建议他深呼吸，或者给他一些非语言的暗示，让他更加注意到正在滋长的愤怒吗？

你能帮助他们扩展自己的角色吗？除了在托妮面前做一个"好相处的"家长，卡拉能开始设置一定的界线，好让安东尼奥更好地扮演一个"合格的"父亲的角色吗？蕾妮雅呢？他们担心她吗？有没有什么是她需要的，但是作为父母他们提供不了的？提出这个问题，让他们开始摆脱狭隘的视野，看到他们夫妻关系和家庭关系的全貌。

如果他们还在为其他问题纠结和挣扎，例如姻亲关系、生活预算、性或共处的时间，显然你可以利用心理治疗作为平台解决这些问题。帮助他们把目标放在首要位置。当他们开始出现两极化时，给他们指出来，发现他们潜在的情绪，帮助他们做出双赢的选择。

"和事佬"父母

亚里克斯和克里斯蒂娜一起来参加第一次面询，想聊聊他们 8 岁的儿子马克，还有他在学校的行为问题，但他们的对话内容很快从马克身上转移到对他们夫妻关系的关注上。亚里克斯说他受够了克里斯蒂娜和马克母子之间无休止的斗争，承认自己是他们的中间人，想成为一个和事佬。克里斯蒂娜希望亚里克斯能配合她形成更坚定的立场，不要再为了试图维持和平而轻视马克在学校出现的问题。

为什么亚里克斯觉得自己应该当和事佬，关于马克在学校出现的问题，亚里克斯的立场是什么？这可能是一个很好的切入点，给你提供了一个从实际行动中观察他们的沟通能力的机会。举例来说，也许你可能会注意到亚里克斯很难表达清楚自己的想法——他说话含含糊糊，看起来似乎在寻找你和克里斯蒂娜想要听到的答案——也许这正重现了他在家里的焦虑和缺乏自信。克里斯蒂娜能在不生气的前提下表达她对马克的担心吗？她的这些担心总是导致亚里克斯感到焦虑，处于防御状态，甚至关上沟通的心门。放慢他们的对话节奏，这样你就可以让自己以及这对夫妻追踪到他们之间的相处模式是如何展开的。他们能看到这种模式并且承认它吗？你能做到支持亚里克斯，替他说出他的感受或想法，使克里斯蒂娜更好地理解他的立场和恐惧吗？

如果亚里克斯在面询现场就能表现得果断一些，说出他只是不同意克里斯蒂娜的做法，你想知道关于马克身上的问题他们有什么不同观点，为什么会出现不同的观点，想知道为什么他们不能在家有效地开展类似的对话。你只需要提出问题，不需要知道答案。也许他们尝试过讨论这个问题，但对话很快就被岔开，转移到其他话题上了，所以他们永远无法进入解决问题的阶段。其他夫妻间的问题也同样重要：亚里克斯因为觉得克里斯蒂娜的爱意不够强烈而烦恼，或者克里斯蒂娜对亚里克斯与马克之间的亲密关系感到不满，或者过去留给这对夫妻的创伤——被遗弃或受到深深的伤害的感觉——这两个问题从来没有得到解决。这些都很重要，需要好好讨论一下，但我们采用的方式与他们在家处理问题的方式不同，这两个问题需要逐个解决，而且不要和他们对儿子的担忧交织在一起。

　　同样你还有几种可供选择的方法，你的风格和理念将指示你带领这对夫妻朝着哪个方向走——进一步探索他们的沟通能力或解决问题的能力；或者关注他们的过去、他们夫妻关系的历程、他们自己的父母模式和掌握的处理冲突的方法。如果你觉得他们对马克的期望不切实际，或者你怀疑他在学校的表现可能受到其他个人问题的影响，就说出你的想法。和他们讨论儿童正常的发展过程，向他们建议一些更有效的方法，和学校一起干预马克的行为。

　　你可能还想知道，马克身上的问题如何不仅表现出他内心的挣扎，还表现出整个家庭关系的稳定动态。你说，假如马克的问题一夜之间全部消失了，他们的夫妻关系将会如何改变？亚里克斯是否依然发现在某种程度上自己夹在他们母子之间？克里斯蒂娜还会觉得自己被困在忧虑者和直面问题的人的角色中吗？此时，你的目标依然是帮助他们把问题放到更大的背景环境中，去发现其他可能被粉饰掩盖的问题，改变当前的动态，这样他们就能作为一个家长团队更有效地合作，作为夫妻给对方提供更多的支持。

受害者联盟

　　托比和凯伦是被他们的儿子亚当的训导员介绍来的。交谈刚一开始，他们立刻哀叹亚当如何拒绝去学校，早晨他们没法把他从床上叫起来，当他们两个上班时，亚当如何窝在家里一整天玩电子游戏。很快他们就想知道你什么时候可以见亚当，开始对他进行心理咨询。他们以为，只要答应在面询结束后带他去游戏商店，就能把亚当带到治疗室。由于他们的关系停留在外部压力可能让他们同时崩溃的状态，所以你面对的挑战是把握节奏。把他们催得太紧，或者太快去接手处理他们的问题，可能会引发他们做出受害者的反应，使他们陷入被动和无助的境地。

　　为了增进你们之间的融洽关系，你需要从他们所处的境遇出发——承认他们的沮丧和挣扎，弄清楚他们对儿子的逃学行为到底有多关心，询问他们对儿子的问题的看法。下一步更棘手——帮助他们看到他们自己才是改变的推动者，而不是把问题都推给你。为了解决这个问题，你需要帮助他们消除阻碍，把治疗手段建立在任何他们已有的动机上。

站在他们的立场上和他们交流。如果他们说害怕儿子不能从学校毕业，最后只能像他们一样找一份糟糕的工作，那么就让他们知道你想帮助他们解决这些担忧。如果他们说因为儿子为所欲为，所以他们感到生气和沮丧，但是又不知道如何做才能阻止儿子的行为，就表示同意他们的想法，他们的儿子不应该只做他想做的事，丝毫不考虑父母的感受，你想帮助他们开导他。把问题和他们的精力与情绪联系起来。让他们承诺再尝试一次。

如果他们愿意坚持下去，接下来就是要找到他们在教育孩子的过程中感到困惑的确切原因。假设他们尝试叫亚当起床，他们到底是怎么做的，亚当又是如何回应的，然后他们会怎么做？如果他们试图限制亚当玩游戏的时间，亚当因此而生气时，他们有何感受，又会采取什么行动？如果他们在某个时刻表现出矛盾的态度，如果在治疗过程中他们似乎表现得很被动，如果你觉得你比他们更努力，那么你需要停下来，看看发生了什么事："你们都变得很安静——你们在想什么，有什么感受？你们同意我说的吗？"如果你察觉到了任何一丝抵抗，就要温柔地询问他们，并把他们从当前的状态中拉出来，这样才能确信他们和你立场统一。

如果托比和凯伦能成功处理儿子的问题，开始打破他们的受害者角色，你需要以此为契机，把他们的注意力转向他们的夫妻关系——转向表达爱意、感激和支持的方式。如果你不帮助他们从情感上加强他们的关系，不帮助他们通过彼此来满足个人的需求，而是让他们通过与孩子之间功能失调的关系来满足自己的需求，那么他们与亚当之间取得的进展将会毁于一旦，他们会重新回到原来的角色里。亚当的表现会越来越糟，他们会做出让步，让亚当继续逃课，或者他们会发现自己又成了另一个孩子面前的受害者。

当焦点转移到他们的夫妻关系上时，你要灵敏地感受到他们的焦虑。向他们解释为什么你要这样做，这样他们就不会打退堂鼓——"现在你们已经和亚当一起走出了困境，托比、凯伦，我想知道作为夫妻你们过得怎么样。有很多像你们一样的夫妻，他们因为孩子出现的问题挣扎困扰了很长时间，有时候很容易感到他们的夫妻关系半途而废了，作为人生伴侣，他们都没有时间保持夫妻间的联系。"通过鼓励他们聊聊自己，而不是一味地抱怨孩子的问题，你想帮助他们走出三角式关系，走向成年人的位置。你想鼓励他们增进亲密关系，清理阻碍他们的亲密关系的障碍。

向他们提出这些问题，看看他们的反应。不断重复你的问题背后的思想。如果夫妻中的一方已经开始畅所欲言，而另一方还是欲言又止，那就把注意力集中在治疗过程上——"凯伦，看起来你有一些顾虑，但是托比，你一直很沉默。对于凯伦说的，你有什么想法？"确保他们两个都听从你的指挥。如果他们没有坚持做到他们同意的事，你需要提供支持，找出问题的根源，不要一味地施加压力。只有当他们同意你的治疗方向，有足够的安全感去承担可以接受的行为风险时，他们才能取得进步。

越来越远的平行生活

我们再回到之前提到的凯莉和乔纳森的案例上来。凯莉在家和正处在青春期的孩子们斗得不可开交，对他们的管理也很细致，而乔纳森则被工作缠得脱不开身，即使在有时间的时候，他与凯莉和孩子们的关系也不太亲近。凯莉心中不满，感到被遗弃了，她用孩子把她和丈夫之间的空白填满，正如乔纳森可能也有同样的感受，而他则是用工作把这份空白填满。尽管他们之间产生了距离，但拥有同样感受的事实——每个人都感到与对方有距离——让他们有了共同之处。这就是一个不错的讨论切入点。

和其他情况一样，作为他们夫妻关系的局外人，你的角色使你能够帮助他们说出最开始的抱怨，然后引出这些共同的情感，帮助他们口头描述一下你所观察到的情况——即他们都沉浸在自己的世界里，夫妻关系逐渐疏远，看起来已经失去了彼此之间的联系。他们是如何走到这一步的？再次引出他们藏在愤怒情绪下的柔和情绪——问问乔纳森他在家里的感觉，或者问问凯莉，当乔纳森外出工作时，她独自一人在家是什么感觉——为了改变他们之间的情绪氛围。

你的目标是帮助他们避免使用责备的语言，改变他们的沟通模式——不要说凯莉不够坚强，乔纳森是个工作狂。而是把他们的行为看作个体的应对方式，随着时间的推移，这些方式在个体心中变得越来越根深蒂固。你主动帮助他们打破让他们感到孤独的模式。让他们知道这种做法最开始会让人觉得别扭，因为对他们来说这是一个新领域。面询时，你引导他们朝向更有效、更开放的沟通和潜在的柔和情绪发展，这样他们就能开始体会到重新联系在一起的感觉，再次成为相互依靠的伴侣，而不是依靠他们的孩子。最后，你又回到他们当前遇到的问题上，这样作为父母他们就可以共同努力，更好地解决他们对孩子的担忧。

贯穿这些情景的主题非常清晰——对他们夫妻关系中的结构弱点和技巧弱点来说，他们与孩子之间的问题既是问题也是解决方法。为人父母的问题和在教育孩子的过程中产生的夫妻问题都需要解决。对你来说，危险的地方在于你会在不经意间复制这个过程——使系统失去平衡，和其中一方配偶站在一边，只关注他们教育孩子的技巧，不在意去探索问题的深层原因，允许这对夫妻在治疗室里重现功能失调的模式，和他们一样感到沮丧，或者你被迫承担起父母的角色。如果你觉得自己无法应对这些危险，那就安排好监督，以确保你的治疗不脱轨。

核心育儿原则

在帮助面临教育孩子的问题的夫妻时，你的出发点总是围绕着评估这些潜在的结构性问题。但对于大部分夫妻来说，他们的挣扎更多集中在培养良好的育儿技巧上。如果你接受过这方面的培训，熟悉这些方法，虽然你可能会很快开启针对家庭（青春期的孩子通常更喜欢的方法）、个别孩子或青春期孩子的治疗，但很多时候你都可以简单地直接和这对夫妻展开合作。对于更加容易受到环境变化影响的年幼的孩子来说，这个方法极为有效。这时，你要训练父母们如何在家里做孩子的治疗师。

你不用花时间和孩子建立关系，帮助他适应陌生的环境，相反你把焦点放在父母身上即可。你给父母们一些具体的行为指导，要求他们尝试着按你的指导行动，然后让他们回到治疗过程中，根据具体情况对这些指导进行细微的调整。如果几个星期过去后，他们没有取得什么进展，你就可以开始实施备用计划，邀请孩子加入治疗，通过家庭治疗或个体治疗做进一步的评估。显然，同样的方法也可以作为起点去帮助那些与拒绝参加面询的青春期孩子做斗争的父母。

在深入讨论具体的行为问题的治疗重点前，简要列举一般的育儿原则可能对我们大有帮助。正如你可以在治疗中使用成年人角色的概念一样，良好的沟通、情感创伤还有现在把统一战线作为指导你的评估和治疗计划的方法，记住这些一般育儿原则是思考儿童和青春期行为问题的好的起点。把这些原则和父母们能做到的以及不能做到的事情进行对比也能帮助你进行初步的评估。

规则

规则建立了孩子的世界的结构，结构反过来又减少了焦虑，创造了安全感。这里的诀窍是不要使用太多规则；如果规则太多，孩子会觉得压力太大，被父母管得没有一点自由，难以理解规则的重要性。通常来说，规则应该围绕着健康、安全和礼貌制定——如果是 4 岁的孩子，不要在马路上乱跑；如果是开车的青春期孩子，一定要系好安全带，回家晚的时候要先打给父母电话，即使生气也不要对兄弟姐妹动手。你可以帮助父母们制定一些他们同意且能够执行的基本规则。

惯例

惯例就是把活动变成固定的模式。孩子们通常喜欢这样的形式，因为惯例像规则一样，它们的可预测性创造了稳定性，减少了焦虑。当家庭中缺少明确的惯例时，孩子们总是在考验父母，试图找到父母能容忍的界线在哪里。

你可以帮助父母们培养早期的惯例、放学后的惯例、晚饭前和晚饭时的惯例、晚饭后的惯例，还有临睡前的惯例。此时的关键是要考虑孩子们的意见，提供一些强迫性的选择（你愿意晚饭前还是晚饭后做作业？），对成功完成惯例活动的孩子进行奖励——作业做完后可以多看一会儿电视，快速洗完澡、刷完牙的话可以延长读书时间。

奖励

奖励比惩罚的效果更好。奖励的方式可以是口头表扬、爱意的表达、与爸爸或妈妈共享的时间或对孩子的款待。正如夫妻之间需要积极回应和负面回应达到 4：1 的比例，孩子们也一样。只有当被告知他们做得正确时，他们才知道该继续做什么。积极的关注需要伴随大量高能量才能被完全听进去，而负面关注（后果、谴责）则需要实事求是地给出。缺少积极关注和情绪时，孩子会满足于负面关注和情绪，对一个孩子来说，这总比受不到任何关注好一些。和父母一起制定一个他们可以遵守的奖励系统。

风险

解决焦虑的良药就是学会处理焦虑，发现你想象中的事情并没有发生。你的自尊和自信将会在承担可接受的风险中得到提升。这种方法对需要打破旧模式的成年人有效，对孩子也同样有效。你可以指导父母们如何鼓励孩子去承担压力不大且有希望获得成功的风险。

后果

父母们需要提前列举出不良行为产生的后果，例如破坏具体的、有时间限制的且与这些行为有关的规则。逻辑或自然后果（没有完成睡前的准备，所以我们的阅读时间减少）好于惩罚性后果（没有按时完成作业，所以明天晚上不准看电视）。

许多父母的做法不是提前说明后果，而是根据当时的情绪做出反应。他们的不同反应不仅使孩子感到不安和困惑，而且也使孩子不能充分理解行为和后果之间的因果过程。利用面询的机会帮助父母们制定出他们同意并容易执行的后果。

为转变做准备

孩子们可能会因为惯例和计划的突然改变而紧张不安，然后把这种情绪表现在行动上。家长需要给孩子们设定时间，发出警告或提前告知他们（"计时器一响，你要在 5 分钟内关掉电视"，而不是说"现在立马把电视关了！"）。

不情绪化的时候再解决问题和制订计划

对夫妻来说，解决问题时有一点很重要，那就是当事情开始变得失控时，他们要学会扑灭情绪的火苗，父母在处理孩子的问题时也是一样。然后父母和孩子也需要像夫妻之间处理问题时一样，等双方心平气和时再理智地展开对话，使问题得以解决。

尽管如此，找出更大的潜在问题，并和孩子们讨论这个问题，而不是详细地去阐释细节，对父母来说也大有裨益。例如，父母不要反复提醒孩子记得把所有的书带回家做作业，而是应该就记住而不是忘记，和孩子展开一段更大范围的对话。或者不要朝争抢玩具的兄弟姐妹大吼大叫，他们可以就争论本身的模式单独安静地交谈，一起制订出解决问题的计划。你可以指导或以角色扮演的形式带领父母们进行这种类型的对话。

地板时光

地板时光是一个心理学术语，是由已故的斯坦利·格林斯潘提出的一种行为方法。他的观点是父母每天都应该抽出一段时间和每个孩子展开一对一的互动。这段时间不一定要很长——例如，弟弟睡觉后拿出 20 分钟的时间，但是一定要让孩子掌握主导权，决定这段时间要做什么。地板时光永远不会因为惩罚而被取消。

显然，这种做法为孩子们提供了一段父母心无杂念的积极关注，而不是负面关注，以及一段由孩子而不是由父母控制的时间。通常孩子们会更敞开心扉，展开更亲密的讨论。你可以建议把这种方法当作家庭作业，尤其是当一个孩子和父亲或母亲之间存在距离感时。

不要忘记孩子的年龄和阶段

这里所指的有好几种做法。一种是在孩子们中间建立长幼观念。大一点的孩子比小一点的孩子拥有更多的责任和特权。为了满足孩子不断变化的需要，家长也要适时调整他们的管教方式。当孩子 6 岁时，家长可以把孩子抱起来，让他的情绪逐渐平静下来，但当这个孩子 16 岁时，家长就不能这样做了。

最后，父母需要认识并培养每个孩子独特的天赋、性格和梦想，不要试图采用一刀切的方法。这能够帮助父母充分欣赏每一个孩子，适应他们的需要，同时增强孩子的自尊心。同时，你还要提出这些问题，并为他们提供指导。

常见行为问题的治疗地图

以这些原则为基础，围绕着夫妻带到治疗室的与孩子有关的问题进行评估、制定治疗方案，现在我们可以更具体地讨论特定问题的关注焦点和总体目标。下面是最常见的一些问题。

孩子们不遵守常规，不断挑战父母的极限

赛斯和阿普里尔抱怨说他们总是要压制孩子们，孩子们总是顶嘴，不按照要求去做。这个问题的产生可能有几种根源，不过你的出发点是确保赛斯和阿普里尔达成共识，不要出现两极化现象。如果他们意见不一致，那问题通常就在于他们之间缺乏一致的结构。孩子们之所以会挑战父母的极限，是因为惯例和规则不够清晰，孩子们并没有因为守规矩而得到持续的奖励，也没有因为不守规矩而承受不好的后果。孩子们不遵守规矩有一部分原因是他们真的很焦虑，还有一部分原因是他们已经知道不顺从或抱怨有时反而能达到目的，这使他们想做什么就做什么，或者更坏的是，他们能从所有的恶作剧中得到负面关注。

你要认真仔细地和赛斯、阿普里尔一起描绘出他们的行为模式——当你说这些话或这样做的时候，孩子们会怎样做，你有什么反应？帮助他们建立清晰的惯例、规则，明确后果，其中要把孩子也考虑进去。要求他们把这些改变当成家庭作业来执行，然后要求他们回到治疗中，谈谈哪些改变有用，哪些没用，然后让他们对计划进行微调。让他们清晰、一致地认识到自己该做什么，且对自己的行为负责，你其实就是在通过平行过程帮助来访者夫妻这样对待孩子。如果他们不按照你的要求去做，你需要和他们谈谈问题背后隐藏的问题。

帮助焦虑的孩子

5 岁的蒂米一直有入睡难的问题。他刚在床上躺下，不一会儿就会大声呼喊父母，说他害怕。父母过来安慰他，然后和他躺在一起直到他睡着，但几个星期后他表现得越来越糟，一点儿也没有好转——他睡觉的时候叫得更

凶了，希望到父母的床上和他们一起睡。这对夫妇疲惫沮丧地走进了你的治疗室。

这个案例中的问题是蒂米在训练他的父母以减轻他的焦虑。每次只要父母按照他的要求去做，他就会感到不那么焦虑，而这样做只会激发他提出更多的要求；他才是掌控过程的那个人。这时与直觉相悖的方法是，蒂米的父母确实要共情他的感受，但他们需要主动而不是被动，他们要掌控这个过程。

这样做意味着他们要帮助蒂米在床上安定下来，告诉蒂米他们 5 分钟后会来看他一次，然后过 2 分钟再来看他。这样做的基本原理是帮助蒂米意识到父母一直在"值勤"，这种感觉有助于让他放松，帮助蒂米在他的焦虑达到难以承受的程度之前让他安心。另外，建议他们第二天早上奖励蒂米表现得像个"大孩子"，躺在自己的床上睡觉，控制了自己的焦虑。一般来说，使用这种方法经过几个晚上就能打破原来的不良循环。

帮助慢热的孩子

萨利是个谨慎的孩子，她总是站在操场边看着其他孩子，害怕去冒险。萨利需要得到支持，这样她才能更勇敢地慢慢克服焦虑情绪。她的父母可以通过和她一起站在操场边上来支持她，然后亲自陪着她迈出勇敢的步子。伴随着每次取得的成功，他们可以一点点地减少对她的支持，随着时间的推移，萨利会慢慢学会放松和享受，这种良好的感觉本身就是一种动力。

但此时我们更大的目标不仅是控制她在操场上的焦虑，而且要帮助萨利增强冒险能力以提升她的自信心。建议她的父母在萨利尝试新食物或倒挂在单杠上时奖励她——尝试任何她一开始谨慎对待但最终做到的事情。有了他们的鼓励，萨利就不会感到那么沮丧，能够一步步地向前走，承担越来越大的风险。

同样的方法也可以用在那些在社交场合表现得害羞、尴尬和谨慎的青少年身上。父母们可以坐下来谈谈这个大问题，看看青春期的孩子是否愿意通过承担可接受的风险来建立他的自信心。关键在于帮助父母以及父母和孩子一起规划出一些不太艰巨的挑战，并且在这个过程中把他们的支持融入挑战中。

平息手足间的斗争

亚当和朱莉沮丧透顶，他们 8 岁的儿子和 5 岁的女儿时常互相指责。这里有几个可能导致他们斗争的原因，其中一个可能就是缺乏一以贯之的规则和惯例。孩子们感受到的焦虑和压力转化成了他们之间的斗争。

这个问题产生的另外一个原因就是负面关注。孩子们知道他们不乖的表现会把父母拉进斗争中，创造出更多的剧情，以及最终可能会有一个孩子如愿以偿。如果是这种情况，父母需要停止他们的负面关注，只要他们相处得好，就重重地表扬和奖励他们。和孩子一起度过的地板时光对提供孩子们需要的一些积极关注也很有帮助。

斗争本身的动态明显暴露了他们在自我调节方面存在的问题：一旦混乱的状态达到了一定程度，两个孩子的情绪就会失去控制，无法打破这个不良循环。在这种情况下，父母需要尽快干预，防止孩子们的斗争到这个地步——"听起来你们两个都有点儿焦躁不安。我希望你们俩能自己玩半小时，平复一下自己的情绪。"然后，父母可以和每个孩子就自我调节这个更大的话题分别进行交谈，而不是尝试去调解他们争吵的具体内容。

也就是说，有时候孩子们之间的争吵会继续发生，仅仅是因为父母从来没有帮助他们解决这个问题；相反，他们只是怒吼着让孩子们"闭嘴"。这时父母应该和孩子们一起坐下来，帮助他们想出解决问题的方案。

当孩子们之间有几岁的年龄差时，手足间的斗争代表他们之间缺乏长幼观念。在 8 岁的儿子眼中，他的妹妹是一个竞争对手而不是惹人怜爱的小妹妹，因为他没被当作大哥哥对待。此时父母应该赋予他一些特权，例如可以晚一点睡觉，提升他的地位，减少竞争。同样，地板时光仍是提供积极关注和更多支持的好方法。

最后，严重的手足斗争通常反映了严重的人际关系障碍。要么是父母之间争吵不断，孩子们在模仿他们的压力和行为，或孩子们感到一种强烈的长期的紧张感，父母却没有解决，他们没有表现出来的本质都反映在了孩子的行为上。在这样的情况下，治疗的焦点是夫妻以及他们的关系，你需要帮助他们解决这些问题。

发现手足斗争产生的原因包括密切追踪父母的行为模式——当孩子这样做时，父母做了什么，以及通过提问的方式查出可能的原因。显然，可能有好几种原因在发挥作用，你需要找到一个综合的解决方案。

青少年的对立行为

谢丽尔和吉姆抱怨他们的女儿脾气暴躁，当事情不遂她的心意时，她总是发脾气、不尊重别人。他们向你描述的情况就是对立违抗性障碍的共同特征。

这时有好几种动力在发挥作用。其中一个是他们的女儿可能觉得自己有权这么做，因为在家里她基本上控制着事情的发展过程和氛围，使父母觉得自己像受害者。如果这对夫妻感到受伤，没有能力给女儿设定行为界线，你发起的第一次对话和最初采用的方法应该是让这对夫妻树立起为人父母的权威。

然而，问题更多时候在于这个女儿过度警觉，导致她脾气暴躁，所以当她感到焦虑不安时，她的反应是斗争而不是逃避。父母很快也被卷入其中，像其他暴力的夫妻一样，随着情绪的高涨，罗列出许多事例证明他们自己。谢丽尔和吉姆应该学会熄灭情绪的火苗，不要再火上浇油。

对于你提出的这个观点，来访者夫妻通常觉得很难接受，因为他们认为你这样是在允许孩子对他们做出不尊重的行为。你要让他们放心，你的观点绝不像他们认为的那样，这不是让他们让步，让女儿如愿以偿。准确地说，这样做是为了让他们掌控事情发展的过程，而不是让女儿掌握这个过程，当场解决女儿的情绪问题。就像你在治疗暴力夫妻时的做法那样，向他们解释保持冷静和积极倾听女儿心声的必要性。你要事先告诫他们，最初几次这样做的时候，女儿的情绪强度反而会提高，因为父母打破了她习惯的模式，但是如果他们能保持情绪稳定，丝毫不受她情绪的影响，那么她把情绪发泄出来后就会安定下来。一旦激烈的情绪消退，也许第二天他们就可以尝试就这个问题展开冷静理智的对话。

你在做的是为这对夫妻提供一个解决问题的路线图，从而让他们掌握更多的主动权。你要强调一个事实，那就是他们的女儿最后会妥协——她不是成年人，不能想做什么就做什么——不过她正在努力进行自我调节。如果他们和女儿针锋相对地争吵，女儿只会继续把自己的愤怒归结到他们身上；她永远没有机会看到，实际上她在控制自己的情绪方面存在问题。

通常这就是处理对立行为的出发点。鼓励父母做出不同以往的反应，改变原来的模式，但理想情况下也建议他们接受家庭面询，为他们提供一个安全的场合解决问题，合力改变情绪氛围。

把情绪付诸行动的青少年

这里我们要讨论的是存在成瘾、自伤、进食障碍、离家出走和性生活混乱等问题的青少年。显然，孩子们需要的远比父母能提供给他们的多。当来访者夫妻提出上面的问题时，你能做的就是教育他们认识问题，介绍他们利用社区里合适的资源，指导他们解决潜在的担忧，而不是把目光放在表面问题上——例如，如何和女儿聊聊她可能存在的进食障碍，而不是强迫她多吃——帮助他们保持一致立场。

这些问题通常还会把没有出现意见两极化的父母变成这样的父母。其中一个家长想尽办法把问题最小化，因为他或她觉得不知所措，而另一位家长则主动出击，寻求采取果断的解决措施。如果出现了这样的情况，让他们谈谈共同面对的恐惧和焦虑，承认他们的担忧和悲伤，强调他们作为团队一起努力的必要性，帮助他们制定出两个人都可以接受的方案。

起步失败的年轻人

23岁的丹失业了，他回到家，过去半年一直和父母生活在一起。丹的父母神情沮丧地来到你的治疗室，因为他们觉得丹根本无心再去找一份工作，他每天玩游戏玩到凌晨3点钟。他们感觉又回到了应对13岁的儿子的时候，觉得很懊恼。

高中时苏珊没怎么约会过，她不确定自己想做什么，不过她在当地一家烘焙店找到了一份兼职的工作。父母担心她的生活就这样止步不前，她可能永远都不会离开家。

丹和苏珊的父母都在努力帮助他们刚成年的孩子，而孩子们自身也努力在生活中前行。有时候孩子们会像丹和苏珊一样，遇到挫折后回到父母身边，没有得到很好的牵引；其他时候，进入成年世界的真正势头还没有完全形成。父母的状态通常是既深深地担忧又很沮丧，这些情绪都反映在他们的态度和处理方法中。某天他们对孩子表现出支持和同情，第二天又对已经成年的孩子进行深情激昂的责任和成长方面的教育。他们真心希望得到你的支持和指引。

当然，他们之间可能出现两极化，想要扮演法庭的游戏（继续他们夫妻关系间长期存在的模式），这一点你可能会转移他们的目的。就像对待把情绪付诸行动的青少年一样，你所面对的挑战是帮助父母制定出他们都同意的方案，这样他们都会感到更有控制权，减轻他们的受害者感受。他们最大的担忧和意见最不统一的地方就是坚定的立场——即你要么说一不二，要么就别插手。你想借助面询的机会帮助这对夫妻畅聊一下他们的恐惧和选择。

接下来你的焦点是引导他们展开更深入的对话，减少出现两极化的倾向，坚持你自己的理由和现实检查：如果你给丹限定一个搬走的期限，接下来可能会发生什么？他会做出什么反应？这个过程在逻辑上将如何展开？丹可能会采取什么行动？他们能严肃地和苏珊聊一下对她的未来和生活前景的担忧吗？也许你需要对这种互动进行角色扮演的示范，以减轻他们的焦虑，并且解决他们长期担心的问题。

此时还有一件重要的事，那就是弄清楚问题是什么，谁有问题，帮助这对夫妻认识到他们能做到的最好的事情是什么，看看接下来会发生什么。显然这时最好的情况就是帮助他们劝说孩子参加一次面询。就像我们讨论不情愿的配偶时的方法一样，他们需要把这次面询的焦点设定为帮助他们讨论他们关心的事情。你面临的挑战也和面对不情愿的配偶时一样，增进融洽关系，找出他们关心的问题，鼓励他们继续接受家庭治疗。

切断和成年子女的关系

佩妮和哈尔都是已经退休的工程师，他们来到你的治疗室是因为突然收到 32 岁的女儿珍妮特发来的一封言辞尖锐的邮件。珍妮特单身，和相处了很长时间的男朋友住在一起。她是佩妮和哈尔的独生女，长期患有进食障碍，但没有接受过治疗。珍妮特发给父母的邮件里充满了怒气，意思也表达得很直接——邮件里说在她的成长过程中，他们对她的需求漠不关心，她总是觉得自己在父母眼中不够好，让她卷入他们的婚姻纠纷中。她说父母需要接受治疗，改变他们自身的情况，还说以后再也不想和父母说话了。不用说，这对夫妻感到无比震惊和受伤。

对佩妮和哈尔来说，这一切都很奇怪，但他们描述的模式本身其实并不特别。成年子女一旦在物质上和精神上更加独立，他们的事业、配偶和孩子更加稳定，对父母的依赖就会减少，他们中有很多人在 30 岁出头的时候拥有了情感的力量和视角，用新眼光回头看他们的原生家庭和过去的经历。他们自己的婚姻或他们与孩子之间的关系使得他们可以将当下的生活与以前的生活进行比较。这时，那些有虐待史的人常常开始表现出创伤后应激的迹象，对很久以前发生的被尘封却未解决的事，突然出现恐慌、重现或令人不安的噩梦。

像佩妮和哈尔这样的夫妻，他们需要在你的帮助下理解女儿的行为，这是她走向个性化和心灵愈合的积极行为。你要指导他们不要报复、不要退缩、不要愤怒回击，也不要主动切断与女儿的联系。相反，他们应一起或各自给女儿写封回信会对当前的情况非常有帮助，为过去他们给女儿造成的伤害道歉，提供任何对女儿有帮助但听起来不是辩解的观点。例如："我们知道那些年你经受的痛苦，知道你被卷入我们的问题中，但那时我们自己也是不知所措，更不知道该怎么帮你。我们真的很抱歉给你造成的痛苦。"

女儿已经说了她不想再和父母说话，即使父母尝试打电话给女儿，可能也会被毫不犹豫地挂断，除了这个板上钉钉的事实，写信道歉的优势在于给他们一个深入思考的机会——更加详细地讲述他们的意图，可以事先请治疗师或朋友读一下信的内容，确保这封信读起来不像是在辩解或充满了怒气。而且女儿也能得到同样的机会：虽然她收到信后可能会立刻扔在一旁，也可能会紧紧握在手里，等到准备好的时候打开来读；没有了面部表情或声音语调可能引发的反应，女儿可以平静地好好理解父母在信中表达的内容。

通常，当成年子女解决了自己的问题，平息了心中的怒气，能够掌握更平衡的视角后，他们会回过头来。对他们来说，这个过程的一部分是悲伤——为失去他们曾经希望自己能够拥有的童年而悲伤——这也像其他形式的悲伤一样，有时可能需要几年的时间才能走出来。如果父母切断和孩子之间的关系，对于成年子女来说这个过程可能更加困难，他们还觉得自己需要保住面子，寻求帮助。

相反，你要鼓励父母和女儿保持沟通——定期给女儿发一封简短的邮件，说希望她最近一切都好，或者在女儿生日的时候给她发一张贺卡。成年子女需要设定步调，而父母需要表现出，只要孩子准备好了，他们随时愿意和孩子重新建立联系。如果父母没有主动进行任何沟通，那么女儿将会以自己想当然的解释去填补这份空缺。再一次，他们要竭尽所能地去改变和女儿之间的关系。

希望这些家长指南和治疗地图能为你在展开治疗和孩子有关的问题时提供一个出发点，不过它们显然不能代替你继续接受儿童和家庭治疗方面的培训。下一章我们不再仅仅关注夫妻这个整体，而是会具体讨论一下如何通过个体来访者解决夫妻问题。

深度观察：第12章练习

1. 评估你自己在处理与孩子有关的问题方面的能力。你喜欢做什么？擅长做什么？你的劣势在哪里？你需要做什么才能提高你在这些领域的技能？

2. 当你回首看自己的童年和青少年时期时，从担心在你的个人生活中重建旧模式这个角度来看，你觉得自己对什么样的事最敏感？当接受治疗的夫妻和来访者提出的问题与你遇到过的问题相似时，这种敏感会对你的工作产生什么样的影响？

3. 我们在这一章讲述的育儿原则只是为家长教育孩子提供了基础。你还有其他要补充的吗？你觉得创造一个健康的家庭最基本的原则是什么？基于你自己的性格特点和成长历程，在平衡孩子的需求时，你的立场是什么？

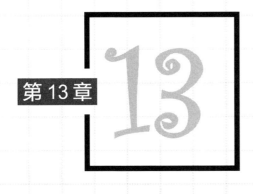

第13章

一帮二，二帮一

与夫妻关系中的个体展开治疗过程

周一早上，你接到一个叫史黛西的女人的电话，她要求尽快安排和她见面。在电话里她解释说，最近她和丈夫大卫频繁发生争执，而这一切在周末的时候最终爆发了。两个人都"说了一些本不该说的话"，大卫用拳头在墙上打出一个洞，然后驾车离开了。几个小时后他再次回到家，不过这个周末剩下的时间他们都在有意彼此回避。史黛西要求大卫和她一起参加夫妻治疗，但他不假思索地拒绝了，说他不相信和陌生人讨论他们夫妻之间的问题有什么用。尽管大卫不愿意接受夫妻治疗，但她还是想来看看能做些什么让他们的婚姻状况变得好一些。

像他们这样只有一方愿意通过心理治疗改善陷入困境的夫妻关系的情况不在少数，好消息是你能做的事情有很多。在本章的前半部分，我们将探讨一下如何帮助像史黛西这样的来访者成为夫妻关系发生改变的推动者。后半部分我们再讨论如何把夫妻治疗当作治疗其中一方的支持手段。

与史黛西展开治疗过程

你同意在大卫不出现的情况下和史黛西见面。在此之前，你可能还是考虑尝试让大卫也加入。有两种方法供你选择。一是观察史黛西对你想与大卫直接接触的想法有什么感觉，然后再采取行动——打电话给他，邀请他和妻子一起来参加面询。这份邀请让他有机会听到你的声音，把治疗过程与具体的人联系起来，而不是他想象中的一种原则。如果他提出反对意见——"我不相信咨询有什么用，纯粹是在浪费时间""是她有问题，和我没关系"——认同他的感受，并提出相反的观点："我能理解你说的这些，也许咨询对你来说没什么帮助。尽管如此，你愿意来一次，亲身感受一下咨询的效果吗？虽然问题可能出在史黛西身上，不过你的看法有助于我们理解问题。"

没有了他经常在家听到的反驳声，通常只是简单地听取他的观点就足够说服他尝试接受治疗了。如果你觉得打电话具有攻击性或让人很尴尬，可以给他留一张便条。这种主动要求的形式与你想让一个不情愿的家庭成员参加家庭治疗时可能做的事类似。

另外一种方法我们之前也讨论过，即指导史黛西如何和大卫讨论治疗：用第一人称的语气，聊聊她的感受和担忧，不要批评大卫的行为——"我遇到了难题，需要你的帮助"——承认他对治疗过程的不信任，但还是要问他是否愿意尝试参加一次面询。你们可以先通过角色扮演展开这段对话，你可以和史黛西一起找出在对话过程中，他们夫妻分别容易偏离方向的地方——大卫可能很快拒绝，史黛西听到这样的答案会生气；大卫可能会生气，而史黛西这时很难做到不以生气回应大卫的态度。她也可以给大卫写一张便条或发一封邮件。

你想对史黛西强调的是她要保持冷静，对话内容言简意赅，把它当成一种对丈夫的邀请，不要引发另一场争吵。你还要强调一点，史黛西要向大卫强调他只需要参加一次面询就好。对那些不情愿的人来说，让他们承诺接连几周或几个月参加治疗太难了，通常他们很快就会放弃。一旦他出现在面询现场，劝说他继续留下来就是你的工作了。

如果史黛西不愿意让你主动邀请大卫，你要好好思考一下可能是什么原因。她可能有一种理所当然的悲观情绪，觉得大卫可能会改变主意，但如果她深信夫妻治疗过程的效果，你可以鼓励她尝试一下。鉴于大卫的反应，史黛西可能害怕发起这次对话——角色扮演和你的引导应该对减轻她的恐惧有所帮助。或者她对夫妻治疗本身也是矛盾的态度，如果是这样，你要提出这个问题，探究她为什么会犹豫不决。可能她之前接受过个体治疗，觉得个体治疗的过程很舒适，或者在她的想象中，他们夫妻二人和你一起展开面询只会在治疗室里引发另一场争执，他们离开后会更不安，问题也得不到解决。如果这就是她害怕的地方，你需要针对治疗过程对她进行教育，向她保证你会做好领导者的角色——你的工作就是防止交流过程失控，避免在治疗室简单复制他们不花一分钱就可以在家里做到的事。

史黛西的矛盾心理与她对夫妻治疗过程的担忧关系不大，更大的原因在于她比较倾向于个体治疗。她喜欢个体治疗的亲密感，而不是把治疗这件事当成她做出个体改变的机会，她想象治疗师是支持她的。这种情况对你们很有诱惑力。比起夫妻治疗，如果你们都认为个体治疗更舒服，那你会发现自己和她勾结在了一起。你们两个都转向个体治疗，她用你的支持来处理一段困难的关系。你们都待在自己的舒适区里，这段关系并没有取得实质性进展，夫妻俩关注的焦点已经不知所踪。

最后，史黛西存在矛盾心理，也许是因为她觉得应该在大卫介入之前先和你铺垫好关系。这是有关信任的问题，确保你能理解她的立场并支持她。这也是可以理解的；如果她觉得在你面前很自在，不再摇摆不定，她将提出更有力的理由游说大卫参加治疗。先和她见一两次面，缓解她心里的忧虑，不过也要帮助她理解你对治疗关系不平衡的担忧。

你清晰明确的态度就是治疗史黛西的矛盾心理最好的解药。你的工作是探究来访者的恐惧，提出问题，安定他们的情绪，并展开适当的教育。向她解释一下你是如何工作的，如何设想治疗的过程，以及你在担心什么。说清楚你的立场，你就能帮助她做到同样的事。

改变推动者史黛西

尽管你或史黛西做出了最大的努力，大卫依然可能拒绝参加治疗。面对这种情况，你要怎么做？一种显而易见的选择就是重新定义焦点。把焦点从这对夫妻身上移开，为史黛西提供个别治疗，帮助她更好地理解自己的心理活动。引起她对为什么存在这种心理现象以及为什么他们的夫妻关系遇到困难的好奇心。帮助她更深入地了解自己，这样她就不会那么被动了。

另一种选择是把史黛西看作夫妻关系发生改变的推动者，专注于帮助她向这个角色转变。默里·鲍恩是使用这种方法的大师，在他的帮助下，个体来访者走出了以功能失调状态维持着家庭稳定的三角式关系。这种方法的指导原则是系统理论——如果一个人改变了舞步，他／她的舞伴也要跟着做。如果史黛西能更加了解构成她与大卫之间的夫妻关系的模式，刻意改变这些模式，大卫也必须做出改变。

这种方法与同时和夫妻两人展开面询的不同之处在于你不能同时协调双方发生改变。相比起来，这种方法的使用过程一般更加缓慢，更加不可预测。例如，遵循戏剧化的三角模式的大卫可能会加剧他的行为，或者在史黛西开始朝着成年人的位置前进时改变自己的角色。你的工作将变成帮助史黛西预测大卫的反应，给她提供支持，这样她才不会被拉回原来的角色和模式中。

下面是你和史黛西可以一起努力的目标和任务。

停止功能失调的模式

史黛西是因为不断升级的夫妻争吵而前来寻求治疗。以此为起点，和她一起勾勒出他们夫妻争吵的模式，帮助她掌握阻止事态升级的办法。例如，如果史黛西说当大卫提起过去、骂她或怒气冲冲地走出房间的时候，她的情绪特别容易被触发，那就帮助她认识到这时他们夫妻在跳一支什么样的舞蹈，和她一起设计出与现在不同的舞步。这将需要她用到之前提到的所有技巧——不感情用事，意识到大卫的愤怒是他自己的问题，表明的是大卫而不是她内心的痛苦，用积极倾听的方式让大卫冷静下来，在她自己开始感到愤怒的时候，制订一个具体的行为计划，诸如深呼吸或一直坐在车里，直到她感到情绪更稳定了再下车。

一旦史黛西开始明白，她不需要任情绪自由发展下去，可以停止把争吵的结果归咎在大卫身上，意识到她有能力重塑她与大卫之间的相处过程，她就会感到更有力量。和她的孩子一起角色扮演甚至练习类似的行为能使她对自己的改变能力更有信心。

向她传授沟通技巧

良好的沟通既包括更清晰地和大卫讨论他们的问题和顾虑，也包括增加夫妻关系中的积极反馈。更明确和清晰的交谈有助于解决他们之间的问题。举例来说，如果他们经常为钱或性生活争吵，那就探索她所处的位置，帮她弄清楚这个问题在多大程度上和权力争夺有关，指导她以自信的、没有火药味的方式和大卫谈谈她想要什么。这包括以第一人称展开陈述，谈论她自己的情绪，明确说出她的意图和担忧以及她预测大卫的想法并将其融入他们的对话的能力。建议她写下想说的话，让她读写给你的文字来获取你的反馈。然后她可以挑个好时机和大卫谈一谈（例如周六早上，这时他们还都没被一天发生的林林总总的事情压得喘不过气），甚至给他写张便条或邮件，然后再进行对话。

良好沟通的第二部分——增加夫妻间的积极反馈——通常很难做到。史黛西可能会想丈夫什么都不做，为什么她就要竭尽全力。同样，你的回答是她是那个自愿起带头作用的人，为了改变夫妻关系的情绪氛围，减少他们感到的紧张和愤怒，她要用希望大卫对待自己的方式来对待他。她需要做好心理准备，她的努力不一定会立竿见影地产生效果。要让她知道，她努力向大卫表达她的感激一开始可能得不到注意或很少被承认。这时史黛西需要变身成一名殉道者，但她可能还需要坚持做几个星期的带头人，直到大卫开始以同样的方式回应她。你的工作就是在她做这些努力时支持她，向她保证所有的努力最终都会得到回报。

帮助她加深对话

作为改变情绪氛围、获得对大卫的新看法的一种方式，史黛西需要在加深对话程度上发挥带头作用。开始的时候，通过简短的独白鼓励她冒险让自己在某些方面变得更开放，例如，谈论她在治疗过程中学到的东西，或者和大卫聊聊关于未来她的梦想是什么，邀请他也这样做。让她的期望值放得再低一些——你要帮助她意识到她的目标不是为了让大卫改变，而是改变他们夫妻之间的关系历程。

探索过去

她需要探索自己的过去以及丈夫的过去。了解自己的过去，尤其是情感创伤，有助于史黛西找出自己的情感触发点——例如，大卫指责她的方式让她想起了父亲，让她感到自己是如此的渺小和不受重视——把过去和现在分开。同样，你还可以询问她大卫的成长背景。例如，大卫可能来自一个饱受虐待或不被重视的家庭，你可以帮助史黛西领悟这一点，那就是大卫身上出现的可以理解的对被别人控制的恐惧正是促成了他固执的原因。你在帮助她理解这个重复伤害的循环，通过提升她的应对技巧、不依赖她与大卫的关系，挑战她最终治愈这些伤痛。

你希望通过这些对话找到一个可以让史黛西重新审视她自己以及大卫的行为的视角。在此期间，你要避免的是花费太多时间和史黛西一起对大卫进行纸上谈兵的分析，以便确定为什么大卫身上有这么多问题，通过这种分析，减轻她和你对治疗前景的焦虑。你不希望史黛西在治疗中获得的新视角激发她和大卫之间更多的争吵和权力争夺——"我的治疗师说像你这样的人根本没有能力关心任何人！"

探索过去的目的是为了让夫妻双方产生共鸣。你想让史黛西明白大卫已经尽其所能地（像她一样）在应对这些问题，那些可能让她感到不安的行为也许就是大卫处理其他问题的糟糕办法，她不喜欢的很多事也许更多的是关于大卫和他的过去，而不是她和现在。当家中的负面情绪在减少，当她感到自己更有力量、愤怒的情绪在减少、对自己有了更平衡的看法时，她最能听进去这些话。

帮助她坚持到底

史黛西需要你持续不断的鼓励，才能坚持扮演成年人的角色，运用你教会她的技能。大卫最初可能会继续走自己的老路，然后会在三角式关系中来回转变角色——更多的怒气，更强的控制欲，或更强的依赖性——作为应对史黛西的转变给他带来的焦虑的方式。史黛西需要在你的支持下，度过这些紧张或沮丧的时期，设置适当的界线，保护自己不受可能出现的虐待。让她明白她正在学习一些可以应用到各种关系中的生活技能。你需要告诉她，不管大卫做什么或者能做什么，她都在学习承担风险，变得自信，在为自己的情绪和问题负责的同时学会问自己需要什么。

治疗过程本身对这种追踪和问责很有价值。和史黛西一起制定出本周的明确目标。知道她会回来向你汇报进展情况有助于她在实现目标的过程中保持坚定和主动。如果她在完成作业方面有困难，找出问题所在——前进的步子迈得太大了吗？情绪冲击太强烈了吗？她是否需要更好地理解冒险背后的意义？向她保证，她不用担忧自己是否每件事都做得对，而更应该关心是否取得了进展。

以这种方式和个体来访者展开治疗过程非常有效。当大卫在某个时刻看到治疗给史黛西带来的有益效果时，他可能会选择和妻子一起来参加治疗。如果他出现在治疗现场，你要回到维持系统平衡的问题上——在他身上花费一些时间，让他感到在这里是安全的、能被理解的——如果他们喜欢，还可以把他们介绍给其他人。即使大卫从不参加治疗，史黛西也能促成足够的改变，使他们的夫妻关系得到改善。

另一方面，他们的关系可能无法改善。尽管史黛西一直在努力，但大卫可能固守在自己的行为模式中。他可能存在更深层次的问题——例如，未得到治疗的双相情感障碍、酗酒或人格障碍——很快推翻史黛西做出的改变。或者史黛西自己无法摆脱快速解决问题的想法，希望在几周甚至几天内发生改变，或者最初的感情危机可能消退，经过三次面询治疗后她就退出了。这些发展方向都在你的控制之外。你能做的就是保持清晰的头脑，对可能发生的事情保持敏感，愿意提供服务帮助他们。剩下的就是这对夫妻的旅程了。最终史黛西要设定自己的底线。

不过你能控制危险的发生。时刻谨记你们像团队一样合作，帮助史黛西改变她的关系，不要认为你在和她合谋改变大卫。如果你把自己和史黛西而不是她所处的夫妻关系捆绑得太紧密，你们花时间讨论上一周大卫做了哪些令人发指的事情，其实你是在助长问题的产生，而不是帮助解决问题。史黛西继续接受治疗是因为你的支持，但他们的夫妻关系并没有发生任何好的转变，甚至变得更糟糕，你在鼓励她朝着离婚的方向发展。为了避免这种情况的发生，你的关注焦点需要放在这对夫妻的相处模式和技能这样更大的背景上，不要偏信了史黛西的片面之词。

此外，这些拉力可能产生很大的帮助。史黛西在个体治疗中感受到的亲密感可能会取代她应该与大卫建立的亲密感。正如你想帮助史黛西承担起领导者的角色，你也应该用同样的态度对待你和她之间的关系。如果你感到她正在偏离夫妻治疗，朝着个体治疗和三角式关系的方向发展，那你可以提出这个问题，明确你们的治疗目标。如果她说自己缺乏动力和决心改变她和大卫的夫妻关系，可以探究一下她不情愿的原因。但是如果你能设定好节奏并一直坚持下去，那史黛西可能也能做到这些。

二帮一

我们在第 7 章讨论过一些案例，在做夫妻治疗的过程中你发现了没有得到解决的个体问题，这时你需要决定是否推荐这个人接受其他治疗。现在，我们一起看看个体治疗和夫妻治疗可能发生重叠的其他情况：一方配偶患有精神疾病，现在没有接受单独治疗，过去也从未接受过个体治疗。接下来我们一起讨论三个结合了个体治疗和夫妻治疗的案例。

阿普里尔和马克斯

阿普里尔有很长一段时间的厌食症历史，不过她接受了足够的个体化治疗和支持，这几年来情况一直很稳定。最近她嫁给了马克斯，马克斯之前离过一次婚。他知道阿普里尔以前有进食障碍，不过他认为这只是她"过去的经历"，当他们第一次见面时，他还在尽力从一场可怕的婚姻中摆脱出来。他甚至建议阿普里尔一起寻求夫妻治疗的帮助，只是"为了确保我们的沟通坚固可靠"。

治疗进展得很顺利，重点强调夫妻间的沟通技巧，探索了马克斯第一次失败的婚姻——犯过的错误，吸取的教训，可能重新激起过去的情绪和模式的触发点——并且诚实地梳理了他们的期望和优先考虑的事项。然后阿普里尔的父亲患了严重的中风，这件事让她情绪失控。她开始控制自己的饮食，体重急剧下降。马克斯还没有完全理解发生了什么，所以他做了许多家庭成员本能上会做的事情——强迫阿普里尔多吃一些，尽量监督她吃饭——结果只是把情况变得更糟。

考虑到阿普里尔承受的压力，她的旧病复发可以理解。要想开启康复过程，她可能需要重新接受个体治疗，让家庭医生对她进行药物追踪和评估，以减轻她的焦虑和抑郁，可能的话和营养师精心制订一套膳食计划，支持她按照计划吃饭。在她接受治疗的过程中，这些方面很重要，与此同时，夫妻治疗也可以成为一片安全的港湾，在这里他们可以讨论马克斯支持妻子的方式。

对马克斯来说，由于妻子旧病复发是他面临的一个新挑战，还可能淹没他的情绪，你可以从教育他有关饮食失调的心理状态和动态入手，指导他阅读相关书籍，浏览相关网站。这样做有助于消除他对阿普里尔的行为可能产生的神秘感和困惑，帮助他明白阿普里尔的问题不在于食物好不好吃，而在于她处理情绪的能力。然而，阿普里尔能够提供一个更有价值的视角，不仅要教育马克斯了解她的经历，还要让他知道为了帮助她，他可以做什么，不可以做什么。

这就是夫妻治疗与治疗个体的精神疾病交叉的地方。因为饮食失调给阿普里尔造成了压力，让她感到丢脸，所以她不愿意说出自己的需求。夫妻面询可以为展开相关的讨论提供平台。在你的鼓励下，她让马克斯知道，尽管他的出发点是好的，对她吃了什么进行事无巨细的管理，但这样做只会让她感到更加焦虑，加重她的饮食失调障碍，这一点对她来说很有价值。

史黛西不想让大卫鼓励她吃东西，相反她可能会要求大卫及时向她报备，吃饭的时候问问她感觉怎么样，在她感觉一天过得很痛苦的时候给她一个拥抱，或者主动提出和她一起吃饭，而不是让她一个人吃饭，但不要对她吃了什么评头论足。她可以告诉大卫什么样的事情会触发她的消极思想和行为，例如，坚决要求他不要把大袋糖果放在冰箱上。这样大声说出心中的想法，阿普里尔不仅能控制自己的病情，而且能积极地提供她需要的支持，而不是默默地接受她得到的东西。更重要的是她还能锻炼自信的沟通，这项重要的技能对她关系的各个方面都有帮助。

在这个过程中，另一个有价值的焦点是帮助马克斯照顾自己。在你和阿普里尔的指导下，他要明白什么事他能控制，什么事他无法控制。他要接受现实，阿普里尔的病情和康复需要他的支持，但最终还是阿普里尔自己的责任。如果马克斯不明白自己的控制范围，如果他陷入过度负责的思维定式，那么他面临的风险不仅是感觉自己像个殉道者，累得筋疲力竭，而且可能转向迫害者的角色，变得生气，情绪爆发或把怒气付诸行动。

让马克斯意识到他需要做什么是你的责任。同情他的焦虑和无助感，让他明白，他控制和改变阿普里尔的欲望与阿普里尔的问题关系不大，更多原因在于管理他自己的焦虑情绪。讨论一下他每天应该如何照顾自己。夫妻治疗能够帮助他们打开沟通的渠道，并保持渠道的畅通。但是如果他还在和自己承受的压力做斗争，你可以考虑推荐他接受个体治疗，同时／或者接受药物评估。

沃伦与盖尔

虽然像阿普里尔这样慢性疾病的复发和发作会破坏夫妻关系，夫妻在面临突然出现的精神疾病时也会如此。沃伦是一位 53 岁的会计师，母亲过世后，他很快陷入严重的抑郁状态，并伴随有精神疾病的发作。经过住院治疗和药物维持治疗后，他的症状有所改善，但还是无法回到工作状态。所有这些变化对他持续了 30 年的婚姻生活造成了不好的影响。他的精神病医生建议他和妻子接受夫妻治疗。

沃伦和妻子盖尔一起来到治疗室。沃伦尝试叙述他的病史，由于服用了大量药物，他说话语速很慢，而且经常停顿，妻子盖尔在一旁焦急地插话说一些细节。当对话内容转向病情对他们的夫妻关系产生的影响时，夫妻双方明显都很痛苦。沃伦觉得自己成了负担，不再是家里的贡献者，让家人都很失望。他感到无助、羞愧。盖尔满眼都是泪水，说到自己不得不看着沃伦受煎熬，有时也会觉得无能为力。他们对未来充满了担忧。

与我们对待马克斯的方法一样，这时和盖尔一起探索她对沃伦的病情的了解程度，沃伦觉得她可以提供支持的做法，还有她照顾自己的需求，对他们夫妻来说很有帮助。不过通常来说，当一对夫妻突然被疾病困扰时，他们会产生一种强烈而又无法言说的失落感——例如，沃伦丧失了活力，他们夫妻失去了经济保障，夫妻关系失去了日常的结构。你需要介入他们的对话，鼓励他们谈论和表达他们的痛苦和悲伤，提供安全的场所和指导来帮助他们一起解决新问题并重塑不断变化的角色。例如，你可以指导他们如何制定一份半年的花销预算，或者建议他们和医生谈谈开便宜一点的药。根据沃伦的治疗过程，你要促成他们之间讨论盖尔应该承担起更多家庭收入责任的方法，帮助他们预测这些改变可能引发的问题。

显然，应对这些意料之外的变化所承受的压力会使夫妻关系中已经出现的弱点浮出水面。假如沃伦和盖尔之间的沟通能力很差，或者盖尔很容易发怒，这些弱点可能会变得更糟糕，影响治疗过程的进展。你的工作将是通过技能提升和支持巩固他们夫妻在这些方面的关系，帮助他们分解问题，这样就不会觉得不知所措，帮助他们直面挑战，而不是把挑战看作绝望的其他来源。

最后，在阿普里尔和马克斯、沃伦和盖尔这两对夫妻的案例中，维持夫妻关系中的力量平衡很重要。生病的那个人总是面临着被幼稚化的危险——盖尔挑起所有责任，把沃伦当成孩子一样对待；马克斯开始把阿普里尔看作毫无能力，无法承担起她的责任。你可以帮助夫妻们根据变化和压力探索并定义什么是现实的、合理的，由此为他们在这些情况下提供一种重要的视角。盖尔和沃伦可能需要在一段时间内重塑他们的角色，不过你还可以鼓励他们继续让沃伦明确自己的个人价值和目标。

肖恩和珍

肖恩寻求个体治疗帮他应对新工作的压力。他有很长时间的双相情感障碍病史，过去的一年半经历了一次"糟糕的插曲"，致使他不得不入院治疗且失去了工作。现在他的病情已经稳定，但是他担心工作压力会引起旧病复发。

通过明确主管对他的期望，自信地获得他需要的培训，找到缓解一天的工作压力的方法，个体治疗专注于帮他调节工作压力。当被问起婚姻关系时，肖恩说到他的妻子珍对他多么支持和有耐心。当被问起有没有哪些地方存在冲突时，他提到他们夫妻"在金钱方面的不同理念"——他更倾向于做一个存钱的人，而珍是个挥霍无度的人。虽然妻子喜欢花钱的习惯让他很困扰，但他不会强迫解决这个问题，尤其是在妻子为自己付出那么多之后。治疗师邀请他任何时候都可以让他的妻子一起参加治疗，讨论一下他们在金钱方面的冲突，或者只是作为夫妻相互加深了解。

珍和肖恩一起出现在下次的面询中。当被问到对肖恩的新工作、他这些年的挣扎以及她自己的担忧有什么看法时，她回答说自己总是如履薄冰。她一直很警惕，害怕肖恩经历另一段插曲，她说很高兴除了她之外还有人能给肖恩提供他需要的个人支持。剩下的面询时间重点关注肖恩在家庭经济方面的担忧。珍是一个善解人意又乐于接受的人，这对夫妻欣然同意坐下来共同制定一份预算。面询快要结束时，珍说她很高兴参加了这次治疗，她觉得每隔几个月和肖恩一起参加治疗对他们夫妻可能非常有帮助，确保他们的夫妻关系一直健康。

把夫妻治疗当作个体治疗的辅助措施在几个方面都有益处。珍与马克斯和盖尔这对夫妻不一样，她非常熟悉肖恩的病情，这些年来已经学会了如何以及什么时候为肖恩提供他需要的支持。了解到肖恩和治疗师建立了良好关系，她觉得自己不再是唯一支持丈夫的人，这反过来又减轻了她每天面对的压力和担忧。她可以更加放松，融入这段关系，将肖恩视为一个平等的生活伴侣。

知道她可以定期回来参加治疗进一步减轻了她的压力。现在她有了一个场所可以分享她的观点，而且在她看来能确保治疗师对肖恩和他们的夫妻关系有准确的认识。最后，夫妻共同参与的面询使得治疗师可以提出一些尖锐的问题——关于愧疚、焦虑、愤怒，关于因为害怕惹怒其中一个而没有说出口的问题。有了表达重要问题和感情的方法，这对夫妻就能解决他们遇到的问题，提升他们的亲密感，而不是一直保持谨慎和疏离。

这就是珍每两个月来面询一次的目的。这已经不是传统意义上的夫妻治疗，更像是定期报到，确保一切都好，解决一直萦绕他们的问题，公开谈论他们心中的恐惧或者微调日常活动，使夫妻双方都能放松和享受彼此的陪伴。有一个可以畅所欲言的安全地方有助于肖恩朝着正确的方向前进。

　　同样，这些情况要求你不停地转换角色，时而满足一对夫妻的要求和个体的要求，时而以个体的关注和动机为指引，同时还要意识到其对夫妻关系产生的影响。你想要保持平衡、不偏不倚和客观。如果你对多元化的需求感到纠结或困惑，就不要犹豫，去获取你需要的东西，即从信任的人那里为自己争取支持和反馈。

深度观察：第 13 章练习

1. 在个体治疗和夫妻治疗以及夫妻治疗和家庭治疗之间来回转换，你觉得舒服吗？在决定是否需要将一个人或一对夫妻转移给另外一名治疗师时，你的标准是什么？

2. 哪些心理疾病对你来说特别难以应对？为什么？是因为缺乏相关知识和技能，还是这种疾病的本质触发了你内心的反应，或者两种原因兼而有之？为了增强你在应对患有这些心理疾病的来访者时的信心，你需要学习什么或做什么？

3. 对于那些在你看来否认自己存在某个问题或某种行为的人来说，你在行为上或情感上会如何回应？不仅要考虑来访者，还要考虑你生活中出现的人。当你回首自己的过去时，现在是否意识到曾有那么几次你否定了自己或生活的某些方面？现在再去回顾那些时候，你认为自己当时为什么不能承认发生的一切？

4. 如果你在为一个家庭或一对夫妻安排多个治疗师的情况下工作，思考一下这样做对你和这个家庭而言的优点和缺点分别是什么。理想状态下，你希望有什么样的工作环境？你能做些什么来促成你认为临床上最有效的改变？

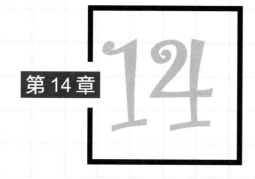

第 14 章

生活细节
夫妻治疗的具体细节

我们已经到了旅途的终点。我希望你现在更加了解夫妻治疗带来的独一无二的挑战，以及展开夫妻治疗需要的特定技能。在最后这一章里，我们把目标转向身为实践中的临床医生的你，了解一些可以帮助你在做夫妻治疗时取得成功、保持理智的临床支持。其中有些支持是针对夫妻治疗而言的，其他的则可以应用到所有治疗形式中。结合你正在做的事情，看看这些想法与你自己的理念有什么不同之处。

应对反移情

反移情的问题总是心理治疗过程中不可缺少的一部分，夫妻治疗也不外如此。但当你在做夫妻治疗时，需要注意一些独特的挑战。

常见的一个挑战就是来访者夫妻让你想到了自己的父母，也许是因为他们的年龄，也许是因为他们的性格，尤其当你还是个年轻的医生时。显然，任何时候当你面对一个比你年长一辈的来访者时，有些微妙的感觉很容易浮现，你觉得好像在和父母聊天，或者感觉自己有点像个孩子或十几岁的青少年。当你面对的是一对夫妻时，鉴于夫妻治疗展现出的亲密程度，这些感觉会被加重。虽然针对个体的治疗也必然会发展出亲密的关系，不过这个过程通常展开得很缓慢，来访者在获取了足够的信任后才会对你敞开心扉。夫妻治疗中的亲密关系更直接、更深入——一方配偶会毫不犹豫地分享另一方的习惯、经历或者秘密。有时候只需要一点点刺激，他们就会详细描述自己的性生活，如果坐在你面前的这些人有点像你的父母，你很容易感到尴尬、不知所措，迫切地希望他们转变话题。如果这两种情绪足够强烈，你可能会要求他们转变话题，放弃你在这场会面中的领导者角色。

还有一些更常见的反移情问题，那就是对比和比较治疗室里的夫妻与你自己和配偶之间的关系，即使经验丰富的临床医生也避免不了这些问题，无论他们现在处于什么年龄段。当你和强迫症患者一起工作时，你同情她内心的挣扎，但你做不到感同身受，除非你也有同样的困扰。当你在探索一对夫妻日常生活的亲密细节时，他们总是能触及你在自己的婚姻关系中纠结挣扎的问题。下面是几种可能使你偏离治疗过程的常见反应。

一种是你过分认同其中一方配偶。当安妮表达出对加布不能遵守夫妻俩商量好的预算的失望时，因为你和自己的另一半也有这方面的问题，所以你情感和心理的天平偏向了安妮。当这样做时，你显然已经失去了客观的视角，同时面临着破坏系统平衡的危险。你会发现自己以比平时更强烈的态度支持安妮；你在评估加布时更咄咄逼人，或者在他讲述时缺乏同情心。这时你面临的挑战是抑制住通过安妮和加布的夫妻关系间接解决自己婚姻关系中出现的问题的冲动。

或者你会被他们营造的情绪氛围淹没，中止正在进行中的治疗。由于和你自己想要尽力解决的关系问题有相似之处，所以看到别人的关系中出现了同样的问题切断了你的思路，此时你已经无法理性和专业地思考。你不再扮演领导者的角色，开始变得被动，使这对夫妻就在这里上演他们平时的做法。

然而，最危险的情况是你单独面对一方配偶解决他们的夫妻问题，而自己也在婚姻关系中苦苦挣扎。上一章我们讨论过的史黛西的案例充分体现了这个问题，她希望通过治疗找到改善和丈夫的关系的方法。我们在讨论这个案例时就强调，这种情况的重点在于帮助史黛西成为夫妻关系发生改变的推动者，教她如何打破旧有模式和改变情绪氛围。对你来说，其中一种诱惑是你再次倾向史黛西，推动她做出你自己不能做或不会做的事。另一种诱惑是你直接绕过了引导史黛西成为改变的推动者的角色，相反只是做了她的一个支持者，每次面询只有两个主题，你对她的不幸表示同情，她详细地描述最近丈夫又做了哪些不公平的事。史黛西会无限期地接受治疗，因为她从你这里得到了丈夫给不了她的支持和关心。这种情况接近于创造了一种依赖关系，可以解释为在来访者和治疗师之间形成了一种不能为夫妻关系带来任何改变的良好关系，同时也是缺乏职业道德的表现。

最严重的危险出现在依赖变成了双向的时候，你和史黛西串通好把临床关系产生的亲密当作对你们两个人的支持。如果治疗师和来访者之间有任何出现性爱迁移或性紧张的可能性，那么你们之间的关系就面临着很大的陷入道德困境的风险。

任何时候都要对自己的情感弱点，对自己在治疗面询中的反应和行为，对自己开始治疗计划时可能出现的危险保持诚实和警惕，是应对这些反移情挑战的一剂良药。

督导

另外一种临床支持就是做好督导。对你来说，最强大的治疗工具之一就是你的观察能力，因为你身处来访者夫妻自身通常看不透的体系、盲点和全局之外。督导同样也会给你带来好处。好的督导者能为你提供更大的、不同的视角，使你保持头脑清醒，随时应对挑战，对于你和史黛西之间的关系或你可能过分认同安妮的情况提出尖锐的问题。督导者还能为你提供情感支持，打消一些工作产生的孤独感。

无论掌握任何一门艺术或一种技能，据说学习的过程都可以分为四个阶段："知道你不知道的""不知道你知道的""不知道你不知道的""知道你知道的"。虽然这几个阶段从表面上看像是某种语词杂拌，实际上非常恰当地描述了大部分学习的发展过程——无论是身为治疗师的你，还是作为他们关系的主人的来访者夫妻。理解了学习的不同阶段，你就能更好地了解自己在哪里，前方会出现什么。

在第一阶段"知道你不知道的"，你是一个初学者，这时的你常常很清楚自己的无知，也就是说你不知道什么。你感到焦虑。你看到同事们在实践中练习夫妻治疗，很难完全理解他们在做什么，而你惊讶地发现，这项工作对他们来说开展起来多么容易。你接待了一对夫妻，非常确定他们能够看穿你，他们在想你根本不知道自己在做什么。比起治疗室里发生的一切，通常你更清楚自己的内心活动。

就像你接待的这对夫妻一样，你很容易就会被他们讨论的内容产生的情绪淹没，无法追踪治疗过程。你可能会选择做一些讲座，主题是关于家庭生活、动机或者你在上次参加的研讨会上学到的东西，或者关于一个同事在内部会议上提到的事情，或者问每一个人同样的 20 个问题。你非常努力，已经累得筋疲力尽。

到了第二阶段"不知道你知道的"，你已经积累了一些经验，变得更有信心。你能从一对夫妻告诉你的内容中整理和区分出重要的和不重要的事。你的笔记以前只是用来填满笔记本的空白位置，因为你奋笔疾书地记下了来访者说的所有内容，而现在你的笔记有了进步，变得更加言简意赅。因为你的焦虑少了，所以能够更加看清楚来访者夫妻之间的模式，引导治疗过程的发展，而不只是记录他们的对话内容。然而面询的结果看起来毫无规律可言；有时候面询进行得很顺利，可是下次面询中他们突然崩溃了。你找到了一种对一对夫妻非常有效的方法，但是当你尝试把同样的方法应用到另一对夫妻身上时，这种方法失败了。你不明白为什么会出现不同的结果——是因为你睡了个好觉或穿着幸运之裙才成功的吗？你已经学到了很多东西，但是由于你正处在治疗的中间阶段，所以你依然处在对自己所做的事情进行归纳和整合的过程中。

第三阶段"不知道你不知道的"，你终于适应了夫妻治疗，对自己正在做的事情感觉良好。这个阶段存在的危险是已经取得的胜利让你变得骄傲自大、目空一切、过度自信。之前对于案例的治疗结果，你可能更倾向于责怪自己，而现在的危险是你会责怪来访者夫妻——他们非常抵抗、没有准备好或者不愿意配合。你失去了耐心，给人留下爱出风头的印象，或者放弃那些你觉得没有全身心投入治疗过程的夫妻。你很难看到自己身上的盲点，承认自己在临床治疗方面的弱点。

当你走到了第四阶段"知道你知道的"，你的视角会变得更加现实和平衡。你不是无所不能的超级英雄；你了解并坦然接受自己在临床治疗上的优势和不足。现在你意识到，之前被你理解为来访者夫妻对治疗的抵抗的那些表现其实更为复杂。你的立场已经弱化，但还能恰当地施展你的优势和技巧。经验不仅给了你一种掌控感，运气好的时候甚至还能让你感到智慧的充盈。

在这个过程中，知识渊博的督导者能为你提供不可估量的帮助，像好父母和好伙伴这样真正的好的督导者，他们会使自己的方法和关注点与你不断变化的需求相匹配。在第一个阶段，你可以向督导者寻求需要的信息。他或她可以教导你、支持你，就像你对来访者夫妻做的那样。你的督导者可以帮助你开始寻找过程和模式，这样你就不会像来访者夫妻一样迷失在内容里。在她的帮助下，你可以把那些看起来难以应付的事情分解成更小、更集中、更容易管理的部分。

在第二阶段，好的督导者通过给你稳定的反馈意见，帮助你认识到自己知道什么——这是你擅长的领域，这是做得好的地方，还有原因。他们能帮你把看起来杂乱的技能或技巧归纳并整合成统一而灵活的方法。当你的焦虑感降低，你就可以融入这段关系，把督导者作为一个好榜样。

好的督导者在第三阶段的角色是帮助你保持平衡，有些时候保持冷静。

他的工作就是挑战你，不让你变得太自大，让你认识到没有一劳永逸的方法，看起来像是夫妻抗拒治疗的行为表现其实正是解决许多潜在动态的方法，其中一些动态可能是由你产生的。他可以推动你向前走，而不是陷入自己的权力感中。

最后，好的督导者可以帮助你在第四阶段运用自己的智慧，接受自己的优势和不足。她可以是任何一个和你一起解决那些无法摆脱困境的人，她会鼓励你不断成长，而不是陷入无聊的工作，或者像感情平淡的夫妻那样任事情自由发展。

显然，夫妻治疗中最好的督导者就是对夫妻治疗工作有经验的人。如果你的临床督导师在个体治疗方面拥有充足的经验，但夫妻治疗是弱项，那他不仅不能根据自己的经验给你提供需要的培训和洞察力，而且可能会给你带来危险，鼓励你只从个体动态出发思考问题，忽略了夫妻动态。同理，如果你的临床督导师不能灵活地适应你不断变化的临床需求，结果只有两种情况：要么你觉得被困住，要么你的治疗经验超过了他。好的督导师会询问你对你们的关系和督导过程的看法。如果他没有这样做，那么你要和督导师就你的督导需求开诚布公地谈一谈；你要敢于承担风险，让他知道哪些事情对你有帮助，哪些事情对你没有帮助，以及你觉得自己最需要什么。

如果你在工作的地方得不到这样的督导，那么你需要从工作环境以外的某个人身上寻找。请朋友和同事推荐一些在你的领域做得比较好的夫妻治疗从业者和督导师。

团体督导

团体督导是一种不错的学习方式，如果你是付费学习，这种方式也比个体督导更经济。督导小组为你提供了一个了解各种方法和风格以及不同情况的案例的机会——所有形式都有助于你拓展自己的创造力。

尽管如此，不要仅仅因为省钱或方便就决定加入一个督导小组。加入前，确保至少有几名组员拥有比你更多的经验和技巧。如果你还是心理治疗领域或夫妻治疗领域的新手，还处于"知道你不知道的"第一阶段，你会觉得这个小组太压抑了，结果使你感觉更无力或焦虑。此时你最好从个体督导中寻求你需要的支持，或者等到你觉得自己不那么焦虑且有了足够的经验后，再加入团体督导。

自我督导

或许"自我反思"这个说法更合适。如果你回头看看自己过去半年或一年处理过的案例，你看到了什么？什么类型的夫妻、什么样的问题是你处理得最成功和感觉最好的；哪些更困难，结果也不尽如人意？这些情况说明了你需要发展哪些技能，或者哪些点激起了你的反移情问题？你现在的工作方式与一年前相比有哪些不同？

这种对工作的自我分析和反思非常宝贵，能培养你的反思性思维。你不再通过那些充满戏剧性的或自身有问题的人的狭隘眼光来评价自己，可以退后一步，看到你的工作和实践的更大格局。它能使你变得主动，为接下来的半年或一年制订行动计划，不要总是掉入同一个治疗漏洞。把你的分析和反思告诉你的督导师。听听他或她的看法，制订一个改变计划——可能需要接受更多的培训或处理更多的问题案例。决定你需要掌握什么技能才能变得更灵活，感觉更有能力。

自我治疗

由于心理治疗不像修水管或修计算机，个人的和专业的很容易重叠，对自己的治疗通常值得深思，尤其当你正在开展夫妻治疗或应对反移情挑战的时候。显然你可以考虑个体治疗，但是不妨也为你和你的配偶考虑一下接受夫妻治疗。当你心中产生了任何一丝疑虑时，这一点尤其重要，你觉得自己可能通过来访者间接地对自己做夫妻治疗——也就是说，无意中推动他们做出改变或解决问题，而这些都是你和你的配偶自己害怕去做或承认的地方。处理好自己的问题，这样才能更好地帮助来访者夫妻处理他们的问题。

培训

我们当中很少有人在毕业时就接受了足够的夫妻治疗方面的培训，所以继续培训通常都是必不可少的。其中一些培训通过好的督导就能实现。不过你也可能考虑参加一个培训小组或研讨会，专注于培养特定的技能或补充督导的效果。如果你刚刚踏足这个领域，最好找一种能反映和支持你的临床取向的方法。例如，如果你的整体治疗取向属于心理动力学，那就找一个和你治疗取向相同、想法一致的培训小组（或者督导师）。如果你更偏重于认知行为取向，那就找一个和你选择的治疗方法相似的人。如果你正准备形成一套属于自己的方法，那么你很难把与这个方法不同的培训内容融入你的想法中，可能还会使你感到更加不知所措和困惑。

不过，一旦你觉得自己拥有了更加坚实的治疗方法和风格，多样化的培训反而对你更有帮助。例如，一旦你进入了第三阶段，此时正是你打开思想，学习一些不同的东西或微调你已经掌握的治疗技能的好时机。那时你已经有了坚实的基础，可以成功地把一个新模式转化并整合到你的方法中。这时也是考虑扩大培训项目范围的好时候——例如，参加为期一年的无意识意象、情绪治疗取向或客体关系方法的项目。研究新的方法能让你耳目一新、精神焕发，阐明原来你不知道的方面，使你成为更灵活的夫妻关系治疗师。

辅助治疗

与个体治疗相比，夫妻治疗和家庭治疗一样适合辅助治疗师。这是一种极具吸引力的安排。你不仅不需要独自承担所有的治疗重担，而且作为一个通力合作的团队，你还为来访者夫妻展示出健康的行为榜样。

后勤和成本是辅助治疗常见的障碍：你想一起工作的人在你需要的时候能抽出时间吗？你打算向这对夫妻收取两个治疗师的费用吗，他们愿意支付吗？除了这些实际问题，你还要考虑到更深层次的临床问题。邀请辅助治疗师的最初目的是什么——是为了支持你，还是以特定的方式将对这对夫妻的治疗效果最大化？对来访者夫妻来说，有另外一个人出现在治疗室，会不会出现其中一方感到更加害怕的危险？你和身为辅助治疗师的同事之间关系融洽吗，这样你们才会更加放松，不那么紧张？你们的临床观点一样吗，还是你们会互相牵制，使这对夫妻更加困惑？你们两人中是否有一个人发挥领导作用，另一个人配合治疗？

这些临床问题需要仔细考虑和精心安排，这样你们才能有效地展开工作，在这对夫妻心中成为你想成为的好榜样。因为你的同事有时间且对夫妻治疗感兴趣，或者因为你觉得这样做"对来访者夫妻有益"，所以决定采用辅助治疗，这样的理由太模糊，而且可能导致治疗过程的崩溃。但这也不意味着每次面询都要有预先准备好的脚本；夫妻们可以通过观察和倾听你在治疗过程中解决问题的方式来学习，但过程的焦点最终应该是来访者夫妻，而不在你身上。

还有其他一些情况，你邀请参加治疗的人不是辅助治疗师，更像是顾问。通常他们只会出现一次，目的是在面询结束后就你的工作给出反馈意见（例如，在征得来访者夫妻同意的前提下，你的督导师就某次面询提供现场督导），或者帮助你"拆分"一对夫妻或治疗过程，并向他们和你提供反馈意见。例如，一对夫妻在某个问题上走进了死胡同——教育患有注意缺陷／多动障碍的孩子或通过药物治疗控制症状——当他们讨论这个问题时，你可以让一个同事也坐在治疗室里。作为这个系统的局外人或这个领域的专家，也许他或她能加入讨论，提出一些建议，或者简单地重申、强调你已经告诉过这对夫妻他们在互相倾听方面存在的问题，打破当前的僵局。拥有顾问提供的额外治疗帮助也许就足够使每个人都摆脱藩篱，朝着新方向前进。

以夫妻关系治疗师的身份推销自己

正如我们在研究最初几次面询时讨论的那样，这时你的目标之一是让接受面询的夫妻对你和你的临床风格产生准确的印象。你不能不推销自己，而且你只能有意识地这样去做。

然而，在某个时刻，你可能还想更积极地推销你在夫妻治疗领域的专业知识和服务。通过网上宣传或其他媒介以及你与所在社区其他专业人士之间的联系，你需要在最初的几次面询中完成你通常做的事，也就是说让别人了解你和你的治疗方法。

所以你要考虑清楚，做好充分的准备。例如，在你和医生讨论可能转介到你的治疗领域的病人前，不仅要向他们展现出你最专业的一面，而且要预想到他们可能提出的问题和心中的顾虑。让他们知道你最擅长处理什么样的人群和问题，你的整体治疗取向是心理动力还是认知行为，你的治疗是短期的还是长期的，你是否接受保险支付或无偿治疗案例，你的初诊过程是什么。这些细节信息可以帮助那些想为自己的病人提供好的转诊介绍的医生或其他专业人士确定你是否是合适的人选。

潜在的来访者也在寻找相同的信息。如果你有个人网站或者在临床参考网站上有个人介绍，可以花点时间向夫妻们精确地描述你的背景和你觉得自己适应并有能力解决的问题的方法。大部分潜在来访者都是针对特定问题寻找特定帮助，如果网站上只是写着"为你提供热情、关怀、富有同情心的独一无二的治疗"，这些信息不足以让潜在的来访者确定你是否有能力帮助他们解决心中的忧虑。有些夫妻曾经接受过心理治疗，有过令人沮丧或失望的经历，他们特别想知道你的方法与他们之前体验过的方法有什么不同。

显然，你能提供的信息越多越好。夫妻们在和你联系之前，对你了解得越多，你在电话上回答他们的问题或在第一次面询时让他们适应你的方法需要花费的时间越少，有时只需要花点时间就可以发现治疗预期是否存在严重不匹配的情况。

自我关心的日常策略

督导和培训能为你提供接受夫妻治疗发出的挑战所需的本领，但是做心理治疗还有另外一个方面……只是做心理治疗。心理治疗是一项艰巨的工作，不管你的治疗对象是谁，治疗重点是什么，经过一段时间还会产生负面影响。你需要保持警觉和积极的态度，不断地思考、观察和寻找平衡。下面这些建议有助于你应对日常的压力。

掌握你的工作量、日程安排和时间

在有些工作场所，案例会自动分派给你，预约也由其他人安排，例如负责初诊的工作人员。某个周二晚上，你终于结束了与法庭下令接受治疗的四对情绪不稳定的夫妻见面，而下午你刚见过三个极度活跃的孩子。这样的节奏可能会导致精力枯竭、效率低下；你累得筋疲力尽，这些案例开始变得模糊不清，你开启了自由发展模式。如果这就是你当前的境况，应告诉你的督导师。试着从他的关注点和视角展开这段对话，也就是说谈谈治疗的临床效果和治疗，不要让他觉得你只是在抱怨。你说自己需要类型更丰富的案例和更多样化的日程安排，以使你可以保持专注，以最好的状态完成工作。

如果你可以自己安排预约，你要意识到一天中不同类型的案例的混杂。

是的，你可能遇到一些夫妻，他们更倾向于选择晚上那几个小时，因为这是他们唯一能抽出的时间，但是你也要考虑到自己的精力和风格。程序化会使你变得迟钝。通常只有调动你的大脑和性格的不同部分才能更容易激发你的创造性。在你最积极、最警觉的时候，尝试安排一些难度更高的面询。面询过程中留出休息和吃午饭的时间。两次面询之间让自己喘口气（深呼吸让自己放松，甩掉上一个面询获取的信息，集中注意力），来回走动几步。

按时结束面询。有些治疗师很难做到这一点，尤其是那些刚刚涉足夫妻治疗领域的治疗师。他们不想打断任何人的话，也不想让面询在不平衡中结束。通常问题在于他们在开始的时候就遇到了困难，不了解来访者的情绪状态，不知道如何预测问题的发展方向，不知道该为某些话题预留多长时间。上面这些问题，有些和经验积累有关，但潜在的重点应该放在培养你对面询过程的敏感度，不要再次被来访者所说的内容困住。考虑采用录像、录音或现场督导来帮助你跟上治疗的节奏，这些形式能让你观察来访者之间的相处模式和非语言行为。

你需要随时留意时间（在你和来访者夫妻都可以看到的地方挂上时钟），有些临床医生喜欢提前 10 分钟提醒来访者夫妻。你可以利用这段时间总结这次面询，并为下周的面询布置作业。如果你感觉一对夫妻对时间限制感到抓狂，可以站在他们的角度说："我知道我们才刚开始谈到你的母亲，对你来说这是一个很敏感的话题。今天我不想让我们在这个话题上投入太多时间，因为恐怕这样会让你想起很多事，但我们又没有足够的时间讨论这些事。下次面询时我们再开始这个话题吧。"来访者很可能会非常感激你的这份敏感和领导能力。

他们也会感激你从一开始就告诉他们时间限制的问题。如果一对第一次接受面询的夫妻需要填写一些书面文件，而你不希望这些事情占用实际面询的时间，要求他们提前几分钟到达，完成这些书面工作，然后告诉他们面询一般会持续多长时间。保持对面询时间的敏感和尊重，设定清晰的界线。如果你不这样做，他们会感到迷惑，而你会觉得愤怒和苦恼。

同样，积极处理来访者的电话和信息。提前确定怎么回复他们，什么时候回复他们。有些治疗师会在他们的语音信箱里留下一条信息，说明他们只有在一天的工作结束后才能回电话。其他治疗师会利用预约之间的空暇时间回电话，不过电话一接通就会说明自己现在只有五分钟的时间。有些治疗师允许或更喜欢来访者给他们发邮件。无论选择哪一种方法，同样还是要在最开始的时候说清楚。

遇到危机时打来的电话或经常打来的电话通常都反映出某种临床问题。在《高效能人士的七个习惯》(The 7 Habits of Highly Effective People) 这本书中，Stephen Covey 把工作时间分成了四个象限。

重要 / 紧急	重要不紧急
不重要紧急	不重要不紧急

这个表格对你思考自己的工作时间非常有帮助。你的工作的主要部分或者你的工作的主要任务——面询、督导甚至书面工作——应该归入第二象限重要不紧急。有些任务可能紧急但不重要——例如，你的督导师让你在晚上11 点前把你的所有来访者的社保号码发给她。如果你发现自己的大部分时间都被用来处理这种类型的任务，你需要和你的督导师谈谈，把其中一些委派给合适的支持人员。

来访者遇到危机时打来的电话属于"重要 / 紧急"的象限。虽然这样的情况时有发生，但如果同样的情况在一对特定的夫妇身上出现得过于频繁，你需要问问自己为什么。他们需要从你这里得到更多的支持吗（一周内展开多次面询）？需要更多其他人的支持吗（例如朋友或亲戚）？有没有需要确定的情感触发点？你是否需要更直接地帮助来访者培养自我调节情绪的方法？有的来访者是不是觉得打电话比面对面更舒服？下次面询时提出这些关注点，这样就可以采取一些行动解决这些问题。

如果不止一两个来访者打来危机求助电话或经常电话求助，而是许多来访者都表现出同样的特征，就要问问自己为什么会出现这样的情况。是因为你缺乏某些特定的技能吗，例如设定界线？是因为你在不经意间使来访者对你产生了依赖吗？仔细观察一下你的工作模式，和你的督导师或同事讨论一下这个问题。

不要把这些类型的危机求助电话与来访者的反馈混淆在一起。有些来访者发现给治疗师打电话和留信息有助于他们承担责任——"给你留这条信息就是想告诉你我已经完成了你布置的作业，我今天过得很开心。"大多数治疗师都不觉得这些电话很唐突；这些电话不会占用治疗师太多时间，而且具有很高的临床价值，直到来访者培养出更加独立的能力。

最后，还有第四个象限——不重要不紧急。这时你可以把脚放在桌子上，好好地进行沉思冥想。这样做不仅能让你放松，你还可以用这个时间展开头脑风暴，用来思考创造性的想法，或者在没有截止日期或日程安排的催促下想出好主意。虽然这些可能只是你工作时间中最小的一部分，但其价值不容小觑。

同样，这里的主题还是要积极主动、深思熟虑，并且采取适当、明确的临床手段。如果你对遇到的事情照单全收，很快你就会觉得精力枯竭。

放松

当然，这个话题说起来容易做起来难。起步阶段的治疗师还有新入门的夫妻关系治疗师对自己的表现感到焦虑和不安，在面询过程中，他们往往容易产生高度警惕，觉得自己应该一直和来访者保持眼神交流。这些感觉不仅会大量消耗你的肾上腺素，让你感到疲惫，还会降低你的创造性。好的心理治疗的很大一部分是保持足够的放松，这样才能释放大脑中非理性的部分——形象、幻想和联想——它们会在你倾听来访者谈话时被激发出来。这样的信息——"当你在说话的时候，我刚好想到了……的形象""我的脑海中一直出现的词是……""我想起之前有次面询中你描绘的景象，当你……"——能为你和来访者提供有价值的见解。

有了更多的经验并且技能得到提高后，显然更容易培养这种心理状态。不过你也可以加速这个过程，通过和你熟知的个体来访者以及和朋友、家人的私人关系练习如何放松。你不必一字不漏地倾听，可以像律师一样，听他们对话中的要点，追踪他们的情绪和非语言反应，注意你自己的反应和想象。注意你的呼吸。允许自己的眼神来回移动。试着活在当下，相信自己，不管前方会出现什么，你都能应对。

营造舒适的工作环境

承认吧，你的生活有相当大一部分都发生在办公室里。营造一个既舒适又能反映你的性格的工作环境。选一把好椅子（带滚轮的椅子使你在需要的时候可以把眼神转向来访者，或者从来访者身上移开），把你想要的图片挂在墙上，摆一张能满足你的需求的桌子。

这个环境也要让来访者夫妻感到舒适。大多数夫妻治疗使用的治疗室都布置得像起居室，使来访者夫妻感到放松，更容易参与治疗。可有供选择的座位——沙发很不错——但是额外多准备一把椅子让夫妻一方入座可以使他们更好地展开眼神交流，更直接地和对方交谈，或者在他们生气时留出一定的距离。空椅子还可以代表某个不在现场的人（已故的父亲或母亲，已经离开家的孩子），这是一种微妙但具有强大心理作用的技巧。到其他同事的办公室里坐坐，看看你有什么感受——这样也许有助于你站在来访者夫妻的角度看问题，让你明白自己喜欢什么。

穿出成功

新入行的治疗师常常不知道该如何穿衣打扮，最后通常都决定效仿同事们的穿衣风格。选择适合你的个性且穿着舒适的衣服，同时注意你的穿着在来访者心中留下的第一印象。一般来说，盛装打扮——穿上套装或深色连衣裙——可以让你看起来更有气场、更权威，而随意的着装会在这两个方面给你减分，有时候你在着装上要经过深思熟虑。例如，如果你知道一对夫妻不了解心理治疗，可能会被治疗的过程吓到，你可能希望穿得更随意一些，给他们营造出轻松的氛围。同样，如果你知道和你见面的人很焦虑，担心他要见的治疗师不能理解他，或者没有足够的技能帮助他，盛装出场也许有助于缓解他的情绪。你不想表现得做作或充满控制欲——从长远来看，重要的是你整体表现出的尊重和真诚的举止——所以要格外注意给人留下的这些第一印象。

保持自己生活的平衡

你可能认识一些把工作当生活的人。对某些职业来说，虽然这样的态度不会给工作产生不利影响，但就心理治疗这个行业来说，这样的态度会影响工作的开展。你面临着这样的风险，对来访者的需要甚至超过了来访者对你的需要；对治疗结果过于执着，本来应该由来访者走完的旅程变成你的了。

不要把所有的个人需求都放在工作这个篮子里，把它们分散到人生的各个方面。通过在你的个人生活中建立强大的、支持的人际关系来创造平衡。保持积极的身体运动，为了自己的健康，也为了防止整天呆坐不动引发的惰性。参与能产生精神刺激的活动——音乐、写作、木工活、编织。这些活动可以刺激大脑的其他区域，甚至还能为你提供一些可以与来访者分享的绝妙比喻。尽最大的努力去练习你宣扬的理念——承担可以接受的风险，这样你才能继续成长，对自己、对世界充满好奇心，了解自己的压力源和触发点，这样你才能在必要的时候避开它们。把生活看作一个过程，不要只考虑结果和内容。

此外，自我反思的价值不可估量。每年保证进行一到两次的自我反思，花点时间反思过去几个月关于你的生活更广阔的格局——你幸福吗，你的人际关系让你满意，能为你提供支持吗，你实现了自己的梦想吗，还是在接着做梦？需要改变什么，你想要完成什么，需要解决哪些问题，还有哪些经历是你想要但还没有得到的？你在工作和生活中充分挖掘了所有的潜力吗？你是否感到精力充沛、富有创造力，活出了你一直想要的价值观和使命感？

你可能无法立刻回答这些问题，但尽管如此，对自己提出这些问题还是非常重要的。通过提问，你打开了可能发现答案的大门；通过寻找这些问题的答案，你打开了通往想要的生活的大门。

深度观察：第 14 章练习

1. 我们已经完整地走了一圈，现在又回到了治疗的目的和愿景。通过做夫妻治疗、成为一名治疗师、过自己想要的生活，你最想实现的是什么？

2. 评估你的督导效果。你的督导发挥作用了吗？哪些方面需要增强，哪些方面需要弱化？你希望自己的督导师帮助你培养什么技能？

3. 如果你最近还没有自我反思，那就抽出一些时间来完成这件事吧。与五年前你的设想相比，你现在的工作和生活怎么样？它们之间足够平衡吗？如果你可以改变生活中的一件事，你希望是哪件事？曾经有过的梦想是否已经枯萎或被遗忘，但是需要你重新唤醒？你是否忽视了自己的某些方面，现在想要给予更多的关注？

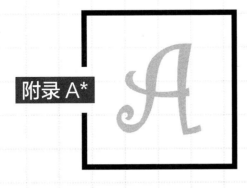

附录A*

阐释情绪创伤

通常没有人刻意去想，你长大了会对某些特定的情感格外敏感：你爸爸很挑剔，所以你对批评非常敏感。你妈妈总是被其他事情分神，所以你对被忽视非常敏感。你努力工作，但不管你做得多好，都得不到赏识。他们伤害了你的感情，你觉得不管自己多努力，都无法改变他们对你的看法。这些创伤通常就是这些中的一两种：控制、批评、不被赏识、忽视，或者不被理解。

你必须应付和忍受，当你还是孩子的时候，你只有三种方法处理这些伤痛：遵守规则、避免冲突；退缩；或者发脾气。你经常和兄弟姐妹混在一起——也许你的妹妹是个"好"孩子，所以你生气了。无论你选择了哪种方法，它都会产生作用——至少让你安全度过了童年。

作为一名成年人，当别人尤其是与你亲近的人无意间引发了这些旧创伤，问题就会出现——你的朋友没有及时回电话，你觉得被忽视了；你的主管似乎没注意到你加班工作，你觉得不被赏识；你的配偶抱怨公寓里乱糟糟的样子，你觉得被批评了。

当这些情况出现时，而且它们终究会出现，你的创伤被触发，你会变成10岁时的样子——退缩，试着做个好孩子，发脾气。但是，由于这些情绪是你的过去以及你的人生观的一部分，因为你对这些情绪天生敏感且会以一定的方式做出反应，所以你痛恨自己的感觉，又不得不选择忍受。其他和你观点不同的人会画下界线：你不能这样做，否则我就离开。相反，对你来说，儿时的想法会出现：如果我能想清楚如何做正确的事，如何用正确的方式表达，解决了这个难题，别人就不会再这样对我了。

这种孩子气的想法相当于心理学上的土拨鼠节。你还在试着继续容忍伤害你的事情，想要找到制止这一切的正确的行为和反应的组合，而其他人早就不这么做了。

你不能这样。你要么停止这种宽容，走出当前的状态；要么留下来，以成年人的思维做出回应。

这里的症结在于你 10 岁时想到的解决办法不适合成年人的世界。就像把旧系统装在新计算机上。要想摆脱这种处境，你不需要解决问题，做得更好，更加努力；你需要增加灵活性——更新软件。通常这意味着做一些看似简单但从情感上讲很困难的事：你要做一些与你常做的背道而驰的事。

所以，如果你选择退缩，那么你需要向前迈步。如果你选择发脾气，那么你需要让自己冷静下来，把你的怒火当作表达你的需要的信息，和你的配偶好好谈谈。如果你选择做个好孩子，那么你需要弄清楚自己想要什么，并与他人沟通，而不是小心翼翼、如履薄冰。

无论话题和情况是什么都不重要，我们所做的一切就是打破旧有的模式，背离你本来的意愿。

我们的出发点就是意识到那些旧按钮何时被按下——当你反应过度的时候，当你感觉自己像个 10 岁孩子的时候，当你的专业思维和理性头脑不知所踪，旧情绪重新上位时。注意你的情绪，看看你是否能分辨出自己什么时候反应过度，感觉又变成了孩子。

如果你能识别出旧情绪何时被触发，你就得到了一次避开的机会。那时你要在脑子里播放一段旁白，我的情绪被触发了，这就是过去的陈年旧事，我现在是个成年人了，我可以用成年人的方法解决这个问题。深吸几口气。

接下来，你要做出与本能相反的事情——向前迈步，平复情绪，展现自信，更新软件，更像一个成年人。其中包括告诉配偶你不能对父母说的话——批评伤害了你的感情，你需要从主管那里得到更多积极的反馈，没有接到回电让你觉得自己不重要。希望这些事情能促使对方改变自己的行为。但她也可能不会做出任何改变。

那时，你必须决定是离开，还是找到一种从更现实的成人角度思考问题的方法——关系中产生的这些失望其实并不常见，美好幸福的时光总是远远超过不好的回忆；意识到实际上你也促成了这个问题的产生，必须承担起解决它的责任；工作只是工作，你的老板压力很大，通常你可以去寻求他人的赏识。你不想做的是回到原来的模式，像小孩子一样做出焦虑的反应，相信只有你做得更好，解开了谜团，破译了密码，情况才会好转。这些事只会把你拽回反复受伤的境地。

如果你试图改变自己的反应方式，那么你的感觉自然就会变好吗？当然不会。

但是如果你开始这样做，像婴儿学步一样，从触发你的情绪的最微小的情况入手，那你就开始重塑你的大脑。对那些旧创伤不再那么敏感，发展抵抗这些创伤的心理技能和情感能力。你的情绪不再那么容易被触发，这些触发点开始降低对你的生活和人际关系的支配能力。

你明白了吗？

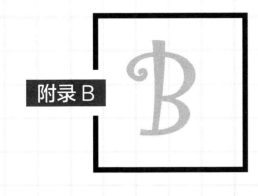

附录 B

暴力夫妻急救指南

1. 当你意识到对话失去控制时，你要发出暂停的信号。使用我们在面询中讨论过的非语言信号，表明你需要暂停一下。

2. 然后设置 45 分钟的倒计时。这样做可以让你的另一半明白，当倒计时结束时你会回来继续进行之前的对话。

3. 接下来你可以做任何让你不再参与对话的事——离开这个房间，离开家，坐在车里或浴室里。利用这段时间集中自己的注意力。千万不要再加入对话！

4. 倒计时结束后，看看你这时的感觉如何。如果你还是很不安，说出你的感受，重新设置倒计时。如果你的情绪变得更稳定，那就可以重新开始对话。如果对话继续升温，再次休息一会儿。

5. 只有当你们两个人的情绪都稳定时，才能继续对话。

6. 如果你们无法独立完成这项练习，那也没问题。不要在家里讨论这个话题，把它带到下次的夫妻面询中。

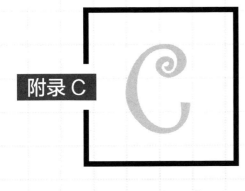

冥想指南

1. 舒适地坐在椅子上，双脚平放于地面。把时钟放在显眼的位置，但不要设置闹铃。

2. 闭上眼睛，先做深呼吸。在你吸气、呼气的时候，只关注自己的呼吸，其他什么都不要想。

3. 当你准备好了，每次呼气时都对自己说"一"。然后不停地在每次呼气时对自己说"一"。

4. 如果你发现自己在思考其他事情，很简单，停下你正在想的事情，让思绪回到"一"上。

5. 20分钟后，不再对自己说"一"，就那样闭上双眼静静地坐着。如果你觉得身体很沉重，慢慢开始移动你的手指或手。准备好之后，睁开眼睛。

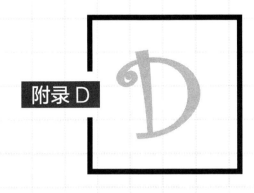

附录 D

情绪释放疗法指南

1. 想想这个问题 / 情形，把它想象成电影里的一个场景。越清晰越好。

2. 在你考虑这个问题的时候，评估一下你的感情强烈程度，从 1 到 10 打分，10 分表示感情最强烈。如果你给自己打 6 分以下，看看你是否能调整图像，增加它的强度。

3. 用手指轻轻敲击手掌侧面。一边做一边对自己说："我深深地全然接受我自己，接受我的问题，接受我的缺陷。"连续说三遍。

4. 再次给你的感受打分。看看它是否发生了变化。即使没有变化也不要担心。

5. 给这个问题编一个短语。每次提起这个短语，用两根手指轻拍你的眉端、眼睛下面、鼻子下面、嘴唇下面、腋窝向下 10 厘米的胳臂以及你的锁骨向下 10 厘米的胸口。

6. 如果愤怒是你的问题的一部分，那就在上面的顺序中再加入一处，轻拍你的小指内侧，一边拍击这些地方一边补充这句话"我原谅＿＿＿＿＿＿，因为＿＿＿＿＿＿。"你不必相信自己说的话，但是一定要做出回应。拍击的时候把这句话重复三遍。

7. 如果内疚是你的问题的一部分，那就轻拍你的食指外侧。拍击的时候补充并重复这句话三遍——"我原谅自己，因为＿＿＿＿＿＿。"

8. 当你轻敲手背上无名指和小指的中间位置时，闭上你的眼睛，然后睁开，不要移动头部，用力看左下方，再用力看右下方，让你的眼球转圈移动，然后再反过来做一遍，哼一支小曲，数到三，然后再哼。

9. 再想想你的问题，然后给你的感受打分。

10. 如果你的感受变得不再那么强烈，那就继续重复上面的过程。如果你的感受没有发生任何变化：做个空手道的切击动作，用一只手的掌侧对着另一只手掌，同时对自己说"我深深地全然接受我自己，虽然我还有（说出你为自己的问题编的短语）的问题"——把这句话说三遍。如果评级分数上升了，这可能意味着又有新问题取代了原来的问题——重新想象问题的场景，重新打分，重新开始。

11. 重复整个轻拍的过程，直到你的评级分数下降到 1 或 2。当你轻敲无名指和小指的中间位置时，头部保持不动，慢慢地将眼神从地面移到天花板。当你看到天花板时，屏息几秒钟，然后再松口气。

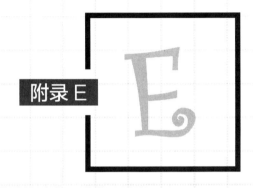

附录 E

用全神贯注减轻焦虑的指南

1. 静静地坐着，想出一个让你感到焦虑的话题。让你的焦虑自由驰骋。

2. 10 ~ 20秒后，大声说"停下"，然后把你的焦点从焦虑的想法转移到治疗室。感觉你的身体就在椅子上；观察你的呼吸；聆听钟表的嘀嗒声；留意地毯的颜色，桌面上放着的绿植，还有房间外面发出的任何声响。

3. 再次把你的焦点转移到让你焦虑的想法上。再次让焦虑自由驰骋，然后再告诉自己停下，重新关注治疗室内的一切。

4. 每天你可以进行几次这样的练习，帮助你学会如何转移焦点，不过你也要学会在焦虑的想法和情绪出现时准确地捕捉到它们。一旦你发现自己的担忧，发现你变得焦虑不安，对自己叫停，转移你的焦点。

5. 起初，你每天要做很多次这样的练习。然而，经过训练后，这项练习将会变得更自动、更容易。

参考文献

Bowen, M. (1993). *Family therapy in clinical practice.* New York: Jason Aronson.

Clifford, C. (2013). Selling the invisible: Four keys to selling services.

Cooper, G. (2011). New perspectives on termination. *Psychotherapy Networker, 35*(5), 10-11.

Doherty, W. (2015). Assessing our impact. *Psychotherapy Networker, 39*(3), 36-43.

Donovan, J. M. (2003). *Short-term object relations couples therapy.* New York: Brunner- Rutledge.

Fisher, B. (2005). *Rebuilding: When your relationship ends* (3rd ed.). New York: Impact.

Gilbert, M., &. Gilbert, R. (1992). *Extraordinary relationships: A new way of thinking about human interactions.* New York: Wiley.

Gottman, J., et al. (2007). *Ten lessons to transform your marriage.* New York: Three Rivers Press.

Hendrix, H. (2007). *Getting the love you want.* New York: Holt.

Hozel, B., et al. (2011). Mindfulness practice leads to increases in regional brain gray matter density. *Psychiatry Research, 197*(1), 36-43.

Jasinski, J. (2004). Trauma violence research: Taking stock in the 21st century. *Journal of Interpersonal Violence, 5*(1), 47-64.

Johnson, S. M. (2004). *The practice of emotionally focused couple therapy:*

Creating connection. New York: Routledge.

Karpman, S. (1968). Fairy tales and script drama analysis. *Transactional Analysis Bulletin, 7*(26), 39-43. Retrieved March 5, 2014, from *www. karpmandramatriangle.com.*

Keen, S. (1982, May). *Challenges of relationships.* Lecture given in Columbia, SC.

Keesling, B. (2006). *Sexual healing: The complete guide to overcoming sexual problems.* New York: Hunter House.

Kreider, R. M. (2007). *Living arrangements of children: 2004 (Current Population Reports, P70-114).* Washington, DC: U.S. Census Bureau.

Landripet, I., &. Stulhofer, A. (2015). Is pornography use associated with sexual difficulties and dysfunctions among younger heterosexual men? *Journal of Sexual Medicine, 12*(5), 1136-1139.

Long, N. (2002). *Making divorce easier on your child: 50 effective ways to help children adjust.* New York: McGraw-Hill.

McCarthy, B. (2015). *Sex made simple: Clinical strategies for sexual issues in therapy.* Eau Claire, WI: Pesi Publishers.

Messer, S. B., & Warren, C. S. (1995). *Models of brief psychodynamic therapy.* New York: Guilford Press.

Minuchin, S., et al. (2006). *Assessing families and couples: From symptom to system.* Boston: Allvn & Bacon.

Muise, A., et al. (2013). Keeping the spark alive: Being motivated to meet a partner's sexual needs and sustain sexual desire in long-term relationships. *Social Psychology and Personality Science, 4*(1), 267-273.

Oberlin, L. (2005). *Surviving separation and divorce.* Avon, MA: Adams Media.

O'Hara, M., & Swain, A. (1996). Rates and risks of postpartum depression: A meta-analysis. *International Revieiv of Psychiatry, 8*(1), 37-54.

Phillips, E. (1985). *Psychotherapy revised: New frontiers in research and practice.* Hillsdale, NJ: Eribaum.

Rehman, S. U. (2005). What to wear today?: Effect of doctor's attire on the trust and confidence of patients. *American Journal of Medicine, 118*(11), 1279-1286.

Scharff, D., & Scharff, J. S. (1987). *Object relations family therapy.* Northvale, NJ: Jason Aronson.

Schwartz, R. C. (1994). *Internal family systems therapy.* New York: Guilford Press.

Taibbi, R. (2014). *Boot camp therapy: Brief, action-oriented clinical approaches to anger, anxiety, and depression.* New York: Norton.

Taibbi, R. (2016). *Art of the first session: Making psychotherapy count from the start.* New York: Norton.

U.S. Census Bureau (2011). *Number, timing, and duration of marriages and divorces 2009.* Washington, DC: Author.

Wallerstein, J. (2004). *What about the kids?: Raising your children before, during and after divorce.* New York: Hachette Books.

Zunin, L. (1982). *Contact: The first four minutes.* New York: Ballantine.